# 21世纪手术环境控制技术的进展与创新

沈晋明 刘燕敏 著

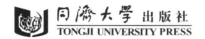
同济大学出版社
TONGJI UNIVERSITY PRESS

## 内 容 提 要

通过手术的方式治疗患者是医院面临的最大医疗风险之一,而手术环境控制是保障手术成功、降低手术部位感染风险的重要措施。本书从手术风险管理与控制角度诠释了手术环境控制宗旨,从工程措施角度阐述了医疗环境控制的国内外相关标准、规范与指南要点,旨在实现手术环境有效控制的综合措施以及节能降耗的合适方法。重点介绍了课题组近年来基于理论探索、技术积累与工程实践提出的手术环境控制方面的新思路、独具匠心的技术措施以及新颖的装备,反映了21世纪手术环境控制技术的进展与创新。

本书适用于从事与医疗卫生领域相关的高等院校、科研机构、设计单位、工程公司、生产企业以及各类医疗机构的技术人员阅读参考。

**图书在版编目(CIP)数据**

21世纪手术环境控制技术的进展与创新 / 沈晋明,
刘燕敏著. —上海:同济大学出版社,2021.7
ISBN 978-7-5608-9854-4

Ⅰ. ①2… Ⅱ. ①沈… ②刘… Ⅲ. ①手术室－环境控
制－研究 Ⅳ. ①R612

中国版本图书馆 CIP 数据核字(2021)第 150338 号

## 21世纪手术环境控制技术的进展与创新

沈晋明 刘燕敏 著
**责任编辑** 姚烨铭 **责任校对** 徐春莲 **封面设计** 钱如潺

| | | |
|---|---|---|
| 出版发行 | 同济大学出版社 www.tongjipress.com.cn | |
| | (地址:上海市四平路 1239 号 邮编:200092 电话:021-65985622) | |
| 经 销 | 全国各地新华书店 | |
| 排 版 | 南京文脉图文制作有限公司 | |
| 印 刷 | 上海安枫印务有限公司 | |
| 开 本 | 710 mm×960 mm 1/16 | |
| 印 张 | 14.25 | |
| 字 数 | 285 000 | |
| 版 次 | 2021 年 7 月第 1 版 2021 年 7 月第 1 次印刷 | |
| 书 号 | ISBN 978-7-5608-9854-4 | |
| 定 价 | 96.00 元 | |

# 序

本书从严格意义上谈不上是对 21 世纪手术环境控制技术的进展与创新的全面阐述，只是将我们课题组进入 21 世纪来的 20 多年的科技成果进行了总结，或者说汇集了我们对相关手术环境控制的科技成果的理解。

作为 20 世纪 70 年代末改革开放后第一批研究生，我有幸师从中国建筑科学研究院许钟麟研究员，进入了洁净技术领域。感谢巢庆临院长亲赴北京招聘我进同济大学建筑工程分校，能在上海这个大舞台，经历了轰轰烈烈的发展超大规模集成电路的浪潮，80 年代中期投身我国 GMP 的推行工作，90 年代参与了医院现代化建设热潮。时代进步、国家发展，课题组不断受到挑战，也遇到前所未有的机遇，迫使我们去解决一项又一项的技术难题。感谢优秀学子刘燕敏能成为我的第一名硕士研究生，随后一届又一届的研究生不断地加入了净化空调课题组。尽管课题组几经周转，也不时遭到质疑，但始终得到许钟麟研究员的引领与指导，使得我们的科研工作从未停止，不断地探索着。如今，刘燕敏教授已经成为行业内的佼佼者，不断取得新的科研成果。本书重点介绍我们在手术环境控制技术方面的进展与创新，也从一个侧面反映了三代科研工作者几十年来在手术环境控制领域中孜孜不倦的努力。

标准是工程实践的综合反映和总结提高，标准在一定程度上体现了国家的综合实力。回想起 1993 年编写《军队医院洁净手术部建筑技术规范》时，我国工程实践案例不多，基本上参照当时由日本医院设备协会编写的 HEAS-02《医院空调设备设计和管理指南》。1997 年编写《医院洁净手术部建筑技术规范》时，我正在德国进修，有机会查阅美国、德国、英国和日本相关指南与标准，拜访参与编写标准的专家，使得我们可以独立思考，在理解医疗环境控制思路与技术措施基础上，依据我国国情编写出《医院洁净手术部建筑技术规范》(GB 50333—2002)。自 2002 版规范颁布后的 10 多年来，我国已建成近 1 万多间洁净手术室，分布地域之广，跨纬度之大,在世界上是首屈一指,积累了远远比任何一个国家都丰富的实践经验,这是其他国家难以比拟的。如今各国最新的信息、最新的发展动向随时能够获得,研究人员可以方便走出国门进行学术交流。这些使得 2013 版规范在手术环境控制上更为成熟(尽管各国控制思路日趋一致),控制措施更具有中国的特色,体现出不少新的思路、新装备与新措施。

基于理论探索、技术积累与工程实践,本书诠释了医疗环境控制宗旨,阐述了我国标准的编制背景与思路以及研发的新颖技术措施与装备,在客观上反映了21 世纪手术环境控制技术的进展与创新。

本书受到国家重点研发计划项目"洁净空调厂房的节能设计与关键技术设备研究"(课题编号:2018YFC0705200)的资助。克莱门特捷联制冷设备(上海)有限公司和宁夏鑫吉海医疗工程有限公司为本书提供了部分图片资料,在此一并表示感谢!

愿本书能对从事与医疗卫生领域相关的设计、施工与运行的管理人员有所启迪与帮助。

沈晋明

2021 年 6 月

# 目 录

## 第一章

手术变革与手术环境控制对策

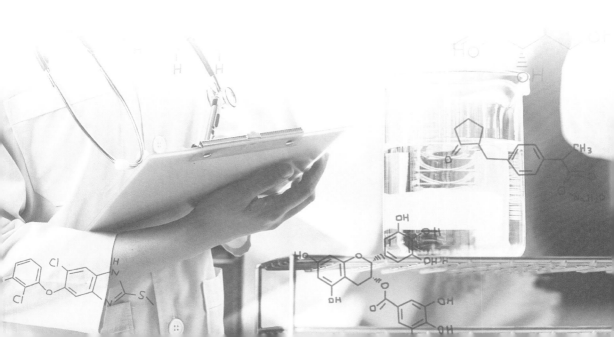

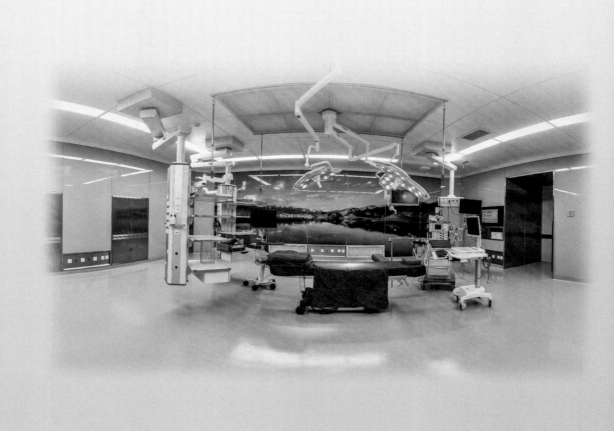

说起"手术变革与手术环境控制",就得涉及手术发展的前世今生。的确,手术室的出现是在16世纪,当时冲破了宗教观念的束缚,自然科学有了很快的发展。医学解剖学、生理学得以发展,并发现了人体的血液循环。19世纪后,随着自然科学的发展,外科进入飞速发展时期,外科所面临的止血、麻醉、伤口感染和输血等问题均得以解决。进入20世纪,医学发展更为迅速,并向专科发展。外科分出了腹部外科、骨科、泌尿外科和胸外科等。1953年,人工心肺机成功地应用于临床,从而使心内直视手术进入了飞速发展时期。20世纪50年代以后,计算机技术迅速发展,基础医学及外科科学得到长足进步,由腹腔镜发展起来的微创手术在外科不同领域获得推广应用,基于微创技术的复合手术室、机器人辅助手术等新兴技术在外科各专业不断推进,成为21世纪外科发展的潮流。

本章阐述了手术的进步、变革促进了手术环境控制技术的发展,以及对工程技术措施控制手术环境对策的认识。

## 第一节
## 手术与手术环境控制的进展

尽管由考古证实人类在古代已有类似手术的行为,但形成现代意义上的外科手术应该在19世纪40年代。英国牙科医师摩顿(W. T. G. Morton)于1846年首先在手术时采用了乙醚麻醉法。大多观点认为,这例麻醉下手术的诞生揭开了现代手术的序幕,使得手术范围逐渐延伸到人体的各个部位。当时的手术就是一种开放式手术(Open surgery)或称解剖型手术,需要手术切口(Surgical incision),至少使外科医生能够看到体内的组织和结构,并能够用手操作器械施行手术。手术的切口一般不小于100 mm。由于切口较大,会造成切口附近肌肉、血管和相应神经的损伤,手术分离组织广泛,出血量比较大,有可能伴随某些组织感染并发症。可见开放式手术自诞生以来一直是随着止血技术、麻醉技术、感染控制与手术技的不断进步,才能持续得以发展。

## 1. 控制手术部位感染进展

在手术发展的 100 多年的进程中手术部位感染(Surgical Site Infection,SSI)一直是困扰手术成效的一大难题,成为最常见的医院感染之一。自手术一出现,人们就想方设法、孜孜不倦地与术后感染作斗争。1854 年护理创始人南丁格尔(Florence Nightingale)用通风手段改善了护理环境;1862 年,法国化学家和微生物学家路易斯·巴斯德(Louis Pasteur)发现细菌是导致感染性疾病原因;1867 年英国外科医生约瑟夫·李斯特(Joseph Lister)首先认识到手术期间细菌可以经空气途径感染,开创了用消毒空气控制手术环境先例,并同时要求医生在做手术时戴手套,术前用 5% 的石碳酸洗手、清洗手术器械,使术后感染率大大下降。为此,李斯特被称为现代消毒之父。1885 年,德国医生恩斯特·冯·伯格曼(Ernst von Bergmann)首次使用蒸汽消毒器对手术敷料进行消毒。随后出现手术部位皮肤消毒法、洗手法、手术室消毒及手术器械与辅料的高压灭菌术。手术过程的无菌操作获得发展、日趋完善。

从 20 世纪后期以来,现代手术实践进步速度加快,堪称一场革命。手术不断突破禁区,具有标志性的是全关节置换、心血管与器官移植手术。手术技术的每一次突破,都是对感染控制提出新的挑战。手术部位感染越来越引起人们高度关注,已成为这些大型、深部、异体植入手术成功的一个关键因素,是衡量外科治疗质量的重要指标。如引起全膝关节与全髋关节置换的深部感染,当时尽管消毒灭菌方面做了许多努力,术后感染率仍高达 10%。因为全关节置换术后感染风险太大,不仅仅是术后住院时间延长和额外的费用,而且需再手术,甚至致残率、死亡率较高,迫使人们不得不又去探讨室内悬浮菌对这些手术的术后感染的影响,以及如何更有效地控制室内悬浮菌。

## 2. 引用工程技术措施控制手术环境

仅靠传统的化学消毒已经不能达到或不可持久维持高度无菌环境控制要求。另外,单纯依赖化学消毒与药物控制临床感染不但使耐药性的菌株不断产生,对环境与人体造成不良的影响,而且引起了术后感染的主要致病菌也发生了很大的变化。过去外科感染主要是由链球菌和金黄色葡萄球菌引起,现在连以前认为非致病的,如绿脓杆菌和真菌也逐渐成为致病菌。由于真菌无处不有,无时不在,加大了关键医疗环境控制的难度。甚至人体内常驻菌也导致感染、混合感染和二重感染。目前抗药菌株的唯一克星超强抗生素,被称为"人对付顽固性耐药菌株的最后一道防线"——万古霉素,近来也因发现了耐药菌株而面临失效。这些状况迫使人们去探索一种更为安全有效的、无负面效应的医疗环境控制的绿色技术。

传统的无菌消毒措施已无法完善地解决手术部位的感染。日趋完善的标准化无菌操作与手术器材消毒灭菌,凸显了手术环境中控制气溶胶感染的重要性,特别是对流动空气的动态消毒一直是难以解决的问题。手术切口从一开始到结束总是处于微生物气溶胶包围之中,不论是直接沉降,还是间接接触的微生物气溶胶粒子,都有可能在其上面定植、繁殖、感染。人们开始转向采用通风工程控制理念来控制手术环境。

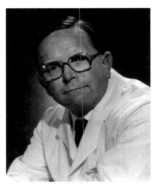

图 1-1  约翰·查恩利爵士

提及用通风工程控制理念来控制手术环境,不得不提及英国约翰·查恩利爵士(Sir John Charnley)(图1-1)。早在 1961 年,在英国莱廷顿医院(Wrightington Hospital)就首次采用通风手术仓。1962 年在空气过滤专家霍沃斯(FN Howorth)的协助下,采用了对 2 μm 粒子具有 98% 过滤效率的袋式空气过滤器,垂直下送气流,类似层流送风装置。美国至 1964 年开始在巴顿纪念医院(Barton Memorial Hospital)建造第一间层流手术室,1966 年 1 月投入使用。查恩利爵士也在1966 年 9 月定型了英国第一个垂直层流洁净手术装置,被称为绿屋或暖房(Green House),是一间安装在手术室中的洁净小室,层流状的气流以 0.3 m/s 的风速从直接设置在手术床上方的送风面送出。英国和美国先后将工业上工艺环境控制中的过滤除菌、层流与正压等技术措施引用到手术环境控制,实现了手术全过程的空气动态无菌控制。成为采用工程措施控制手术环境的一个里程碑。

查恩利爵士这个层流装置虽然比美国晚了几个月,他却第一个证明了"层流"技术对控制术后感染率的有效性。经过他在赖廷顿(Wrightington)医院十多年来对层流技术的不断研究和运用,使院内术后感染率从 7%～9% 降到 1% 以下。随后他又继续努力,开发了体外排气手术衣,发展和改进无菌操作技术和手术器械,终于使术后感染率降到 0.5% 以下。

采用现代化大工业生产的工艺环境控制理念与措施将以消毒灭菌为主转变为

过滤除菌为中心的技术措施,将手术环境置于受控状态的理念,安全有效,不会产生变异菌株、有害物质、电磁辐射以及危及环境与人负面效应。尽管是初步尝试,但是它的示范效应,在医疗领域被推广应用。术后感染控制取得了很大成效,有力地推动了深部手术的进步与发展。净化技术为主的综合控制措施在医疗行业中逐步推广开来。

21 世纪开放式手术又取得了长足的进步,手术部位感染仍然是常见的医院获得性感染。2018 年最新颁布《医院感染诊断标准》有了明确的诊断标准。手术类型和病人潜在疾病不同,发病率为 0.5%～15%,2%～5%接受清洁腹外手术的病人和 20%接受腹内手术的病人发生手术部位感染。

手术不断突破禁区,2005 年进行了第一次面部移植手术。第一次腿部移植于 2011 年成功实施,第一次子宫移植在 2012 年完成。每次手术出现突破,空气感染往往会一次又一次会被提到议事日程上来,对手术环境控制又提出了新的要求,这促使了手术环境控制技术得以不断发展,走向成熟与理性。

## 3. 手术技术变革对医疗环境控制的挑战

这场外科革命另一标志是微创手术(Minimally Invasive Surgery,MIS)与无创手术(Non Invasive Surgery)。腹腔镜手术在 20 世纪 80 年代出现,在 21 世纪微创技术的应用迅速扩展到几乎所有外科领域,特别是普通外科。微创技术主要包含腔镜技术和介入技术,体现了高科技与现代外科学有机结合,说它是外科发展史上一座新的里程碑,也不为过。

对于开放式手术来说,手术成功从某种意义上取决于手术切口的大小。因为:
(1) 较大的切口失血大,增加需输血的可能性;
(2) 较大切口使体外污染物接触体内器官,导致手术部位感染风险大;
(3) 较大的切口恢复较慢,使得延长住院时间,术后感染风险期长。
(4) 较大的切口愈合慢,疼痛会更强、更长;
(5) 较大的切口愈合后疤痕较大。

微创手术无须开刀,只需在病人身上开 1～3 个 5～10 mm 匙孔,用先进的电子电热光学等设备和技术,用电子镜像代替肉眼直视,以细长医疗器械代替手术刀,以最短的切口路径和最少的组织损伤,完成对体内病灶的诊断及治疗,具有创伤小、时间短、恢复快的优越性。未来治疗学发展的最终目标为无创伤方法替代有创伤方法,小创伤替代大创伤的方法。可见微创外科改变了传统的开放手术,代表着未来手术的发展方向。如图 1-2 所示。

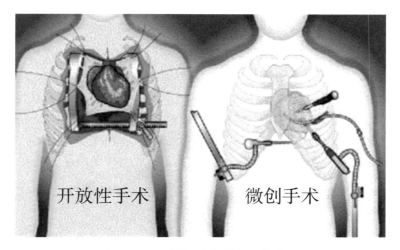

图 1-2　开放性手术与微创手术对比

微创手术不同于开放性手术,手术人员无法亲眼所见,亲手所为。一方面手术过程需要调用病患自身的、手术切片的病理报告等各种相关信息;另一方面手术室众多的诊疗设备不断上传实时的医学信息。这就需要一个高效率、高安全性、超大容量的交融平台,需要具备以下几个系统:

(1)医学影像管理系统,通过统一的控制界面,方便手术人员获取各种信息,实时调用高清腔镜影像、手术视野摄像、生命体征监护信息、术中 X 线影像、术中超声影像、手术显微镜影像、PACS/HIS/LIS 系统及手术导航系统等。

(2)手术室存储系统能够对术中各种信息进行记录,包括各路高清影像的采集、存储、刻录和高清视频流媒体的输出,与电子病历系统相结合。

(3)手术室控制系统,对室内各种设备与系统的控制整合,包括手术环境的系统控制。

(4)手术室示教系统,要求高清视频信号,能满足临床教学、手术视教和远程医疗的需要。

微创手术促进了介入器械、术中成像、精密立体定位和数字化信息系统等技术与装备的发展。一体化数字化综合应用系统应运而生,以医疗影像的采集、传输、存储和诊断为核心,将影像采集传输与存储管理、影像诊断查询与报告管理、综合信息管理等集成于一体。由于使用了海量的数字信息、先进的图像引导干预,提高了手术的安全性、效率和成本效益。

对于高难度、复杂的手术,需要将介入医学、外科学和影像诊断学三大技术加以结合,或真正融合在一起。将DSA、CT或MRI等大型诊断设备引入手术室,在手术过程无缝转接,优化手术流程、改善治疗效果、提高诊疗效率,这样就诞生了一种新的手术形式,即在实时影像的引导下,采用介入技术与传统外科技术联合治疗,称之为复合手术室(Hybrid Operating Room)。在同一处、同一时段综合实施,一站式、高质量、低风险地完成了复杂手术,提高了手术效率。同样,由于复合手术室需求,发展出一整套集成数字化、网络化的整体手术室和手术导航平台,能够将实时DSA、MRI或CT影像更新到外科导航系统中,关联患者信息,并通过大屏幕实时显示,为术者提供最佳手术路径及术中影像的动态变化的系统(图1-3)。

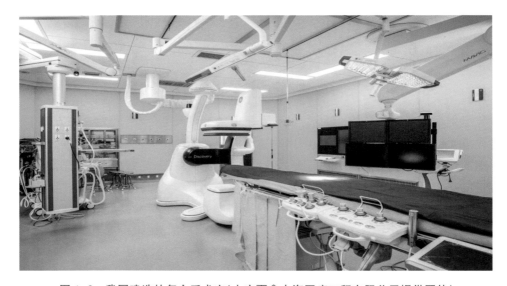

图1-3　我国建造的复合手术室(由宁夏鑫吉海医疗工程有限公司提供图片)

微创手术在临床应用中暴露出了不足:①经固定的通道器械操作限制了医生的活动度和手的灵巧性;②二维图像使外科医生失去了视觉的深度感和对术野直观平稳控制力;③手眼间协调性差,使得精细的解剖和吻合变得困难;④触觉的减弱和手的不自主阵颤、易疲劳,增加了操作的困难等。

为此又开发了一种新的手术系统形式——机器人辅助(Robotic-Assisted Surgery)手术系统。这是一种计算机辅助和图像引导的介入手术,主要由控制台和操作臂组成,控制台由计算机系统、手术操作监视器、机器人控制监视器、操作手柄和输入输出设备等组成。手术时,外科医生可坐在远离手术台的控制台前,头靠在视野框上,双眼接受来自不同摄像机的完整图像,共同合成术野的三维立体图,使外科医生能够更清楚地看到手术部位。医生双手控制操作杆,手部动作传达到机械臂的尖端,过滤掉手和手指的阵颤,增强了操作的精确性和平稳性(图1-4)。用机器人有效辅助医生进行手术定位和手术操作,提高了临床手术的精确性、灵活性和稳定性。机器人辅助手术使得微创外科的发展又进入了一个新时代。

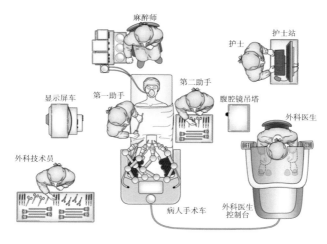

图 1-4　机器人辅助手术

机器人辅助手术发展对手术室的数字化、网络化,甚至智能化提出了更高的要求。整个手术过程完全建立在计算机辅助技术的基础上,使手术医生能够高效率、高精度、三维立体地了解病灶的分布、形态、结构,从而科学判断手术指征,制订最佳手术方案,最大程度减少手术创伤,避免神经损伤,尽快恢复机体功能,并体现出在虚拟手术仿真系统、术中导航系统、术中监测系统、手术机器人辅助等方面的独特优势。

近期来,无创手术也得到了极大的发展,这又是一次技术革命。如超声波聚焦刀,是一套"高强度聚焦超声波肿瘤治疗系统"(High-intensity Focused Ultrasound,HIFU)。在磁共振 MRI 引导下识别肌瘤,并实时反馈聚焦超声定位和治疗肌瘤时的温度和组织变化。高强度聚焦超声波在聚焦点产生热量,对肌瘤组织进行消融。超声波可穿透皮肤抵达肌瘤组织,没有任何创口,实现完全无创的手术,称之为磁共振引导聚焦超声术(MRgFUS)。经自然腔道的内窥镜手术,以其无创实现了从诊断到治疗、从腔内到腔外的突破,成功替代了部分传统外科手术。如将肠镜送到盲肠并找到病变部位,在内镜下用专用电切刀逐渐将阑尾根部从盲肠壁切断,成功施行阑尾无创切除术。将来的"无创化"手术可能会基于纳米机器人了,这也许又会引发一次手术技术革命,又一次推动了数字化、网络化、智能化的发展。

以微创手术为代表的技术革命，不断地改变着传统手术。微创手术并非无所不能，不可能完全替代开放式手术。以下场合仍然需要实施开放式手术：

（1）根本无法有效地使用微创技术进行修复；

（2）只有开放手术提供完全切除组织或准确诊断病情所需的视觉信息；

（3）某些类型的手术需要进入更大的区域，以便插入材料。

手术从传统的二维成像（如放射成像）到通过 CT 扫描和虚拟现实等技术提供的三维可视化，为术前诊断和规划、术中导航和机器人手术提供了有效的诊断新工具。开放手术趋向于微创和非侵入性治疗代表了从直接动手的手术方法转向间接的"动手"方法（例如腹腔镜、导管、机器人辅助和计算机辅助手术）。这一转变与外科医生从单模式治疗（如切除和重建）到多模式联合治疗（如生物标记、图像引导和灵巧增强程序）的转变相吻合。数字成像技术已成为外科治疗不可或缺的一部分，已经整合到各级外科与护理中。

总之，随着手术技术发展，先进诊疗设备引用、新诊疗手段的出现，各种介入性操作必然增多；放疗、化疗的普及、大量抗菌药物、激素、免疫抑制治疗的使用，导致人体正常微生态平衡失调，内源性感染发生频率增加；多重耐药菌株的出现增加了术后感染控制的难度，并导致难治性感染比例不断上升，手术风险也在不断增长。因此，应该从医疗风险评估与管理角度来控制手术部位感染。

## 第二节
## 医疗风险及风险管理

医疗本身就是一个高危的行业，由于存在一系列高危因素，导致诊疗过程中产生一系列医疗风险问题。

### 1. 医疗与医疗风险

所谓风险常被描述为预期目标与实际结果之间的负偏差。这是因为主观认识及客观条件、环境等诸多因素的变化，实际达到的结果往往与预期目标存在一定偏差。或者说，风险的产生源对事件客观上的不确定性及主观上对其认识的有限性。

风险具有客观性、永恒性、危害性和不定性的特征,也就是说风险的发生是客观存在的,不以主观意识为转移。

医疗工作的复杂性、服务对象的特殊性,以及药物学和人体生命科学的未知性,使得医疗风险除了具备风险的一般特征之外,还具有风险水平高,不确定性、存在于医疗活动的各个环节中及危害性严重等特点。医疗本身是一个高危的行业,诊疗过程中存在诸多的高危因素。

(1) 医疗风险水平高,主要体现在以下几个方面:

a) 服务的对象是人,个体差异大,万一人被损伤则任何物质代价无法补偿;

b) 人是复杂的生命体,医学永远存在未知的领域,且其发展是无限的;

c) 至今对疾病的诊疗与康复的认识有限,尚存在许多空白点;

d) 现代科技的进展不断促进诊疗方法和药物的发展,同时也存在新的不完善之处。

(2) 风险的不确定性主要指医疗风险可能随时发生,可能发生在诊断治疗的各个环节,也可能不发生,处于动态变化之中,是一种随机现象。

(3) 风险存在于医疗活动的各个环节,首先是由于医疗风险种类多,难以测量,有些甚至根本无法预测;其次,由于医疗风险存在于医院各部门、各层次、各种诊疗活动中,所以风险防范和分担关系到医院各个部门、各种人员。

(4) 医疗风险的危害性严重指医疗风险一旦发生,可能将导致病人死亡、残疾或其他功能损害的严重后果。既然医疗风险是客观存在的,其发生与存在均不以人的主观意志为转移,我们难以完全避免或阻止其发生,但可以通过各种管理手段将其控制在一定程度和范围之内,尽可能地减少医疗风险带来的损失。

目前,国内外对医疗风险没有统一界定。一种观点认为:医疗风险是指存在于整个医疗服务过程中的,可能会导致损害或伤残事件的不确定性,以及可能发生的一切不安全事件。对医疗风险的界定采用美国杜克大学对医疗风险的定义,即"遭受损失的可能性"。这种损失既可以是对患者的伤害,也可以是医院为此遭受索赔的代价;甚至使医院丢失市场份额。因此,我们可以把医疗风险理解为存在于整个诊疗过程中的可能会导致损失和伤残事件的不确定性或可能发生的一切不安全事件。如:医疗事故、医疗差错、医疗意外、并发症以及由上述因素导致的医疗纠纷、诉讼等。

## 2. 医疗风险管理

医疗风险管理重要的是要致力于了解和掌握医疗过程中可能出现的风险。一方面,尽力降低风险;另一方面,尽量提高治疗效益。根据美国医疗风险管理研究结果显示:医院如果能够掌握存在于医院各个环节的风险所在,那么风险的发生率会大大下降。所以,一旦医疗风险范围和风险等级被确定,医院和患者的潜在伤害或损失就能够得到较好的控制。保险业的经验也证明,消除或降低风险事件频率的最有效措施是风险管理策略。

风险管理是指对医疗风险从认识到分析乃至采取应对措施等的一系列过程,它包括将积极因素所产生的影响最大化和使消极因素产生的影响最小化两方面内容。风险管理包括风险识别、风险评价、风险对策和风险监控这几个过程。

(1)风险识别:是管理风险的第一步,即识别整个项目过程中可能存在的风险。一般是从潜在的事件及其产生的后果和潜在的后果及其产生原因来检查风险。收集、整理可能的风险并充分征求各方面意见就形成风险列表。

(2)风险评价:风险分析的目的是确定每个风险对项目的影响大小,一般是对已经识别出来的项目风险进行量化估计。

(3)风险对策:完成风险分析后,就已经确定了项目中存在的风险以及发生的可能性和对项目对风险的承受能力制订相应的防范计划。制订风险应对策略主要考虑以下四个方面的因素:可规避性、可转移性、可缓解性和可接受性。确定风险的应对策略后,就可编制风险应对计划,主要包括:已识别的风险及其描述、风险发生的概率、风险对应策略及行动计划等。

(4)风险监控:制订了风险防范计划后,风险并非不存在,在项目推进过程中还可能会增大或者衰退。因此,在项目执行过程中,需要时刻监督风险的发展与变化情况,并确定随着某些风险的消失而带来的新的风险。

## 3. 手术感染风险

手术人为地将人类抵抗病原体的最有效屏障——表皮打开,使内部器官直接暴露在外,无论何种途径带入的病菌都可长驱直入到机体的内部,是最长的开放性医疗过程,使得手术本身具有极大的感染风险。手术成为医疗风险中最大风险之一,而其中手术部位感染是影响手术成功的因素之一,也是最常见、最难提防的医院感染之一。在我国,手术部位感染仅次于呼吸道、泌尿道感染,占院内感染的10%。何况现在手术患者中慢性疾病、恶性疾病、老年患者所占的比例增加很快,而这些患者对感染的抵抗力是相当低的。还有不少的多重耐药性菌株 MRSA 患者,以及免疫缺损的患者。

手术所造成的生理紊乱是一个较持久的过程,不会因成功的手术而被立即纠正。如果患者在手术前就有潜在的内脏器官功能损害,再加上手术和麻醉的打击,那么就很有可能使这类患者术后发生一系列严重的并发症,乃至威胁患者的生命。最大程度减少对患者伤害是手术环境控制的最大目标。一般人认为手术完成后,似乎最危险、最困难的过程已经结束,就等康复了。但病菌会经手术切口使得身体的任何部分都可能发生感染,包括皮肤和器官。它能引起发热、红肿,甚至严重的会引起败血病或死亡。

## 4. 术后感染风险的识别

依据上述风险管理思路与方法,如果能够识别或掌握存在于手术各个环节的风险所在,那么风险的发生率会大大下降。因此首要任务应该是识别风险。

手术部位感染在临床上主要表现为:伤口周围或引流管插入部位有脓性分泌物,伤口周围出现蜂窝组织炎。

卫生部 2001 年颁布的《医院感染诊断标准(试行)》中将手术部位感染分为三类:表浅切口感染、深部切口感染、器官(腔隙)感染。

1) 表浅切口感染

下述情形之一即可诊断为切口感染:

(1) 切口浅部组织有化脓性液体。

(2) 从切口浅部组织的液体或者组织中培养出病原体。

(3) 具有感染的症状或者体征,包括局部发红、肿胀、发热、疼痛和触痛,外科医师开放的切口浅层组织。

下列情形不属于切口浅部组织感染:

(1) 针眼处脓点(仅限于缝线通过处的轻微炎症和少许分泌物)。

(2) 外阴切开术或包皮环切术部位或肛门周围手术部位感染。

(3) 感染的烧伤创面及溶痂的Ⅱ、Ⅲ度烧伤创面。

2) 深部切口感染

无植入物者手术后 30 天以内、有植入物者手术后 1 年以内发生的累及深部软组织(如筋膜和肌层)的感染,并符合下列条件之一:

(1) 从切口深部引流或穿刺出脓液,但脓液不是来自器官/腔隙部分。

(2) 切口深部组织自行裂开或者由外科医师开放的切口。同时,患者具有感染的症状或者体征,包括局部发热,肿胀及疼痛。

（3）经直接检查、再次手术探查、病理学或者影像学检查，发现切口深部组织脓肿或者其他感染证据。

同时累及切口浅部组织和深部组织的感染归为切口深部组织感染；经切口引流所致器官（腔隙）感染，无须再次手术归为深部组织感染。

3）器官（腔隙）感染

无植入物者手术后30天以内、有植入物者手术后1年以内发生的累及术中解剖部位（如器官或者腔隙）的感染，并符合下列条件之一：

（1）器官或者腔隙穿刺引流或穿刺出脓液。

（2）从器官或者腔隙的分泌物或组织中培养分离出致病菌。

（3）经直接检查、再次手术、病理学或者影像学检查，发现器官或者腔隙脓肿或者其他器官或者腔隙感染的证据。

导致术后感染的危险因素众多而且复杂，但是总的来说，引起术后感染所需的最基本条件是有感染菌来源、有传播感染菌的载体以及感染菌经切口进入人体的途径。

手术部位感染主要与感染菌进入切口的数量、感染菌毒力和宿主的抵抗力等有关。对此，感染控制专家定性地给出了如下公式：

$$手术部位感染风险 = 感染菌的剂量 \times 毒性 \div 宿主抵抗力$$

手术患者或宿主的抵抗力，由于病情严重、卧床时间长，加之多有介入性操作以及手术造成失血、失液、伤口开放，被感染途径多，且患者全身状况差、免疫力低下，如同时又接受过大剂量抗生素与激素治疗，更易造成切口感染。

造成切口感染原因有外源性感染和内源性感染。切口的外源性感染主要在手术过程中被污染，主要是接触感染途径与空气感染途径。由于手术室中的空气、医疗器械、导管和敷料以及患者自身与工作人员的带菌，这些带菌的污染源，经过散发或直接接触而污染切口，以接触为主要感染途径。

手术室的环境污染源主要来自呼吸道、皮肤及毛发，悬浮菌均附着在颗粒上，包括唾液、黏液、痰沫及尘埃等，形成带菌微粒，而这些微粒会直接或间接附着到切口造成感染。另外，随着手术时间的延长，感染菌的数量增加；切口附近毛囊内感染菌随液腺排出也增多；切口局部损伤加重，产生缺血、缺氧，从而降低切口局部的抵抗力；机体受到创伤，全身抵抗力随之下降。

切口的内源性感染主要取决于病人所携带细菌的数量、类型及毒力。切口的类型、手术的方法、方式与技巧以及在手术过程中采取预防或减少切口污染的措施，是影响内源性感染菌污染的主要因素。如病人术前住院时间过长，因病室环境的细菌数量大、毒力强,其皮肤、呼吸道所携带的细菌数量增加,而且感染菌的种类也有所改变,寄居了以前所没有的感染菌;加上营养状态差,削弱了机体的防卫机能,从而使切口感染率增加。

手术区术前清洁不充分、术前未正确使用有效的预防性抗生素、手术过程中内源性污染未严格防范,如不同部位手术过程中感染菌外漏、操作技术失误,手术进入感染区、违背手术原则,无菌与感染性手术同时进行等,亦使切口感染率增加。可见,完善的外科技术、良好的手术室行为与纪律显然是最主要因素。

因此,使医院感染预防与控制步入科学化、规范化显得尤为重要,这是一种能起到事前预防和规避医疗风险的方法,以尽可能减少出现医疗风险问题,从而降低手术部位感染发生率,提高医疗质量,给患者提供安全的医疗服务与安全的医疗环境,切实保障患者利益。通过医疗风险管理,以完善医院在感染控制风险管理问题上的能力,从而尽可能地降低医疗风险。

## 5. 术后感染风险的影响因素

导致手术部位感染发生的因素众多,而且各种因素之间相互作用,有病人自身的原因,也有手术方面的原因。要评价术后感染风险的影响因素,关键要明确哪些是可控因素,哪些是不可控因素,归纳如下。

（1）与患者有关的风险因素(不可控因素):性别、年龄、营养状况、体重指数、糖尿病、吸烟、营养不良、身体状况、药物、感染、放疗/化疗、术前住院时间、抗生素用量与持续时间、尼古丁、类固醇等使用状况等。

（2）与手术操作有关的风险因素(可控因素):手术技术(止血、无菌操作、引流和异物植入)与手术人员的行为与纪律,手术前的洗澡、去毛方式、手术类型(手术的机体组织供血程度、手术切口)、抗菌药物使用、手术持续时间、无菌技术、外科洗刷手、手术衣和布单消毒灭菌等。

（3）手术器械物品清洁、消毒和灭菌(可控因素):医疗器械的清洁、消毒、灭菌的质量直接关系到医院感染的发生。若器械使用后清洁、灭菌不严,当再次使用时,极易造成医院感染。带入手术室的其他物品,也必须经过相应的消毒灭菌。

（4）手术室环境(可控因素):手术室空气环境的无菌与洁净程度直接影响患者的切口愈合和康复,是引起医院感染和交叉感染的重要因素之一。如手术无净化空调系统,手术多接台、两台手术中间撤换布单、污物及送接患者等人流和物流引起的微粒、纤维、细菌都会污染手术室内空气。

　　手术部位感染涉及的因素很多(图1-5),可见手术部位感染是一个复杂、多变量综合作用的结果。

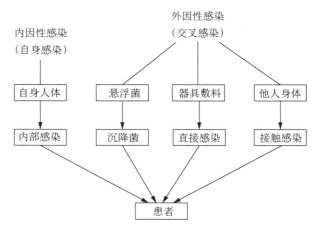

图 1-5　手术部位感染涉及的因素

　　如图1-5所示,从感染途径的传统评价,当然以各种途径的接触感染为主,空气途径感染相对很低。重点考虑的应是器械与敷料的灭菌、环境表面的清洗消毒、病人术前的准备、洗手的步骤、手套、手术服、外套等直接接触的人与物,以及手术过程的无菌操作。

　　尽管接触感染风险最大,近百年来消毒灭菌技术与药物的进步,形成的严格制度、规范化管理以及标准化无菌操作规程(SOP)已使无菌技术十分完善。可以说,直接接触感染风险是可控的。人是手术室内最大发菌源,源源不断发菌,产生悬浮菌,手术医护人员行为、走动与操作存在着许多不确定性,风险因素高,影响着手术区域内悬浮菌浓度。而悬浮菌通过空气途径,尤其是在流动的空气中,其消毒灭菌一直是医院无菌技术的薄弱环节,尤其是消毒效果的不确定性与难于维持。悬浮菌与沉降菌之间又会不断转化,长时间手术进程中会沉降在手术器械、手与切口上,风险增大,难以掌控。

## 6. 术后感染风险的影响因素评定

　　医疗风险评定是一种能事前预防和规避手术风险的最好方法,相应采用合适的设施,以尽可能减少手术过程出现风险问题,从而真正降低手术部位的感染发生率。

　　失效模式和效果分析(Failure Modes and Effects Analysis,FMEA)也开始应

用于医疗行业。用手术部位感染因果关系计算感染原因与所致结果的相关性与严重度,由此推断出手术风险对手术环境控制(容许污染程度或失效概率)的要求,而工程界则相应提供满足不同手术风险控制要求的设施。如高风险手术绝不允许环境控制失效,则工程界不得不采用高可靠性的装置或设备,提高环境控制系统的冗余度。

危害分析和关键控制点体系(Hazard Analysis and Critical Control Point, HACCP)现也开始应用于医疗风险控制。HACCP体系是基于失效模式和效果分析(FMEA),以控制微生物危害为主。在前人研究风险分析理论的基础上,认为风险在于手术过程中各种途径的微生物危害,有效保护关键控制点在于手术切口。对工程措施来说就是提高手术环境控制,尤其是提高手术室送风天花装置的性能,加强其抗干扰性。这样才能将风险分析的理论真正转化为切实可行的科学的实施方法(包括工程措施),值得在手术风险管理领域中借鉴。

作为工程标准的美国ASHRAE标准170—2008也提出了感染风险评定的条文,要求对设施内各种媒介传播的潜在风险进行确定与分类,并采用降低这些风险所需的措施。且继我国《医院洁净手术部建筑技术规范》将手术类型与手术室级别挂钩,2008年德国标准《医疗建筑与用房空调通风》(DIN 1946-4)、俄罗斯联邦国家标准《医院空气洁净度一般要求》以及美国ASHRAE标准170—2008也将手术类型与手术室级别挂钩,反映了工程标准对手术风险的重视。

法国2003年颁布了《医疗设施洁净室及相应受控环境》(NF S902351)标准,作为工程标准,其显著特点是提出了"医疗风险"的概念,提出患者的自身风险。通常将手术室定为4级风险区,这与医学科技发展水平有关。其关键思路不再根据手术类型界定医疗风险,而是根据医疗过程(治疗过程的复杂程度和持续时间等)和患者的自身状况。因此应对手术过程风险与患者状态进行综合风险评估(表1-1),才确定手术环境的控制要求。

表1-1　医疗风险确定与分级

| 医疗风险 / 患者因素 | 医疗过程的风险因子 | | | |
|---|---|---|---|---|
| | 1 | 2 | 3 | 4 |
| 1 | 1 | 2 | 3 | 4 |
| 2 | 2 | 4 | 6 | 8 |
| 3 | 3 | 6 | 9 | 12 |
| 4 | 4 | 8 | 12 | 16 |

注:表中12~16分规定为4类风险区(极高风险),6~9分为3类风险区(高风险),2~4分为2类风险区(一般风险),1分为1类风险区(低风险)。

以上几种对医疗风险的评估方法，不是专门研究手术部位感染率的，不过，由此可以看出医疗或感染控制专家对手术风险评价的研究进程，对手术环境控制的不断探索。

## 7. 控制术后感染风险的应对措施

通过对手术风险的评价与术后感染影响因素的分析，对比风险因素采取应对措施前后的风险系数（Risk Priority Number），就可针对性地提出规避或降低术后感染的相应措施。

降低术后感染的应对措施有多种，不同的控制措施效果也不尽相同，所需要的成本及代价不尽相同，且带来的改善效果也是不同的。器械准备、术前病人准备、医护人员无菌技术等，由于直接影响术后感染，风险最大。但是对这些感染的控制，专家可以通过严格制度、规范化管理与标准操作程序（SOP）来实现，近百年实施经验已趋十分完善，可以说已经处于受控状态。而手术室空气环境控制却存在着许多不确定性，空气途径的感染不仅影响路径多，医护人员不断发尘、发菌，沉降菌与悬浮菌之间又会不断转化，在整个手术进程中难以掌控，无菌状态难以长期维持。在其他感染风险因素可控的基础上，每当手术技术突破时，均会突显手术环境控制的风险，对此予以特别的关注。从 20 世纪 60 年代关节置换到近年来器官移植等高风险手术，工程界都根据医疗与感染控制专家的要求，开发新的设施，推动手术环境控制技术的发展。只有发展了医疗净化技术，如过滤除菌、气流技术、正压控制等一系列综合措施，才使空气途径感染真正处于受控状态。作为工程标准是靠设施系统来保障医疗与感染控制，主要涉及空气途径感染的控制，不涉及手术器物与辅料的消毒灭菌条文。当然，随着手术部位感染影响因素及作用机理认识的不断提高，手术技术发展对手术环境控制要求也随之变化，工程界会相应改变控制措施，这是正常不过的事。

从手术风险管理角度来看，降低术后感染风险要特别强调不仅须重视控制参数，而且更要重视控制措施，重视全过程控制。控制参数合格只是保证检测状态合格，而控制措施合格才是真正降低术后感染风险的保障。

涉及手术环境控制有净化空调系统的形式与特性、送风天花面积的大小与性能、过滤除菌装置的形式及级别及送风量（换气）与室内温湿度控制等因子，这些环节中任何一个环节都会对术后感染率产生影响，各环节之间又相互影响、互相关联。控制术后感染需从各个环节采取措施，不能只专注于某一个环节，而要关注各个环节的整个过程控制。

（1）从手术风险管理来看，较低的温湿度能抑制细菌的生长，手术室内温度一般控制在 20 ℃～24 ℃，湿度控制在 30％～60％。早期手术室空调系统十分重视手术室温湿度控制，但是有文献报道，约 50％的手术患者中心体温低于 36 ℃，即使轻度低温也会通过直接损害免疫功能氧化杀伤作用和减少皮肤血流而降低机体抵抗力。研究表明：择期结肠切除术中出现低体温的病人，其伤口感染率增加 2 倍。保持患者术中体温正常也是近年来预防手术部位感染的重要进展之一。低体温可导致凝血机制的障碍，也使多种免疫功能无法发挥正常作用，长时间的低体温还会导致能量消耗的增加，是手术部位感染发生的重要原因之一。因此，对于各种手术，除非对患者有控制性降温的需要，均应采取各种措施保持正常的体温。如给患者使用局部加热装置（如保温毯），使患者的体温保持＞36 ℃左右。

（2）从手术风险管理来看，应重视室内污染源散发。其中人是主要的污染源，每人每分钟散落到空气中的细菌约有 1 000 cfu/m³，降低人体发菌、发尘量对改善空气质量有很大的作用。通常提高个人卫生程度与加强个人防护，如使用无菌口罩和手术帽以及良好的手术衣等，降低发菌、发尘量。实践证明，这些措施能够大大降低手术室的含菌量。早在 20 世纪 60 年代 Charnlrey 和 Eftaknan 的研究就表明：使用垂直单向流系统和穿着可排气的服装，由于排除了医生的发菌、发尘，能将手术部位感染率从 9％降至 1％。

（3）从手术风险管理来看，近年来医用净化技术的发展完善了手术室空气消毒除菌措施，尤其是高效过滤除菌和气流技术的应用，彻底改变了过去依赖化学消毒与紫外线照射的不确定性，大大降低了风险。过滤技术的提高使得空气过滤器在提高效率的同时，阻力大大下降。从消除风险来说，高效过滤相对于其他消毒净化手段来说更安全、有效、经济。

每样事物均有两重性，手术室净化空调系统对手术环境的负面影响最先是美国提出来的，2002 年我国提出了空调系统的二次污染与对策，我国《医院洁净手术部建筑技术规范》（GB 50333—2002）（以下简称 2002 版《规范》）提出，以消除空调系统二次污染为控制重点，切断、杜绝滋生源，保证送风洁净、无菌。依据标准推荐的独立新风机组与循环空气处理机组组合，由于新风几乎不存在致病菌，空气处理过程中全部除湿（加湿）处理完全由新风承担，循环机组常年处于无冷凝水状态，就可安全、有效地消除空气处理系统的风险。

（4）从手术风险管理来看，最有效的措施是直接重点保护手术区域，保证手术区域尤其是手术切口处于无菌无尘的送风气流笼罩，以消除手术切口感染风险。但是研究表明，手术过程中，手术室门的开启关闭、室内手术人员的操作或走动等均会干扰送风气流。因此抗干扰性良好的送风天花装置是降低手术风险的必要保障。近年来,提高送风抗干扰性的进展引人关注,我国早就提出湍流度的评价送风天花装置性能的指标。德国也提出降低气流湍流度,增大气流速度,加大送风面积,提高手术室送风天花装置低湍流度置换气流性能,保护手术切口及器械免遭污染。

(5)由于手术室医疗风险很大,从手术风险管理来看,工程上通常依据手术风险的程度采用不同的冗余控制手段,这是无可厚非的,关键在于如何控制合适的冗余度。对于工程界,因为不完全清楚需要控制重点对象的真正要求,即什么是真正降低手术部位感染的合适措施,我们只能按照医疗与感染控制专家提出的手术风险程度和环境控制要求,从工程角度上去实现它。在保证降低感染率的前提下,控制合适的冗余度,降低造价及运行能耗。同样,如医疗与感染控制专家对手术环境控制要求变化,工程界会相应改变控制措施与冗余度。工程界永远为医疗界服务,双方应该携起手,从风险控制的角度出发,对症下药,共同研究适当的措施,才能使冗余度控制在合适的范围内。

## 第三节
# 医疗风险控制的工程措施

近年来大力推广预防性抗生素治疗,对手术部位感染控制十分有效。加上影响 SSI 风险的参数多样性,很难评价或证明有效降低手术部位感染的特定措施。相反,许多措施的有效性引起了争议,包括层流气流、人体排气服、患者准备技术和手术特定的耗材与器械。

相比之下,完美的外科技术和良好的手术室行为与纪律是使手术部位感染维持低发病率的最主要因素。

由于风险发生的环节是在手术过程中,关键在于将手术过程中所有诱发手术部位感染的可控因素始终处于受控状态,这是医疗风险工程管控的主要思路。本文主要从工程措施角度来解决空气途径感染,不涉及器械与衣着消毒灭菌措施,也并非工程措施不重视手术过程的接触感染。

## 1. 医疗风险控制工程措施的基点

从工程管控措施来说,核心问题在于如何正确定量以及合理控制空气中悬浮菌浓度,这一直是医疗与感染控制长久以来的一个十分重要课题。

术后感染率和手术室空气中的悬浮菌含量有一定的相关关系,国内外的研究人员对控制通过空气传播方式导致手术部位感染做了大量研究。如图 1-6 所示的术后感染与手术室空气中悬浮菌含量的关系被大量文献所引用。

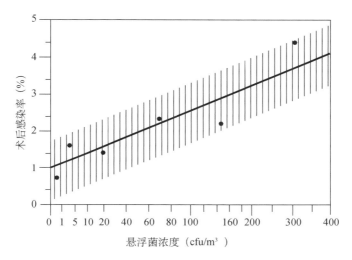

图 1-6　术后感染和悬浮菌浓度关系图

如要采用工程措施控制手术环境,确定控制目标值是第一要素。美国 Blowers 和 Wallace 等学者经过大量的调研,其悬浮菌浓度与空气途径感染的调研结果(表 1-2)得到了公认,已经成为从世界卫生组织到各国医疗卫生标准编制的基点。表 1-2 中悬浮菌浓度控制最高的一级 10 cfu/m³ 完全出于风险控制,而非循证,以应对 20 世纪 60 年代后期正开展的关节置换、器官移植等高风险手术的手术部位感染。

表 1-2　WHO 文件基于悬浮菌浓度与空气途径感染的关系

| 环境悬浮菌浓度<br>(cfu/m³) | 空气途径对术后感染的影响 | 世卫组织(WHO)文件<br>规定(cfu/m³) |
|---|---|---|
| 707～1 767 | 会明显引起术后感染,如引起败血症等 | 500 |
| ≤200 | 感染危险不大,能满足一般无菌手术室要求 | 200 |
| ≤40 | 尚无证明对降低术后感染率有明显作用 | 10 |

术后感染率仍是深感头疼的常见并发症,平均发病率为 2‰～4‰。尽管在手术技术发展过程中空气感染一次又一次被引起关注,工程措施、消毒除菌手段不时

更新,手术感控效果一再被验证,但因空气途径传染的难以捉摸性,空气消毒效果的不确定性以及难于维持性,有时感控效果确实难以循证,一直饱受争议。

室内空气化学消毒、紫外线照射、等离子、光触媒及负氧离子等众多消毒技术确实具有一定的消毒作用,但对于源源不断的送风气流以及在室内持续流动的空气,手术小组操作与走动发出的菌尘存在着许多不确定性。沉降菌与悬浮菌之间会不断转化,不时沉积、悬浮、再沉积、再悬浮。空气中的浮游菌多,经过一段时间之后,会沉积到器械上、身上和手上,在整个手术进程中难以掌控,增大了感染风险。要使所有感染途径处于受控状态,尤其是动态控制悬浮菌浓度 10 cfu/m³ 这样高的要求,采用消毒灭菌措施是无法达到的,只能靠洁净技术才能实现。过滤除菌完全改变了传统空气化学、紫外线消毒、等离子等不确定性与风险不可控,过滤除菌不会产生变异菌株、有害物质、电磁辐射以及危及环境与人的负面效应,成为最安全、最有效、最经济的手段。只有过滤除菌为中心的综合性技术措施(如空气过滤、气流分布、正压控制、空调与通风)才能使空气途径感染真正处于受控状态,才能保障医疗环境安全有效,这是技术进步的结果,应该予以肯定。

各国医院建设标准均要求空调通风系统设置空气过滤器这一阻隔性净化装置,并没有规定除空气过滤以外的其他除菌、消毒装置。

20 世纪 80 年代以来,医疗环境控制措施逐步成熟,主要工业国家相继形成了医院建设的相关标准。最早颁布的标准是 1984 年美国卫生和健康服务部编著的《医院和卫生设施的建造和装备指南》,1987 年美国建筑师学会出版的《医院及医疗护理设施设计与建造指南》,1989 年德国颁布 DIN 1946 标准《通风与空调》第4 部分《医疗建筑与用房通风空调》,以及 1989 年出版的日本 HEAS-02《医院空调设备设计和管理指南》。

2003 年,美国疾病预防与控制中心(CDC)与美国医院感染控制实践顾问委员会(HICPAC)编写的《卫生保健机构的环境感染控制指南》中,对暖通空调系统、空气过滤器配置、换气量和压力控制等作了详细规定,包括层流通风系统与高效过滤器(HEPA)配置。《综合医院建筑设计规范》(JGJ 49—88)提出了手术室的 3 个等级,规定了洁净手术室要求采用粗效、中效、高效三级过滤与手术区层流等技术措施。《军队医院洁净手术部建筑技术规范》(FL0106 YFB001—1995)将这些要求更加细化,同时引入了洁净度级别分级的概念。《医院消毒卫生标准》(GB 15982—1995)中洁净室的 3 个级别就是以此划定的。

作为工程控制措施来说,首先应由手术类型,手术过程和患者自身状况来确定手术风险。感染控制专家根据手术部位感染相关因素及其所致后果的相关性与严重度,推断出手术风险程度,对手术环境控制(容许污染程度或失效概率)的要求。工程界则相应提供满足不同手术风险控制要求的设施。

降低术后感染的应对措施有多种,不同的控制措施效果不尽相同,其价格与运行成本也当然不同,尽管这些措施对降低悬浮微生物是有益的,但其经济性与有效性必须要考虑。

当高风险手术,其环境控制要求高且不允许失效时,则工程界不得不采用高可靠性的装置或设备,提高环境控制系统的冗余度。

## 2. 我国医疗环境控制工程措施的进展

1988年上海民用建筑设计研究院主编了建工行业建设标准《综合医院建筑设计规范》(JGJ 49—88),于1989年4月试行。最早提出了手术室的三个等级,规定了洁净手术室,并要求粗效、中效、高效三级过滤与层流等技术措施。但是真正涉足手术室的现代化,首先提出区域控制概念(手术部)和综合保障措施(不仅仅是空气净化)是我国部队医院。在工程实践与成功的经验的基础上编写了《军队医院洁净手术部建筑技术规范》(FL0106 YFB001—1995),于1994年颁布。

21世纪前后,我国手术室的落后状态已经严重阻碍了手术的发展。手术室现代化已迫在眉睫,尤其是三甲综合医院手术部急需改造。但是国际上没有统一的标准,且各国标准涉及医疗用房分级和要求差别很大,难以适合我国国情。由于缺乏适用的指导标准和正确的措施引导,国内工程公司无据可依。一些涉外的工程公司,打着各自国家标准或指南的旗号承接工程,导致手术室建设市场竞争无序和多国标准并行的局面。因此,当时急需制定适合我国国情的国家标准与规范。

1997年我国开始着手编制医院洁净手术部国家标准和规范。当时,我国医院建设高潮刚刚兴起。由于各国标准各有千秋,难以确定以哪个国家标准作为我国标准的蓝本。为此编制组重点考察美国、德国、英国和日本的手术室,翻译了这些国家的相关指南与标准,并编写了4篇调研报告。由调研报告可见,在医院领域中提出洁净度级别、定义和应用范围是日本,并将净化技术更具体化。英国、德国相关标准则都以单一的菌浓为标准,重视技术措施(如空气过滤器级数、效率、换气次数与正压控制等),没提及洁净度级别。为降低造价与送风量,德国致力于推广局部低湍流度置换流(俗称层流)的手术室送风技术。相比于瑞士、英国、日本等国在医院领域积极推广净化技术,美国尽管首先在手术室实施层流设施,并确认对降低高风险手术的术后感染率有效,但早期美国的指南则持慎重的态度。

手术室的洁净无菌气流的分布是手术环境控制的重要手段,不同于日本生物洁净手术室要求满布整个天花的层流送风装置,德国标准 DIN 1946-4《医疗建筑与用房通风空调》仅要求局部层流送风装置设置在手术台的正上方,并规定了送风装置的尺寸。2003 年,美国供热、制冷和空调工程师学会的手册中的应用篇认为,"气流从天花板进入房间垂直向下流动,经对侧墙上几个出风口排出,可能是将微生物浓度控制在可接受水平的最有效的气流分布形式",并建议采用单向性送风口,避免采用高诱导性能顶送风口或侧送风口。尽管日本指南中有水平层流方式的条文,但近期所建的手术室均以垂直层流为主,实际上已经很少使用水平层流了。

21 世纪初,我国充分汲取了各国相关指南与标准的指导思想,依据国情编写了 2002 版《规范》,在大量实测数据与理论计算基础上制定了分级标准,规定了 Ⅱ级洁净手术室为标准手术室。确立了以微生物浓度分级,以空气洁净度为保障措施,并一再强调洁净度只是验收指标,菌浓才是运行指标,并使菌浓指标与我国《医院消毒卫生标准》(GB 15982—1995)相协调。而且比德国标准更加具体地规范了低紊流度的集中顶部送风以实现局部垂直置换流(两侧回风)、加强保护关键部位(手术切口)的做法,允许但不推荐水平层流。在编制洁净手术部规范特别重视空调系统污染问题,明确提出湿度优先控制、最大限度地消除细菌繁殖条件,防止空调系统微生物二次污染等要求,并形成了具体的条文。同时研发了阻漏式送风装置与手术室专用空调机组,得到了广泛的应用。

2002 年 12 月,我国正式实施了 2002 版《规范》。在当时,相比手术室套用工业洁净室或盲目照搬国外标准的做法,应是一大进步(图 1-7)。充分体现了标准与规范的先进性、科学性、协调性和可操作性。它的实施对我国医院手术室的建设起到了规范作用,使洁净手术室的建设走上了健康发展的道路。

2002 版《规范》实施十年来,我国手术室建设又上了一个台阶,建设的手术室的数量之多、规模之大以及分布地域之广在世界上已是首屈一指的,形成了我国独特的、具有自主知识产权的科技成果与施工经验,并应用到国外的手术室建设项目中。由于更多地掌握了国外的信息,无论是医院建设标准还是实地考察与调研,信息量十分丰硕。并且直接与德国标准 DIN 1946-4、日本 HEAS02 指南和美国 ASHRAE 标准 170 的主编进行了沟通与探讨,了解了编制背景与第一手资料。因此,新编的《医院洁净手术部建筑技术规范》(GB 50333—2013)(以下简称 2013 版《规范》)旨在通过全面控制、全过程控制以及关键点控制理念,考虑到手术室现状与发展趋势,采用了净化技术综合措施,从工艺、建筑、风、水、电等方面不仅有效地使手术环境受控,减少潜在的外源性感染风险,而且还从诸方面提出了节能降耗措施,如提出非诱导性送风气流、减少手术室换气量、正压值、降低末端过滤器效率及变新风量运行等。完全摆脱了高效过滤器加层流的技术,使洁净手术室不再是工业洁净室了。

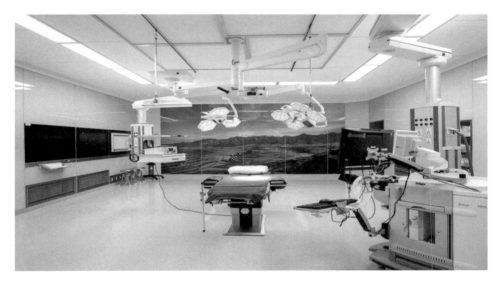

图 1-7　按我国《医院洁净手术部建筑技术规范》(GB 50333—2013)建造的洁净手术室
　　　　(由宁夏鑫吉海医疗工程有限公司提供图片)

《综合医院建筑设计规范》(GB 51039—2014)经过反复讨论、长期修编,于 2015 年 8 月 1 日起颁布实施。该规范强调与我国现有经济发展水平相适应,强调遵循医疗工艺控制医疗环境,并用合理的投资有效地提高医疗环境控制,降低院内感染,提出一系列降低医院运行能耗的措施,具体规定了各医疗科室的环境控制要求与措施,并提出了一般手术室的定义、要求与控制措施。

### 3. 我国医疗环境控制的热点

随着我国经济发展,加大了医疗卫生的投入,医院自身不断发展,医院建设标准不断提高,医院建设越发现代化。

1）医院关键科室建设的关注点

如何合理、合适、合规地建设所需要的医院，有效、经济地实现关键医疗环境控制，特别是节能减排，已经提到了议事日程上来了。

一方面，应该看到的关键医疗科室特别是手术室室内配置的高科技医疗装备与相应设施系统不断增多（甚至大型诊疗设备进入手术室）、容量加大、控制要求提高，能耗持续增加似乎是必然的发展趋势。

另一方面，确实有些医院建设贪大求洋，建设标准超高，为突出现代感，过分强调外立面，使得建筑外貌失去了医院的特征。医院建筑体形系数过大，造成外围护结构面积过大，玻璃幕墙大多无遮阳设施，增大了建筑能耗。医院建筑体量过大，难以进行自然通风，不得不全年采用空调，使得运行费用十分昂贵，加大了医疗成本。为了追求所谓"50年不落后"，一些关键医疗科室，如洁净手术部出现的奢华装修、过高的医疗装备配置、不合理的平面布局、不合适的数字化、信息化与智能化控制以及冗余的净化空调设施。在绝大多数手术室工程中Ⅰ级洁净手术室变成不可缺少的选项，复合手术室似乎成为三甲医院的标志，而Ⅱ级标准洁净手术室建设量反而减少。造成有些医院洁净手术部虽然化了巨资建设，但是建成后的能耗显著上升，运行费用成倍增加，给医院造成不小的经济负担。

我们应该清醒地看到这些现象是因为对洁净手术部设计理念和污染控制思路，特别是对2013版《规范》理解不当，贯彻不力。有些是我国设计、评标、验收等体系上的不完善所致，无法制约不合理、不合适、不合规的手术部建设项目，或难以破除被经济利益捆绑的畸形市场。正是这些不妥的做法造成的后果不能归结于手术环境"洁净化"上，错误地认为"规定了洁净度级别"是导致手术部造价高、运行费用大的根源。这种情况正逐步得到改善。

2）对手术环境控制措施的关注点

2016年世界卫生组织（WHO）发布了《预防外科手术部位感染的全球指南》，其中4.23节"手术室通风情况下的层流通风系统"建议"层流通风系统不应该用于降低接受全关节置换术手术的患者的SSI风险"。同时认可了对手术室应送入经过滤的20次换气、提供正压的通风，从而在世界范围内引起很大的争议，似乎在医疗环境中采用层流通风是错误的。我们在第一时间对此做出了评述，认为净化通风措施对手术环境控制有正面效应。我国规范是将Ⅱ级洁净手术室作为标准手术室，其控制措施与WHO认可的要求相同。我们历来不提倡泛用Ⅰ级洁净手术室，但也不否定层流对有些高风险手术的保障作用。至少循证表明，层流对降低动脉移植等大血管外科手术部位感染有积极效应。

德国、美国、日本等工业发达国家对《预防外科手术部位感染的全球指南》表示不同的意见,认为它所依据的文献的最大缺陷是对所调研手术室的送风装置性能以及维保状态没有经过工程界的认定,无法排除性能或维保不合格的送风装置等诸多关键因素的干扰,影响了循证的公正性。对此有不少学者进行针对性的研究或发表评述。较为著名的,如德国成立多学科医疗环境的调研小组,先对手术室送风装置的性能与维保状况认定后,才开始进行监测。经过长达 6 年的时间监测了同一医院同一手术团队分别在湍流(俗称乱流)和置换流(俗称层流)手术室的共 1 286 台手术,结论认为置换流通风对降低室内悬浮菌和手术部位感染率是有效的。2018 年德国医疗卫生协会(DGKH)发布官方文件,全面、理性地论述了手术部位感染、手术室通风与医护人员纪律,对历来的论文与 WHO 指南作了客观地评价。认为在任何情况下,都不能提出反对在手术室使用层流通风的建议。层流送风装置确保了 3 m×3 m 的手术保护区域,优于传统的湍流通风——在减少病原体和微粒、消除潜在致癌风险的外科烟雾方面更为有效,从而保护了患者、外科医生和暴露在外的器械。外科科室应依据现行有效的德国 DIN 1946-4"医疗建筑与用房通风空调"标准的规定、手术过程的风险,安装层流通风。2018 年 6 月德国颁布的新版标准《医疗建筑与用房通风空调》(DIN 1946-4)正面评价了低湍流度置换流(俗称层流),维持Ⅰa 级手术室,更具体规定了自净时间、手术烟雾、手术区与器械桌的无菌要求,强调在医疗过程中对感染控制、医疗器械保护以及医护人员健康与安全防护,并新增了对医疗环境微生物监测与通风空调系统部件设计、实施与运行等标准附件。2019 年 12 月德国医疗卫生学会发布立场文件,认为世卫组织和其他一些组织在反对层流手术室引用的许多文献中没有提供可靠的数据。确认了层流送风对减少颗粒和细菌浓度有积极作用,减少了空气中致癌物质,有利于提高医患的安全,并强调了手术室纪律对降低手术部位感染的重要性。2021 年,美国供暖、制冷与空调工程标准《医疗护理设施通风》ASHRAE170 也坚持手术室应使用单向流动(俗称层流)、垂直向下的送风气流,重申手术室净化空调系统末端过滤器为 HEPA 过滤器。

其实层流送风装置对手术环境的控制作用,不应该仅仅局限于降低 SSI,更重要的是需保障手术环境的控制品质,使手术人员与患者处于更安全、舒适与无菌的环境中。

近年来备受关注的电外科、激光等设备所产生的手术烟雾,干扰手术视野、有异味的问题,现已证明这烟雾和不明确的感染之间有着直接的关系,并有致癌效应。由于手术室常规通风只能稀释,尽管配置烟雾吸引器,却难以像层流一样有效排除,对医护人员的伤害仍很大。而层流可以减少异味、改善手术区域视野、减少感染性悬浮微粒,温湿度控制稳定,提高了手术区域的舒适性。

　　总之,不同意见的争论还将继续,在讨论过程中不断提高认识,逐步统一手术环境的控制思路与措施,这是十分有益的。

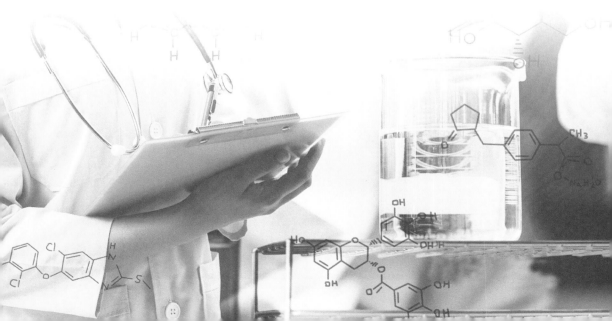

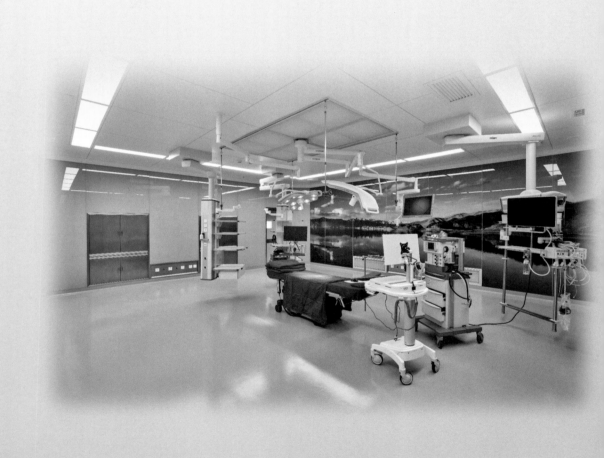

在编制 2002 版《规范》时,笔者重点考察了美国、德国、英国和日本的手术室,翻译了这些国家的相关指南与标准,并编写了 4 篇调研报告。进入了 21 世纪,随着对医院感染控制的认识提高,医疗环境控制措施逐渐成熟,各国医院建设标准也不断修编,颁布了新版医院建设标准与指南。近年来各国对降低医院投资与运行能耗给予了极大重视,出现了不少新的思路与相应的技术措施。在 2002 版《规范》颁布 20 多年来,新建手术室的分布地域极广,积累了远比任何一个国家都丰富的实践经验与技术积累。本章主要对最新颁布的美国、德国与日本的医院建设相关标准或指南做一介绍,并阐述了我国 2013 版《规范》规范的制定背景。说明各国标准或指南医疗环境控制思路是一致的,在相应的工程控制措施各有千秋,我国规范具有自己的特色。

第一节

## 美国医院通风指南

美国设施指南学会(Facilities Guideline Institute,以下简称 FGI)在 2010 年出版的《医疗护理设施设计与建造指南》(*Guidelines for Design and Construction of Health Care Facilities*)是美国最权威的医院设计与建造文件之一。美国设施指南学会与美国供暖、制冷与空调工程师学会(以下简称 ASHRAE)合作编写了标准 170《医疗护理设施通风》(*Ventilation of Health Care Facilities*),成为指南的一部分。该指南每 4 年更新一次。2014 年 4 月,美国设施指南学会发布了 2014 年版指南,第 1 次以 2 个独立的文本出版,即《医院与门诊设施设计与建造指南》和《住宅医疗、护理和辅助设施建造》。同时,FGI 与 ASHRAE 和美国医疗卫生工程学会(以下简称 ASHE)开始合作。美国医院设施指南学会编制 2018 年版是以三个独立的文件颁布,即《医疗护理机构设计和建设指南》由《医院设计和建设指南》《门诊设施设计和建设指南》和《住宅建筑卫生,护理和辅助设施设计和建设指南》(以下简称 2018 版《指南》）组成。

FGI 的首席执行主席 Douglas Erickson 强调,"该设计和建造指南是一个最低标准";"2014 版指南更新内容较多,目的在于在如今医疗行业变革时期改善医疗护理设施的设计,以确保病患护理的最高水平";"发展住宅护理行业以广泛响应以人为本的护理和去机构化(Deinstitutionalization)的趋势"。欧美医疗护理行业在巨大的经济压力下,正经历着痛苦的变革,在确保病患医疗护理水平的前提下,提高医疗护理效率、降低费用已成为引人关注的课题。其中,去机构化(缩小综合医院规模,改变医院经营模式)、扩大门诊设施(发展为日间手术部、日间诊所甚至日间医院)、推动住宅护理等已成为热点。

ASHRAE 标准 170 强调:"如果医疗卫生设施没有设置高品质的通风设备,病患、医护人员和探访者有可能通过正常的呼吸吸入悬浮粒子,暴露在污染物中。医疗护理设施通风系统的设计目标是为病患、医护人员和探访者提供一个舒适的环境,并同时稀释、捕捉和排除空气中的污染物,包括潜在的悬浮传染物。""医疗护理设施的设计人员从某种意义上说,必须遵循与医疗护理专业人员相同的准则:首要的是不造成伤害。通过对医疗护理设施提供通风系统设计的最低要求,以提供舒适的环境控制,以及感染和气味控制。"特别要注意:"通风不良的医疗护理设施可能会增大悬浮颗粒物的浓度,包括真菌或霉菌,即使是健康人群,在医院内也可能会导致过敏性反应。"

## 1. 手术分类的变更

ASHRAE 标准 170—2008 采用了美国外科学会指南的手术室分类方法(即以麻醉类型分类),归类为 A 类、B 类和 C 类。ASHRAE 标准 170—2013 依据 2014 版 FGI 指南的变更,改变了术语,不再将手术室分为三类,只分为两类:外科操作室和手术室。新的分类将 A 类手术室变更为外科操作室(Procedure Room),B 类和 C 类手术室统一变更为手术室(Operating Room)。

由于近年来的医疗改革,在外科操作室进行小型手术已屡见不鲜。这种分类变化反映了外科操作室已被医疗护理设施设计人员与业主所接纳,同时也要求对外科操作室进行规范设计。

手术技术与装备的不断进步,特别是多功能复合手术室和机器人手术室发展很快,因此手术室如需要额外人员和/或大型设备,可以根据需要来确定。为此 2018 版《指南》对手术室与外科操作室作了更为合适的定义。

手术室：手术室是符合限制区域要求的房间，指定并配备有进行侵入性手术的设备。所谓侵入性操作（Invasive Procedures）的含义，按美国 FGI 的 2018 版的定义是：在无菌外科手术领域中执行并穿透患者身体保护表面（例如皮下组织、黏膜、角膜）的医疗过程。

侵入性手术可以属于以下一种或多种：

（1）需要进入或打开无菌体腔（例如，颅骨、胸部、腹部、骨盆和关节腔）。

（2）涉及留置的插入的异物。

（3）包括超过全身的 20% 的烧伤的切除和植皮。

（4）并非以开放手术开始，但是有公认的可衡量的风险，需要转换为开放手术。

外科操作室：指定用于病人经皮外科操作与护理的房间，需要高级消毒或无菌器械和一些环境控制，但不需要与手术室相同的环境控制。所谓经皮手术（Percutaneous Procedures）是指皮肤被穿刺或切口穿透的操作，该切口不会比皮肤或皮下空间更深，并且可能涉及引入导线和导管和/或插入留置的异物（临时或永久性），如植入支架、临时下腔静脉（IVC）滤器、主动脉瓣等，对患者可以实施有意识的、最小的，或者局部麻醉。

美国 2018 版《指南》跳出了原"开放手术"的狭隘范围，继而采用"侵入方式与深度"来定义外科类别（表 2-1），一共分为 3 级。根据不同类别的外科操作要求，确定合适的医疗环境控制。

1 级用房（图 2-1）。检查与治疗室（Exam or Treatment Room）进行非侵入性操作（Non-invasive Procedures），用于患者咨询、检查以及各种无创治疗和操作。护理人员和患者之间存在身体接触，如抽血、注射、轻微割伤和扭伤（包括伤口包裹）、缝线和石膏、轻微皮肤病学操作（包括去除皮肤标签）、PICC（经皮插入的中央导管）导线的放置或去除，以及针头活检。一般只需要 4 次换气。如用于未确诊的消化道症状，呼吸道症状或皮肤症状的患者使用的检查室，则需要 6 次换气，其中 2 次新风。无压力控制要求，仅需送、回风口。要求室内饰面可擦洗和消毒。

2 级用房（图 2-2）。外科操作室进行经皮操作，对患者可以实施有意识的、最小的，或者局部的麻醉。可以再分为有麻醉管理与没有麻醉管理的两类操作室。外科操作室需要 15 次换气，其中 3 次新风换气，有正压控制要求。需要单一送风装置设置在患者上方。要求室内饰面可擦洗，没有缝隙和裂缝。

3 级用房（图 2-3）。手术室是进行侵入性操作场所，由于侵入性操作会使患者身体原封闭的部分暴露于病原体（引起感染的物质）的潜在入侵之下，会增加感染的风险,要求处于严格的无菌环境中。手术室需要 20 次/h 换气,其中 4 次/h 新风换气。要求主送风装置集中设置在病患和手术小组的上方,送出垂直向下的单向气流。要求室内饰面是整体的,可擦洗,没有缝隙和裂缝。

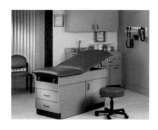
图 2-1　检查与治疗室

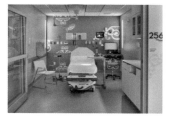
图 2-2　操作室

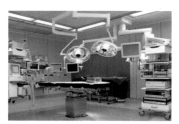
图 2-3　手术室

表 2-1　2018 版《指南》的外科用房分类及要求

| 用房名称 | 定义 | 医疗及环境的控制要求 | 最低设计要求 | |
| --- | --- | --- | --- | --- |
| | | | 位置与进入 | 医疗环境通风措施 |
| 1 级（检查与治疗室） | 非侵入性操作 | 可能需要高水平的消毒或无菌器械,但不需要手术室环境控制的患者护理 | 在非限制区,从非限制区进入 | 换气 4～6 次/h,新风 2 次/h。无压力控制要求,仅需送、回风口 |
| 2 级（操作室） | 经皮手术操作 | 患者护理需要高水平消毒或无菌器械和操作环境控制一些要求,但不要求手术室的环境控制 | 在半限制区,从非限制区或半限制区进入 | 换气 15 次/h,新风 3 次/h。有正压控制要求,需要单一送风装置设置在患者上方 |
| 3 级（手术室） | 侵入性操作:在无菌外科手术领域中执行并穿透患者身体保护表面的过程 | 侵入性医疗过程。病人需要生理监测,预计需要主动生命支持的任何 2 级医疗操作要求 | 在限制区,从半限制区进入 | 换气 20 次/h,新风 4 次/h。有正压控制要求,主送风装置设置在病患和手术小组的上方,送出垂直向下的单向气流 |

　　2018 版《指南》在手术部内定义了限制区和半限制区,类似于我国 2013 版《规范》规定的洁净区与非洁净区。限制区是在手术部里半限制区域内的指定区域,手术室应位于限制区,只能通过半限制区进入。进出受限主要是为了支持高级别的无菌控制,而不一定出于安全目的。限制区内的人流仅限于授权人员和患者。限制区内的人员必须穿外科服装并遮盖头部和面部毛发,打开无菌物品

时或刷手的人员可能在场,需要戴口罩。外科操作室可以设置在半限制区,可以从半限制区或非限制区直接进入。检查与治疗室与麻醉后监护病房(PACUs)则位于非限制区。手术部要求设置更衣室或休息室,不规定一定要直接通向限制区。

## 2. 与外科相关的影像室分类

如今影像装备不仅仅是提供成像服务,用于检查室或操作室的诊断或治疗,其已成为现代手术不可缺少的辅助手段,需要在实时影像学的引导下,进行侵入性操作。因此制定手术室的建设标准,必须同时考虑到影像装备如何与检查、治疗室、操作室与手术室相配合。2018版《指南》提出了新的影像室分类系统(表2-2)。该分类系统是根据室内执行的外科操作类型及其特定要求,分类级别与外科操作分类一致。或者说,1级影像室适用于诊断或非侵入治疗,2级影像室是与经皮诊断或治疗性操作结合的成像,3级影像室是与手术过程结合的成像。

表 2-2　影像室分级与应用要求

| 影像用房 | 应用 | 设计要求 | | | | | |
|---|---|---|---|---|---|---|---|
| | | 位置 | 进入 | 通风 | 压差 | 末级过滤器 | 温湿度 |
| 1级 | 诊断或非侵入性治疗。如诊断性X线摄影、X线透视、计算机断层成像(CT)、超声、核磁共振成像(MRI)等影像学。用于经天然孔腔且不刺穿或穿透天然保护膜的操作 | 非限制区 | 从非限制区进入 | 每小时6次通风,其中新风每小时2次 | 没要求 | MERV-8 | 22℃～26℃最高60% |
| 2级 | 经皮诊断或治疗性操作。如冠状动脉、神经系统、神经或外周血管造影术和电生理学过程 | 半限制区 | 从非限制区或半限制区进入 | 每小时15次通风,其中新风每小时3次 | 正 | MERV-14 | 21℃～24℃最高60% |
| 3级 | 在与手术室相同要求的空间内进行侵入性操作,病人需要生理监测和预计要求采用主动生命支持的任何2级医疗操作 | 限制区 | 从半限制区进入 | 每小时20次通风,其中新风每小时4次 | 正 | MERV-16 | 21℃～24℃20%～60% |

分类取决于所执行的操作类型和患者安全所需要的程度。分类中删除了介入影像,并将核医学纳入影像服务要求。

2018 版《指南》不再规定影像室用房的最小用房面积。因为影像设备更新很快,2018 版《指南》规定所有类型的影像室的空间大小取决于房间中使用的影像设备周围的最小净空或间距要求,以及制造商的安装、使用和维护建议,以使这些用房的设计和布局更容易适应新技术和新设备的变化。

对于门诊影像设施,要求每三间 1 级影像室至少提供一个患者护理空间,以便患者接受现场医疗服务或注射非放射药物造影剂的制剂。

第 2 类和第 3 类房间应具有独立实体分隔的控制室。

## 3. 手术环境控制

手术室,特别是手术区域的环境控制是关键控制点。ASHRAE 标准 170 对手术环境控制要求主要依据 Memarzadeh 博士的研究成果。

手术室、外科操作/外科膀胱镜室、剖宫产室和 3 级影像室。这些房间除了至少保证 20 次/h 换气、其中 4 次/h 新风换气外,还应始终保持对所有相邻空间的正压差,压差应至少保持在 2.5 Pa。每个房间应有单独的温度控制。控制参数如表 2-3 所示。

表 2-3　控制参数

| 房间功能 | 与邻室的压力关系 | 最小新风换气次数/(次/h) | 最小换气次数/(次/h) | 将所有送风直排到室外 | 用室内设备自循环 | 设计相对湿度 | 设计温度/℃ |
|---|---|---|---|---|---|---|---|
| 手术区和危重区域 | | | | | | | |
| 手术/外科膀胱内镜室 | 正压 | 4 | 20 | N/R | 否 | 20%～60% | 20～24 |
| 分娩(剖宫产)室 | 正压 | 4 | 20 | N/R | 否 | 20%～60% | 20～24 |
| 外科操作室 | 正压 | 3 | 15 | N/R | 否 | 20%～60% | 21～24 |
| 处置室 | N/R | 2 | 6 | N/R | N/R | 20%～60% | 21～24 |
| 外伤病房(危症或休克) | 正压 | 3 | 15 | N/R | 否 | 20%～60% | 21～24 |
| 激光眼科室 | 正压 | 3 | 15 | N/R | 否 | 20%～60% | 21～24 |
| 3 级影像室 | 正压 | 4 | 20 | N/R | N/R | 60% | 21～24 |
| 恢复室 | N/R | 2 | 6 | N/R | 否 | 20%～60% | 21～24 |
| 急诊外创/抢救室 | 正压 | 3 | 15 | N/R | 否 | 20%～60% | 21～24 |

（续表）

| 房间功能 | 与邻室的压力关系 | 最小新风换气次数/(次/h) | 最小换气次数/(次/h) | 将所有送风直排到室外 | 用室内设备自循环 | 设计相对湿度 | 设计温度/℃ |
|---|---|---|---|---|---|---|---|
| 诊断与治疗区域 | | | | | | | |
| 胃肠道内窥镜检查室 | N/R | 2 | 6 | N/R | 否 | 20%～60% | 20～23 |
| 急诊检查/处置室 | N/R | 2 | 6 | N/R | 否 | 最高60% | 21～24 |

注：表中"N/R"为"无要求"；本表摘自 ASHRAE 标准 170—2021 表 7.1 设计参数。

手术室、外科操作/外科膀胱镜室、剖腹产室和 3 级成像室应配备一个主送风装置，其设计要求如下：

（1）气流应为单向向下，主送风装置的平均速度应为 0.127～0.178 m/s。主送风装置集中布置在患者和手术团队的上方，提供垂直向下单向气流。

（2）主送风装置的覆盖面积应至少超出手术台每一侧外延伸 305 mm。在主送风装置内的设备如无影灯、气塔、设备吊柱等，不能超过 30% 的送风面积。

（3）在骨科手术室、移植手术室、神经外科手术室或专用烧伤单元手术室，送风装置末端应设置高效空气过滤器。

（4）应允许在手术室内、主送风装置外侧安装额外的送风口，为手术室提供额外的通风，以达到要求的温度、湿度或所需换气量等有关的环境要求。

（5）手术室内应配备至少两面对墙的低侧回风或排风格栅，或在相对的角落、尽可能远地安装，这些格栅的底部应离地面以上 203 mm。

（6）如设计需要，除了低侧回风（或排风）格栅外，还可设置在墙的上侧。

## 4. 手术室湿度控制下限

将病患短时停留的医疗用房，如手术室的设计相对湿度的下限降至 20% 的提案首先由加州提出，认为医疗设施中手术室等医疗用房的通风空调系统全年运行相对湿度低于 30% 的时间不多，但是为满足室内 30%～60% 相对湿度控制范围的这一要求，需要在系统中设置昂贵的加湿设备，这是不合理的，但这又是常见的情况。安装了设备，又在绝大多数时间关闭不用，甚至从来没有被使用过。为此《加利福尼亚州设施系统法规 2010》（*California mechanical code* — 2010）将 20% 相对湿度下限作为正式条文，认为当病患暴露于低至 20% 相对湿度环境的时间很短，对病患的护理和健康的影响可以忽略。至今尚未收到不良临床健康影响的报告。

美国的有些州位于干旱气候或经历多变的季节,根据当地状况在这些环境中保持30％相对湿度往往是难以实现的。该湿度控制下限值实际上仅为设计参数,而不是运行的参数。强烈建议将湿度控制下限降到20％。

ASHRAE标准委员会参考Memarzadeh的著名论文《手术部位感染指南》。该文引用美国医疗卫生工程学会(ASHE)工作小组全面审阅了几十年的调查和科学文献,得出结论:"在病人短期停留空间中,没有临床证据或研究显示最低水平的相对湿度与伤口感染之间的相关性。"该文也调研了在医疗护理设施中最低相对湿度对病毒生存的影响,结论是没有影响。文献报道以及国家数据库均未显示在外科护理中存在这样的问题,以及任何不良事件的记录。参考数据包括持有美国食品和药品监督管理局(FDA)和美国急救医学研究所(Emergency Care Research Institute,ECRI)的外科护理不良事件记录的数据库。另外,足够的数据表明目前技术已经解决了静电对设备的影响,麻醉已不再是一个问题,降低湿度下限是安全的。相反,如果温度和湿度在长时间内保持高位,有可能会出现使外科医生出汗、墙壁结露,或无菌包湿度超限等问题,因此维持标准湿度上限是必要的。

ASHRAE标准委员会形成共识的过程是十分严格的,"将相对湿度下限降低至20％"的提案得到所有代表利益相关者的专业人士的参与支持。该提案标准委员会于2010年6月26日批准,最后美国国家标准学会(ANSI)于2010年7月10日批准。

这一变更在2010年发布的ASHRAE 170增补修订D时生效,最低相对湿度20％要求的医疗用房均应是"短时停留"的房间,已被设计师和业主广泛接受。这一变更在寒冷气候区可降低与意外冷凝的关联性,减少由此所产生的不利影响,并可降低能耗。在许多气候条件下,由于可以提供较少的加湿量,这一变更可降低通风系统设备成本。在某些气候条件下,甚至有可能避免加湿装置。最小化或减小加湿装置容量被认为是有益的,因为加湿装置往往成为维护的头痛问题,有时成为真菌及其孢子的繁殖源。

## 5. 有关手术室通风空调系统的变更

1)允许绝热高压水雾化加湿器

为防止加湿引起微生物污染和加湿发热症,ASHRAE标准170对医疗用房加湿形式一直坚持只允许纯净蒸汽加湿。直至 ASHRAE 标准 170—2017 才明确可以采用绝热高压水雾化加湿器。

当室内相对湿度参数低于控制要求时,可通过设置在空气处理系统中蒸汽或绝热高压水雾化加湿器提供加湿。并应符合:

(1) 应在空气处理装置或管道系统内安装加湿器,以避免下游部件(包括过滤器和隔热层)中积聚水分。

(2) 应提供湿度传感器,位于蒸汽注入源下游适当距离处。

(3) 加湿器运行时,应提供控制装置,将管道湿度限制在 90% 相对湿度的最大值。

(4) 管道出口不得位于加湿器的吸收距离内。

(5) 加湿器控制阀的设计应使其在空气处理机组不运行时保持关闭。

(6) 如采用蒸汽加湿器:要求用于加湿器蒸汽系统的化学添加剂应符合 FDA 要求。

(7) 如采用绝热高压加湿器,用水应符合:

a. 加湿器水应采用反渗透工艺、UV-C 灭菌光源和亚微米过滤器进行处理。

b. 加湿器用水应从源头持续循环至加湿器阀门。不使用时,所有不属于再循环回路的阀门、集管和管道应完全排空。水温应保持在军团菌病风险管理计划的控制范围内。

c. 应在经过处理的加湿器水管系统中提供适用于水质测试的端口。

d. 应根据需要提供除湿器,以防止管道系统中的水分积聚。

e. 在进入通风系统、空间或水蒸气发生器的地方,水的纯度应达到或超过饮用水标准。

2) 管道回风问题

医院的通风空调系统回风方式一直是备受争议的问题。通常,系统的管道回风可使被调空气在一个封闭系统内,空气质量易于保证。另一种是利用房间的天棚、吊顶或静压箱进行回风,可免接回风管道,简化施工。但是对于这样一个开口系统,被调空气的质量难以保证,易被不受控制的微粒(如霉菌孢子、残留在吊顶板上面的施工扬尘等)污染,并作为回风的一部分进入空气处理机组。尤其是对有压力控制要求的医疗用房不允许采用静压箱回风,如手术和重症监护病人护理区域内的用房应采用全管道回风或排风系统。

有些手术室将回风送到静压箱,认为只要静压箱内设置有效的最终空气过滤器,完全可以消除回风系统中颗粒与微生物影响。ASHRAE 标准 170—2021 确认,将室外新风风管直接连接到终端静压箱装置的系统是符合要求的。

3）多区域空调的新风量计算

美国医疗护理设施大多采用全空气空调系统。ASHRAE 标准 170—2013 定义多区回风系统是"系统送风到多于一个通风区域以及从一个或多个通风区域再回风"的系统。一个空气处理系统服务于多个区域,常常是变风量（VAV）系统。由于不同房间要求的新风量不同,这就涉及系统的最小新风量计算问题。该标准要求如下。

对于服务于多个场所的空气处理系统,其系统的最小新风量应采用下列方法之一计算：

（1）空气处理系统的最小新风量计算应为各单个空间由该标准定义的需求总和；

（2）系统最小新风量,由 ASHRAE 标准 170—2013 中 62.1 的通风量程序（多区公式）来计算。用于该计算的是由标准中列出的最小新风换气量,应解释为区域新风量。

大多数 HVAC 设计者习惯采用各个空间计算值的总和,但是应该说多区计算方法是适合应用于医疗设施的。采用这个方法的好处是因为基于一个关键区域的要求,这样可以改善（空气处理机组）对某个区域过度通风的设计。

4）室内循环机组的使用

"室内再循环机组（Air Recirculating Room Unit）"用于在医疗护理设施通风的设计已经超过 30 年,如室内自循环机组被 1979 年的"医院和医疗设施建设与设备的最低要求"所采用,但在医疗用房使用始终存在着争议。2011 年发布的 ASHRAE 标准 170 增编 H 时已正式允许在某些医疗用房中使用室内自循环机组,并规定室内自循环机组不能接受未经过滤和空调处理的室外新风,且只能服务于单一空间。

ASHRAE 标准 170—2013 明确了"室内循环机组"及其适用性的定义,并澄清了以下要求。

（1）所需的室外新风不允许通过室内循环机组直接引入室内,除非是经独立处理（加热、冷却、过滤）的新风。这项规定的目的是为了排除使用单一的系统,反复开启与关闭,以致间歇性提供通风。在许多情况下,这可能需要一个专用的新风系统（Dedicated Outdoor Air System）。

（2）为了防止可能存在于湿盘管或在冷凝水盘的微生物被引入室内,对在任何"设计有凝结水表面"的下游设置一个 MERV6 空气过滤器是必需的。

（3）室内循环机组只允许在单个房间使用。允许在冷凝表面后使用 MERV6 过滤器,以代替在机组设置的 MERV14 过滤器的规定。如果在一个空间里悬浮微粒/

污染物出现问题,它仅限于原来空间,而无法通过任何回风路径转移到另一个空间。

(4)澄清了借助于室内循环机组产生的送风气流,以达到最小的总换气次数。例如,一个专门的室外新风系统可提供经空调处理的新风以供室内四管制风机盘管机组。对每个机组/空间,室外新风计算值必须达到或超过规定的最小新风量。然而,要求总送风量达到规定的最小总换气次数(或满足这一要求所需的风量,以及空间的任何其他需要),可以借助于在该空间内风机盘管的风机再循环达到所需的总风量,也可以使用主动式冷梁作为循环机组。这种方法已被认为是可以接受的,因为研究已经表明,从室外进入的新风不能进一步降低呼吸带中任何污染物。

ASHRAE 标准 170—2021 再次明确,允许在现有设施中使用带有高效微粒空气(HEPA)过滤器的再循环装置,作为临时补充环境控制,以满足控制空气传播传染源的要求。便携式或固定式系统的设计应防止气流停滞和短路,不干扰室内主气流。此类系统的设计还应考虑到方便进行定期预防性维护和清洁。

5)风管衬里

风管衬里是在通风空调系统的风管内粘贴保温隔热和吸声降噪的特殊材料,常采用玻璃棉风管衬里。由于可以工厂化生产的风管衬里不仅可减少风管壁的冷热损失、降噪减振,还能够大大减少现场施工量,节省人工与施工进度。但风管衬里在医疗护理设施中推广阻力较大,唯恐令人担心的颗粒物和其他生物污染物可能在内衬里积存、生长,并被带入这些关键医疗区域。

多年以来,FGI 的《医疗设施设计和建造指南》禁止在某些医疗关键领域(如手术室、分娩室、待产/分娩/恢复室、护理场所、防护环境病房和重症监护病房)的通风空调系统中使用风管衬里。

ASHRAE 标准 170—2013 已经允许采用风管衬里,只要它位于末端过滤器(第 2 级空气过滤段)的上游。该标准认为风管衬里只要有一个不透水覆盖层,才可被允许在末端过滤器下游的终端设备和消声器中使用。由于质量控制的原因,要求此覆盖层在工厂安装。

## 6. 能量回收应用

目前几乎所有类型的建筑均在不断提升能效、降低能耗,这已成为一种发展的必然趋势。医疗护理设施节能方面论文很多,方法与方式繁多。

ASHRAE 标准 170—2013 认为医疗护理设施能够广泛利用能源,并可进行能量回收,由此能获得显著的节能效果。该标准已经明确规定了医疗护理设施系统的能量回收利用。然而,该标准还规定一旦采用能量回收系统,应设置在第二级过滤段前。该系统不允许任何使排风进入送风气流所产生交叉污染的可能。空气传染隔离(AII)病房以及空气传染隔离与防护环境组合病房的排气系统不得采用能量回收。能量回收系统送风气流部件和排风气流部件之间应有空间分离,这样才能提供一个强有力的保证,才能将交叉污染的风险降到最低。中间媒介热回收盘管(Run-around Pumped Coil)是一个被系统允许的例子(图 2-4)。

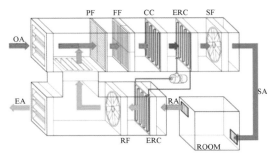

(图中 OA—新风,PF—预过滤,FF—终过滤,CC—冷却盘管,SF—送风机,SA—送风,
ROOM—房间,RA—回风,ERC—能量回收盘管,RF—回风机,EA—排风)

图 2-4　中间媒介热回收盘管

如采用目前市售的有潜在泄漏的能量回收系统时,系统设置应该尽可能减少从排风直接转移到送风气流中的潜在可能,排风的泄漏量不得超过总送风量中5%,且不得利用以下科室的排风源:急诊室等候室、分诊、急诊室去污间、放射科等候室、暗室、支气管镜纤维、痰液收集检查和喷他脒管理室、实验室通风柜和实验室设备其他风管的直接排风、麻醉废气处置、尸检、非冷冻的人体保存、内窥镜清洗、中心供应的污物或去污间、洗衣房、有害物质的存储、透析器复用室、核医学热实验室、核医学外科操作室以及任何由权威机构或经感染控制风险评估(Infection Control Risk Assessment,ICRA)所确定的其他空间。

## 7. 医疗护理设施的空气过滤要求

手术空间的最低空气过滤要求一直是引人关注与争论的课题,经过这几年来的努力已经取得了共识,提高了关键医疗科室、特别是手术室的空气过滤器要求。ASHRAE 标准 170—2021 明确将一般手术室最低过滤要求第一级从 MERV7 提高到 MERV8,第二级从 MERV14 提高到 MERV16,并对骨科手术室、移植手术室、神经外科手术室或烧伤单元手术室明确要求系统末端采用 HEPA 过滤器。

ASHRAE 标准 170—2021 在资料性附录 D 中表 D-1 提出了依据用房类别的空气过滤效率建议。该表提供的信息允许使用者了解采用过滤的目的,并对标准中未明确指定的空间进行工程判断(表 2-4)。

表 2-4　依据用房类别的空气过滤效率建议

| 级别 | 用房类别 | 空气过滤效率建议[a,b] |
|---|---|---|
| I | • 主要排风的空间(如洗手间、看管室)<br>• 人所占用的任何空间<br>• 住院或门诊患者入住时间少于 6 h 的任何房间,包括候诊室<br>• 实验室<br>• 辅助生活或临终关怀的住户房间<br>• 包装无菌材料、干净亚麻布或药品的储存<br>• 治疗室、内窥镜检查室<br>• 去污室 | MERV 8(相当于 ASHRAE 62.1 或 62.2) |
| II | • 住院空间,包括医疗外科、空气隔离[d]<br>• 疑似空气感染病例专用检查室,急诊室检查室[e]<br>• 专业护理区的居室<br>• 无菌材料打包工作间<br>• CT 或 MRI 程序、介入放射学(包括活检)或支气管镜检查<br>• 急诊室或外伤室 | MERV14[f,g] |
| III | • 手术室[h] | MERV16[f] |
| IV | • 专用骨科手术室、移植手术室、神经外科手术室或烧伤单元手术室<br>• 防护环境,包括烧伤单元 | HEPA |

备注:

a. 在列出的用房,MERV 级别为最低效率要求而非降级。

b. 由于空间之间的压力差而产生的渗漏空气可能未经过滤。

c. 本表不包括药剂配制空间。要采用须遵循 USP 795、USP 797 或 USP 800。

d. 不包括再循环空气。在空气传染隔离病房内再循环空气需要高效空气过滤器。

e. 来自可能处理或检查疑似空气传播病例空间的空气,在再循环到其他空间之前应 II 级过滤。如果排风、送风可以 I 级过滤。

f. 气流中最高效率过滤器的最低 MERV 级别。

g. 用于送风时的过滤效率。如果允许,不排除自然通风。

h. 与使用者一起进行可选的风险评估,有可能需要从 III 级用房提高到 IV 级用房。

## 8. 结语

医疗技术是科技发展最快的领域之一,因此医院建设相关的标准需要动态地、持续地维护，在许多方面做了显著的变更，提高了原标准的辨析度，改进了医疗环境与感染控制，反映了当今医疗护理设施的发展趋势。其中，FGI 资助的两项有关医疗护理设施环境的研究报告代表了该指南对医疗环境控制的观点，ASHRAE 标准 170 从没提及紫外线、等离子等电消毒措施。目前，欧美医疗护理行业正面临着巨大的经济压力，正在积极进行医疗改革，在努力改善医疗质量的同时，提高医疗效率、改革医疗模式、节省医疗成本，尽力降低每人、每次的医疗费用。中国更应深入调研欧美医院建设标准中相应的新措施以及具体实施的情况，潜心研究解决问题的思路以及具体的相应措施，这值得中国医疗护理设施行业作为今后发展的借鉴。

正如该标准所强调："本标准是最低的强制性要求，不可能为医疗通风设计提供最佳的设施。"诚然，标准不可能反映最先进技术、最完善的措施，但却是成熟的、可靠的。因此，ASHRAE 标准委员会对条文的变更十分严谨，如对控制湿度下限、风管衬里与静压箱回风等条文的变更，均得到所有代表利益相关者的专业人士的参与支持。正确理解 ASHRAE 标准 170—2021 的内涵、条文变更及其实施细则，借鉴其保障医疗、控制感染的适宜技术措施，将有助于推动中国医院建设的健康发展。

## 第二节
# 日本医院空调设备设计和管理指南

《医院空调设备设计和管理指南》（HEAS-02）由日本医院设备协会编写，该协会于 1953 年创立，1999 年更名为日本医疗福祉设备协会（日本医療福祉設備協会，Healthcare Engineering Association of Japan）。

《医院空调设备设计和管理指南》（HEAS-02）第 1 版于 1989 年颁布，1998 年进行了全面修改后出版了第 2 版，2004 年颁布了第 3 版（以下简称原《指南》）。至 2013 年，原《指南》已实施了 9 年，在此期间，如美国设施指南学会、美国建筑学会（American Institute of Architects）、美国供暖、制冷与空调工程师学会和美国疾病控制与预防中心（Centers for Disease Control and Prevention）已颁布了多项医院建设标准与感染控制文件，以及日本卫生劳动部修订的《医疗机构医院感染对策》。另外，医疗技术与装备的迅速发展，医疗环境控制要求也随之发生了较大变化。

正如日本医疗福祉设备协会会长森村洁所述,原《指南》实施9年来,医疗技术与装备迅速发展,主要体现在:

(1)医疗技术,特别在内窥镜诊疗、多功能复合手术室、影像诊断和放射治疗领域已经取得巨大进步;

(2)医疗和护理的功能出现了分化和重组;

(3)全球环境保护的对策和节能措施的进展;

(4)重新认识医院感染控制的理论与相关措施;

(5)医院软件和硬件发展促使医疗设施变革。

因此,日本医疗福祉设备协会在2012年5月成立了标准与指南委员会,开始修订工作,于2013年9月完成修订,并将指南名称更名为《医院设备设计指南(空调设备篇)》(HEAS-02—2013)(以下简称新版《指南》)。

## 1. 医院空调目标与基本原则

新版《指南》的使用对象为医院设施相关者和从事医护人员、建筑装备设计和建筑装备施工专业人士以及医疗装备制造商。适用范围由原《指南》的医院扩大到日本"医疗法"中,被列入的医院和诊所,阐述了对医院的建筑、空调以及医务人员的基本要求。明确了医院空调目标不仅是舒适环境,还应促进医疗效果,预防医院感染,创造一个最佳的医疗环境和卫生环境,在保护地球环境的前提下实施节能,并给出适当的灾难对策,以确保使用者的安全与舒适性。

新版《指南》给出了医院通风空调的基本原则:

(1)由于医院收治的患者大多对感染抵抗力较弱,如空气中悬浮着含有致病性微生物尘埃,对一般健康人群没影响,却是导致医院感染、引发继发感染的原因之一。医院空调应为医疗工作者和患者提供清洁空气,同时进行温度和湿度控制,营造舒适的环境。为此建筑规划中单人病房比例上升,即使在一间多人病房内,通风空调也要努力增加个性化。

(2)通风空调作为预防感染的一个环节占有重要的地位。通过医疗功能分区与合适的通风空调(表2-5),维持每个区域内所要求的卫生状态,保持相应的室内空气洁净度,通过控制室内压力和气流进一步实施对易感患者(防护环境病房,Protective Environment Rooms)的保护。

(3)在医院环境中,微生物污染来自各种疾病患者,很容易使抵抗力减弱的易感患者感染。空气感染引起的感染途径是通过 5 μm 或以下的微粒(尘埃)含有致病微生物或空气中的飞沫核介质(飞沫核),空气调节设备的缺陷有可能引起院内群体感染。通过合适的空气过滤器(表 2-5、表 2-6),可以滤除悬浮微粒和空气中的微生物,维持空气高洁净度。

(4)通风空调能提供提升医疗效果的一种环境,如新生儿的保温是为提高人体代谢进行温度控制;用于抑制在手术过程中的代谢进行低温控制有利于治疗。此外,如哮喘等呼吸系统疾病的患者可以在病房内保持较高的湿度,全身烧伤患者在某些情况下需进行开放式的治疗,有必要提供一种有效的水代谢环境(表 2-7)。

(5)通过平衡室内送风与排风的风量以控制室内压力,造成对周围环境的负压,防止空气传播的病原微生物对周围环境的污染,以达到与感染患者的隔离(空气传染隔离病房,Airborne Infection Isolation Rooms)。

(6)对大型医疗与诊断的科室,空调也起着重要的作用,考虑诊疗设备产生的热量,适当调整并保持诊疗所需要的温湿度与洁净度,以辅助高精度诊疗过程的实施。

(7)医院空调可以实现舒适环境、医疗环境、卫生环境,然而,仅仅通过空调设备不可能完全实现,医疗环境应是考虑建筑、运行和管理等因素才能实现的综合效果。

## 2. 医院空调设计要求

新版《指南》详细阐述了空调方式及设备、节能减排、灾难对策、操作和维护以及医院各医疗用房的设计参数与要求(表 2-5、表 2-7)。在提出最低要求的同时,也增加了较为理想的需求,这需要从经济效率、环境友好、运行管理等各方面进行选择,为患者和医疗工作者实现最适合的医疗环境、卫生环境和舒适环境。就此而言,新版《指南》与原《指南》相比没有多大变化。新版《指南》的医疗分区及相应洁净度级别仍维持为 5 级,各个医疗用房的换气次数与温湿度原则上也没有多大改变,但在某些地方作了调整。

新版《指南》参照美国 ASHRAE 标准 170,确认表 2-5 中送风末端过滤器是指空调机组或新风机组内的最后一级空气过滤器,而非系统的末端。

新版《指南》将原《指南》最小换气次数一栏中"全风量"改为"室内循环风量",因为在室内有排风的场合,用"室内循环风量"替代"全风量"更为合理。

新版《指南》仍维持生物洁净手术室以及送风要求,并再次明确,表 2-5 中手术室的新风量仅适合一般场合。如在需要排出剩余的麻醉气体以及使用激光手术刀时发生臭气的场合，要求新风量达到 10 次/h 以上。

表 2-5 各科室洁净度级别和换气条件

| 洁净度级别 | 名称 | 概要 | 适用室（代表例） | 最小换气次数（次/h） | | 室内压力（P 正压，E 等压，N 负压） | 送风末端过滤器效率[3] |
|---|---|---|---|---|---|---|---|
| | | | | 新风量[1] | 室内循环风量[2] | | |
| I | 高洁净区域 | 要求层流方式的高洁净度区域 | 生物洁净手术室易感染患者病房[6] | 5[4]<br>2 | —[5]<br>15 | P<br>P | PAO 计数法 99.97% |
| II | 洁净区域 | 要求低于 I 级高洁净度区域，不必一定要层流方式 | 一般手术室 | 3[4] | 15[6] | P | 高性能过滤器 JIS 比色法 98% 以上（ASHRAE 比色法 90% 以上） |
| III | 准洁净区域 | 要求洁净度比 II 级稍低，而比一般区域要高的区域 | 早产儿室<br>膀胱镜、血管造影室<br>手术洗手池区<br>NICU,<br>ICU, CCU<br>分娩室 | 3<br>3<br>2<br>2<br><br>2 | 10<br>15<br>6<br>6<br><br>6 | P<br>P<br>P<br>P<br><br>P | 高性能过滤器 JIS 比色法 95% 以上（ASHRAE 比色法 80% 以上） |
| IV | 一般洁净区域 | 原则上，在室内的患者没有创口状态的一般区域 | 一般病房<br>新生儿室<br>人工透析室<br>诊察室<br>急救门诊（处置、诊察）<br>接待室<br>X 线摄影室<br>内窥镜室（消化道）<br>物理疗法室<br>一般检查室<br>材料部<br>手术部周边区域（恢复室）<br>配制室<br>制剂室 | 2[7]<br>2<br>2<br>2<br>2<br>2<br>2<br><br>2<br>2<br>2<br>2<br>2<br>2 | 6<br>6<br>6<br>6<br>6<br>6<br>6<br>6<br>6<br>6<br>6<br>6<br>6<br>6 | E<br>P<br>E<br>E<br>E<br>E<br>E<br>E<br>E<br>E<br>E<br>E<br>E<br>E | 中性能过滤器 JIS 比色法 90% 以上[13]（ASHRAE 比色法 60% 以上） |

（续表）

| 洁净度级别 | 名称 | 概要 | 适用室（代表例） | 最小换气次数（次/h） | | 室内压力（P 正压，E 等压，N 负压） | 送风末端过滤器效率*3 |
|---|---|---|---|---|---|---|---|
| | | | | 新风量*1 | 室内循环风量*2 | | |
| V | 污染管理区域 | 在室内处理有害物质，发生传染性物质，为防止向室外渗漏，须维持负压 | RI 管理区域各室*9 | 全排 | 6*8 | N | 中性能过滤器 JIS 比色法 90%以上（ASHRAE 比色法 60%以上） |
| | | | 细菌检查室、病理检查室*9 | 2 | 6 | N | |
| | | | 隔离诊察室*9 | 2 | 12 | N*10 | |
| | | | 传染病隔离病房*9 | 2 | 12 | N | |
| | | | 内窥镜室（气管）*9 | 2 | 12 | N | |
| | | | 解剖室*9 | 全排 | 12 | N | |
| | 防止污染扩散区域 | 发生厌恶臭气和粉尘等室内，为防止其向室外扩散，维持负压的区域 | 患者用厕所 | —*11 | 10*12 | N | —*11 |
| | | | 使用敷料室 | —*11 | 10*12 | N | |
| | | | 污物处理室 | —*11 | 10*12 | N | |
| | | | 太平间 | —*11 | 10*12 | N | |

*1 换气次数与按每人所需新风量 30 m³/h 计算值进行比较，有必要采用大者。
*2 对全排风的场合，表示的是排放量。
*3 在空调机及新风机内设置的末端过滤器。
*4 在为排出剩余的麻醉气体及使用激光手术刀时发生臭气的场合，要求新风量 10 次/h 以上。
*5 送风速度控制：垂直层流为 0.35 m/s，水平层流为 0.45 m/s。
*6 造血干细胞移植患者使用的病房等。
*7 对各室内分设厕所的场合，也可由要求的排风量决定新风量。
*8 要根据医疗法、卫生劳动省局长通知中规定的放射物质的种类（核种）及数量、使用条件计算出来。
*9 为有效处理排风中污染物质，可考虑排风处理装置。
*10 防止空气传染的场合。
*11 除特殊规定外，由各设施的状况决定。
*12 表示为排风量。
*13 在洁净度Ⅳ级的室内要设置循环机组的场合，机组吸风口应设置预过滤器以上的过滤器，洁净度Ⅳ级应设置 JIS 比色法 90%以上过滤器，机组周围的交通量小或空气好的布局场合，过滤器的设置能满足大楼管理法中规定的室内尘埃量低于 0.15 mg/m³。

由于日本空气过滤器企业已执行了日本工业标准 JIS 的 B9908—2011《通风用空气过滤器装置与电除尘器的试验方法》，与原《指南》不同，新版《指南》直接采用 JIS 比色法表示空气过滤器效率（表 2-5），并在Ⅰ级洁净度级别一行中空气过滤器效率试验尘采用了 PAO(Poly Alpha Olefin，聚 α 烯烃)，替代原《指南》的 DOP(Di Octyl Phthalate，邻苯二甲酸二辛酯)。为便于对比，新版《指南》给出了日本 JIS 标准与美国 ASHRAE 标准的对照表（表 2-6），笔者作了些补充。

表 2-6 日本 JIS 标准与美国 ASHRAE 标准的对照表

| 标准名 | JIS 比色法 | JIS 计数法 | ASHRAE52.1 比色法 | ASHRAE52.2 计数法 |
|---|---|---|---|---|
| 版本 | 2001 年版 JIS B9908 | 2011 年版 JIS B9908 | 1992 年版 | 2007 年版 |
| 对象粒径 (μm) | 0.7 | 0.7 (或 0.4) | — | 0.3～1.0(0.7) |
| 试验尘 | JIS 11 类尘 | JIS 11 类尘 | 大气尘 | KCL(固态尘) |
| 粒子捕集率 (%以上) | 98 | — | 90～95 | 85～95 (MERV15) |
| | 95 | 85 | 80～90 | 75～85(MERV14) |
| | 90 | 80 | 60～65 | 75 (MERV13) |
| | 60～65 | 50 | 40～45 | — (MERV9,10) |

表 2-7 主要科室的温湿度条件(设计条件)

| 部门 | 室名 | 夏季 | | 冬季 | | 备注 |
|---|---|---|---|---|---|---|
| | | 干球温度 DB | 相对湿度 RH | 干球温度 DB | 相对湿度 RH | |
| 病房部 | 病房 | 24 ℃～26℃～27 ℃ | 50%～60% | 22 ℃～23℃～24 ℃ | 40%～50% | 注意窗侧冷辐射和日照的影响 |
| | 医护站 | 25 ℃～26℃～27 ℃ | 50%～60% | 20 ℃～22℃ | 40%～50% | |
| | 接待室 | 26 ℃～27℃ | 50%～60% | 21 ℃～22℃ | 40%～50% | |
| 门诊部 | 诊察室 | 26℃～27 ℃ | 50%～60% | 22 ℃～24℃ | 40%～50% | 比候诊室温度高 |
| | 候诊室 | 26℃～27 ℃ | 50%～60% | 21 ℃～22℃ | 40%～50% | |
| | 门诊药房 | 25 ℃～26℃ | 50%～55% | 20 ℃～22℃ | 40%～50% | |
| | 急救手术室 | 23 ℃～24℃～26 ℃ | 50%～55%～60% | 23 ℃～26℃ | 45%～55%～60% | |
| 中心诊疗部 | 手术室 | 22 ℃～24℃～26 ℃ | 50%～60% | 22 ℃～26℃ | 45%～55%～60% | 也要求设定更高的温度对设备发热要考虑辐射热的影响 |
| | 复苏室 | 24℃～26 ℃ | 50%～55%～60% | 23 ℃～25℃ | 45%～50%～55% | |
| | ICU | 24℃～26 ℃ | 50%～55%～60% | 23 ℃～25℃ | 45%～50%～55% | |
| | 分娩室 | 24 ℃～25℃～26 ℃ | 50%～55%～60% | 23 ℃～25℃ | 45%～50%～55% | |

（续表）

| 部门 | 室名 | 夏季 | | 冬季 | | 备注 |
|------|------|------|------|------|------|------|
| | | 干球温度 DB | 相对湿度 RH | 干球温度 DB | 相对湿度 RH | |
| 中心诊疗部 | 新生儿室、早产儿室 | <u>26</u>℃～27 ℃ | <u>50</u>％～60％ | 25 ℃～<u>27</u>℃ | 45％～<u>55</u>％～60％ | |
| | 一般检查室 | 25 ℃～<u>26</u>℃～27 ℃ | <u>50</u>％～60％ | 20 ℃～<u>22</u>℃ | 40％～<u>50</u>％ | |
| | X线摄影室 | 26℃～27 ℃ | <u>50</u>％～60％ | 24 ℃～<u>25</u>℃ | 40％～<u>50</u>％ | |
| | X线操作室 | <u>25</u>℃～26 ℃ | <u>50</u>％～60％ | 20 ℃～<u>22</u>℃ | 40％～<u>50</u>％ | |
| | 水理疗室 | <u>26</u>℃～27 ℃ | 50％～<u>65</u>％ | 26 ℃～<u>28</u>℃ | 50％～<u>65</u>％ | |
| | 解剖室 | <u>24</u>℃～26 ℃ | 45％～<u>50</u>％～55％ | 20 ℃～<u>22</u>℃ | 40％～<u>50</u>％ | |
| 供给部 | 厨房 | 依据"医院膳食系统的设计管理指南" | | | | |
| | 洗涤室（作业域周围） | 30 ℃以下 | 70％以下 | 15 ℃以上 | 40％以上 | |
| | 材料部各室 | <u>26</u>℃～27 ℃ | <u>50</u>％～60％ | 20 ℃～<u>22</u>℃ | 40％～<u>50</u>％ | |
| 管理部 | 一般科室 | <u>26</u>℃～27 ℃ | <u>50</u>％～60％ | 20 ℃～<u>22</u>℃ | 40％～<u>50</u>％ | |

注：（1）表中带下画线的数值，是设计空调设备的设计条件值。
（2）要考虑夏季日射和高温机器的热辐射、冬季由窗户等冷辐射的影响。

## 3. 新版《指南》主要修改内容与关注点

1）新增术语反映了医疗、诊断科技的进步以及相应环境控制技术的提高

反映医疗、诊断科技的新增术语有：日常生活活动（Activities of Daily Living，ADL）；卒中护理单元（Stroke Care Unit，SCU）；待产、分娩、恢复（Labor，Delivery，Recovery，LDR）；外科口罩（サージカルマスク，Surgical Mask）；屏蔽室（シールドルーム，Shielded Room）；重粒子射线治疗癌症（重粒子線 がん治療）；单光子发射计算断层扫描（Single Phote Emissinon Computed Tomography，SPECT）；正电子发射断层扫描（Positron Emission Tomography，PET）。

反映相应环境控制与节能技术的新增术语有：生命周期成本（Lifecycle Cost，LCC）；$CO_2$ 生命周期（Lifecycle $CO_2$，$LCCO_2$）；平均辐射温度 tMR（平均放射温度）；军团菌（レジオネラ属菌）。

2）新版《指南》修订内容

增加了第 1 章"概要"，提出"医院建筑概要与空调设备"与"空调设备与建筑设

计接合点"。强调了医院空调与建筑、医疗工艺的相关性。

在第 2 章"医院感染对策"中增加了"感染病症类型特征""防止空气感染与室内压力""医疗相关感染的对策"以及"新型流感流行的对策",删除了空气传染的带状疱疹、飞沫传染的非典(sars),基于感染症法补充了传染病的类型,增加了标准预防对策和感染途径两个阶段的思考方式,并给出了在疫病大流行各阶段的对策。

在第 6 章"节能"中增加了"节能法规的相关问题"。

在第 7 章"灾害对策"中取消了"地震对策",并要求灾害时的对策与措施参照《医院设备设计指南(BCP)编 HEAS-05—2012》。

在第 8 章"各部门设计指南"中将 8.13 节"其他"改为"灵安堂",强调防范因解剖感染病例引起的工作人员二次感染及其相应对策。

增加了第 9 章"课题与对策",针对结露的成因提出了对策。

新版《指南》各个章节中主要修订、增补以及关注点见表 2-8。

表 2-8　《指南》各章节的关注点

| 章节 | 规划与设计实施中的主要关注点 |
| --- | --- |
| 1. 概要<br>1.1　医院<br><br><br>1.2　医院建筑概要与空调设备<br><br><br><br><br><br>1.3　空调设备与建筑规划的接合点 | • 医疗法中"医院"与"诊疗所"的定义<br>• 医疗法中的医院种类<br>• 五大部门(病房、门诊、诊疗、供应、管理)的建筑概要与空调设备的概要<br>• 说明温度、湿度、洁净度、气流、换气次数,及温度与湿度关系<br>• 建筑规划的调整项目(7 项) |
| 2. 医院感染对策<br>2.1　医院感染对策和空调<br>2.2　不同感染途径的预防措施<br>2.3　基于感染法感染症类型的特征<br>2.4　防止空气感染的考虑<br>2.5　室内压力的管理<br>2.6　医疗相关感染的对策<br>2.7　新型流感世界大流行时的对策 | • 高度洁净环境、防护环境(PE)、空气传染隔离(AII)与空调设备关系<br>• 不同感染途径的预防措施(空气、飞沫、接触)<br>• 感染症的类型与特征<br>• 全新风系统、再循环系统的关注点,维持负压<br>• 室内压力的管理方法(室压与气流)与室压目标值<br>• 标准预防措施<br>• 各感染的案件<br>• 感染表的评价<br>• 大流行时的各阶段的对策 |

(续表)

| 章节 | 规划与设计实施中的主要关注点 |
|---|---|
| 3. 室内环境<br>3.1 洁净度分级 | • 基于洁净度级别的空调分区<br>• 明确空气过滤器效率的(JIS 和 ASHRAE 标准)表示<br>• 洁净度等级Ⅰ～Ⅴ的关注点,明确室内循环设备中过滤器级别 |
| 3.2 空气品质条件<br>3.3 温湿度条件<br><br>3.4 噪声与振动条件 | • 定义送风的末端过滤器<br>• 为满足空气品质标出最小新风量、总风量和换气次数<br>• 增加相对湿度与流感病毒活性,以及结露,霉菌滋生的关系<br>采用风机过滤单元的空调场合允许室内噪声水平增加 5 dB |
| 4. 运行与维护<br>4.1 基本方针<br><br>4.2 日常运行<br><br>4.3 定期维护监测<br><br><br>4.4 设备更新<br>4.5 参与设计与施工 | • 最新法令的整合<br>• 增加医院职工接种疫苗的必要性<br>• 增加日本的医疗福利设施协会的"认证的医院工程师"制度<br>• 增加"建筑设备定期检查报告","预防特定化学物质伤害的规则"以及"女性的劳动标准规定"的部分修正<br>• 风机盘管机组作为单元式空调机进行维护、监测<br>• RI 管理区域维护监测 |
| 5. 空调方式与设备<br>5.1 基本方针<br>5.2 热源设备<br>5.3 空调与换气设备<br>5.4 空气过滤器<br>5.5 风管系统<br>5.6 配管系统 | • 增加气雾化式加湿器的采用与使用的注意事项<br>• 评价空气过滤器的种类<br>• 采用 JIS 标准表示空气过滤器的过滤效率<br>• 空气过滤器试验用气溶胶由 DOP 改为 PAO<br>• RI 管理区域的排风过滤器的通过率 |
| 6. 节能<br>6.1 基本方针<br>6.2 建筑规划中节能<br>6.3 设备规划中节能<br>6.4 运用中节能<br>6.5 节能相关的法规 | • 对节能方法的研讨参考案例的一览表进行修订<br>• 节能相关的法规与制度等的介绍(节能法、都市环境确保条令、建筑环境综合性能评价系统(CASBEE)、建筑环境综合性能评价指标(LEED) |

（续表）

| 章节 | 规划与设计实施中的主要关注点 |
|---|---|
| 7. 灾害对策<br>7.1　基本方针<br>7.2　火灾对策 | • 阐述了火灾对策。灾害时参照《医院设备设计指南（BCP）编 HEAS-05—2012》 |
| 8. 不同部门设计指南<br>8.1　门诊部<br>8.2　急诊急救部<br><br>8.3　病房部<br><br>8.4　医技部<br>8.5　放射部<br>8.6　手术部<br>8.7　围产期部<br>8.8　康复部<br>8.9　药剂部<br>8.10　营养部<br>8.11　特殊诊疗部<br>8.12　供应部<br>8.13　灵安室 | • 增加疑似结核患者相应的负压空调的接诊室等<br>• 从隔离诊室的排风在人流场所或住宅街必须设置 HEPA 过滤器<br>• 各病房楼增加设置 1 间左右收治感染症患者的负压病房<br>• 介绍风机盘管机组（单元机）对每个病床的风量控制<br>• 增加放射性外科操作室<br>• 进行甲醛相关作业的室内应设置局部排风或吹吸式通风装置，将浓度控制在 0.1 ppm 以下<br>• 增加 PET、SPET<br>• 手术部平面布局中增加新型外周走廊形式<br>• 一般手术室的室压由 8 Pa 改为 2.5 Pa<br>• 增加多功能复合手术室<br>• EOG 设置无害化装置<br>• 介绍海外参考文献的动向 |
| 9. 课题与对策<br>9.1　结露对策 | • 结露原因<br>• 结露实例与对策 |

新版《指南》对医院结露及其对策特别关注，一旦结露就易引起微生物滋生，就会增加感染风险，特别是医院用房内冬季的窗玻璃、夏季送风口面易发生冷凝。而在 MRI 室内、手术室内墙与地面、病房落地式风机盘管可能会发生冷凝。风机盘管机组等空调方式的水管是必需的，如果其水管设置在天花板上，会因意外冷凝、泄漏或事故，有可能会损害医院的医疗与诊断功能。

新版《指南》将因设施渗水、漏水与凝水引起损失称为"水损"。防止（或避免）水损事故措施的重点对象为：电气室、发电机房、手术室、核磁共振和屏蔽室。为避免水损事故的发生，在这些房间的天花板上应避免穿过水管，采取不用水管的空调系统，或将设备安装在不受干扰的位置，推荐采用全空气空调系统（风管系统）。如果水管穿过不可避免，应采取下述适当措施：

（1）在避免水损房间的顶部设置一个双层顶板，在双层板之间配置管道；

（2）在避免水损房间的顶部设置一个双层楼板，在双层楼板之间配置管道；

（3）在避免水损的房间，在天花板内应避免设置管道的排水盘或流水槽。

对于双层顶板场合,根据混凝土的干燥状态,双层顶板间的高湿度可能会引发管道表面冷凝,如有可能需要考虑机械通风或自然通风。

新版《指南》减弱了灾害对策的其他内容,只关注医院火灾对策,这是因为新版《指南》强调灾害时参照新编的《医院设备设计指南(BCP)编》(HEAS-05—2012)。所谓"医院业务持续运营预案BCP(Business Continuity Plan)"指医院面对突发事件如自然灾害、重特大事故、环境公害及人为破坏的应急管理、指挥和救援计划等,建立在综合防灾规划和相应措施基础上。其几大重要子系统分别为:完善的应急组织管理指挥系统;强有力的应急工程救援保障体系;综合协调、应对自如的相互支持系统;充分备灾的保障供应体系;体现综合救援的应急队伍等。这方面体现了日本医院设计的强项,值得我国学习。

## 4. 结语

日本是发达国家中制定医院建设方面文件最晚的国家,但日本《指南》对我国影响较大,特别是医院建设早期被我国医院的空调技术措施甚至规范所参照或借鉴,对此也作了介绍。《指南》一直深受美国相关的标准或指南影响,历来《指南》的修订也紧随美国相关标准或指南的变更,但也有自己的特点,如依据洁净度级别进行医疗分区就是基于日本国情。2013年美国颁布了ASHRAE标准170《医疗护理设施通风》,其中医疗用房通风量提高、送风末端过滤器效率变更、手术室分级修订及手术室集中送风速度降低等,而新版《指南》基本上仍维持原《指南》。《指南》编著者铃村明文先生应邀来华讲演时,表示《指南》在日本已执行了近10年,被广泛认可,实施中也没有发生任何问题,所以没作相应变更。这基于日本国情的决策也无可厚非。

新版《指南》的出版,反映了日本医疗护理设施的现状与发展趋势,以及医疗环境控制技术的进步,对我国医院建设来说无疑是十分有益的。特别是医院用房的环境控制、节能技术、灾害对策以及避免水损等方面,值得我国学习与借鉴。

## 第三节
# 德国标准"医疗建筑与用房通风空调"

2018年06月,德国标准研究院(DIN)颁布了新版 DIN 1946-4:《室内通风技术》—第 4 部分:《医疗建筑与用房通风空调》。与该标准同时公布的还有附件:设备部件的规划、实施、运行的要求清单。这两份文件都是由 DIN 供暖和室内通风技术及其安全标准委员会(NHRS)中的相关专家组和规范制定者参与制定,2018 年 09 月又对标准中"空气过滤器一般要求"作了些变更。

　　该标准的修定过程与颁布一直引人关注。自从德国 Brandt 于 2008 年 11 月在美国外科学会年刊(*Annals of Surgery*)上发表了一篇《手术室层流通风对防止整形和腹腔手术的手术部位感染没有效果》,引起了激烈讨论。原来普遍用于高风险手术降低手术部位感染的层流通风突然被证实无效,甚至有负面效应。德国权威的机构罗伯特-科赫研究院(RKI)的医院卫生和感染预防委员会(KRINKO)、德国医疗卫生协会(DGKH)和德国 DIN 1946-4 标准委员会均介入了此事,对此发表了各自的看法,笔者对此做了详细的报道。

　　2018 年,德国医疗卫生协会(DGKH)发布官方立场文件,全面、理性地论述了手术部位感染、手术室通风与医护人员纪律,对历来的论文与 WHO 指南作了客观的评价。认为在任何情况下,都不能提出反对在手术室使用层流通风的建议。层流送风装置确保了 3 m×3 m 的手术保护区域,优于传统的湍流通风——在减少病原体和微粒、消除潜在致癌外科烟雾方面更为有效,从而保护了患者、外科医生和暴露在外的器械。外科科室应依据现行有效的 DIN 1946-4 的规定,安装层流通风来降低手术过程的风险。

　　尽管在修改过程争论很大,但基于过硬的调研成果与正确的循证,意见趋向一致,至 2018 版标准 DIN 1946-4《医疗建筑与用房通风空调》颁布(以下简称2018 版标准),终于尘埃落定。认为标准满足了医疗建筑与用房室内通风空调设备在规划、建造、验收和运行方面的技术要求,包括医院、日间诊所、日间手术中心、透析中心和医疗设备与器械加工单位。

## 1. 2018 版标准的主要修改点

　　2018 版标准包括 8 章、6 个附录和 1 个附件,分别为:前言,1 适用范围,2 规范性参考文献,3 术语和缩写,4 一般原则,5 房间级别和通风要求,6 通风空调部件,7 系统合格评定和验收检测,8 定期检测;附录 A(资料性)项目规划阶段指南,附录B(规范性)可视化初步检测,附录 C(规范性)防护等级测定,附录 D(规范性)湍流度测量,附录 E(资料性)手术灯的系统测试,附录 F(资料性)微生物监测。以及附件设备部件的规划、实施、运行的要求清单。其中附录 E、附录 F 以及附件是新增的。

德国 DIN 1946-4 标准委员会修订思路与具体条文的修改,很大程度受到 WHO《预防外科手术部位感染的全球指南》文件的影响。尽管 DIN 1946-4 标准委员会认为 WHO 在循证上出现问题,但是换个角度考虑,至少说明原标准只是从本专业出发,考虑不周全,才会发生类似问题。这次 2018 版标准与原 DIN 1946-4:2008(以下简称原标准)相比,主要有以下几点更改:

(1)考虑到防止感染、医疗器械保护和相关职业健康及安全要求;

(2)修改技术方面与卫生方面验收测试和再测试,设备认证相关标准和所需程序;

(3)根据 DIN EN ISO 14644"洁净室和相关受控环境"的洁净室和洁净室区域的现行国际法规,对手术室的测定进行详细说明;

(4)依据 DIN EN ISO 16890-1"基于颗粒物过滤效率(ePM)的技术要求与分级体系"中对过滤器分级的新定义/命名法进行调整;

(5)补充了用于设备部件规划、实施和运行的清单作为附件。

首先,2018 版标准在第 4 章"一般原则"中明确,医疗环境控制宗旨不再仅仅是预防空气途径感染控制,而是"防止感染、医疗器械保护和相关职业健康及安全要求"这三大任务。相比我国还仅局限于控制院内感染风险,这点值得我国医院建设相关标准借鉴。

在大量的研究与调查的基础上,确定了悬浮菌沉降对医疗器械的负面效应,特别是在围手术期间。医疗环境控制不仅仅保护病患,也要保障医护人员的职业健康与安全。如电外科释放的致癌风险的入肺超微粒子,包括病毒、细菌和活的肿瘤细胞。2010 年法国、瑞士和德国同业工伤事故保险联合会首次警告"外科烟雾"的健康风险,并指出应在手术室中安装适当的、有效的室内通风设备的必要性。

2018 版标准强调了依据现行的国际标准 DIN EN ISO 14644 对手术室进行测定。直接采用 DIN EN ISO 16890-1 中对过滤器分级的新定义与命名法,改变了传统的通风空调系统中设置空气过滤器的级别名称,这在医疗标准上还是第一次。因为 DIN EN ISO 16890-1 在净化领域内应用还存在着不同的看法。

## 2. 2018 版标准对手术室的要求

2018 版标准对于手术室的阐述以及相应条文最受人关注。2018 版标准在第

5章基本上维持了原标准的医疗用房的分级以及对各类医疗科室最低要求与相应控制措施,并再次明确采用通风空调的医疗用房分为Ⅰ级和Ⅱ级。

1) 手术部用房分级

手术部用房有Ⅰ级和Ⅱ级,均要求保持正压。手术室均为Ⅰ级,送风末端均要求配置不低于H13的高效过滤器。其中要求Ⅰa级手术室与器械准备室内的连续空间内配有低湍流度置换流(TAV,医学界习惯称为层流)送风装置,在保护区内要求每小时换气>300次。Ⅰb级手术室配置稀释湍流(TAS)送风装置,也可以配有低湍流度置换流送风装置,要求每小时换气≥20次。与手术室直接连接的用房为Ⅰ级,与手术室不相连接的用房为Ⅱ级。

2018版标准再次正面肯定了Ⅰa级手术室低湍流度置换流的正面效应,研究证明低湍流度置换流比稀释湍流在保护范围内降低病原体和颗粒负荷的效果明显高得多,并总结了Ⅰa级手术室与Ⅰb级手术室两种不同送风气流模式的重要的特征(表2-9)。

表 2-9 两种不同送风气流模式的重要的特征

| 特征 | Ⅰa级低湍流度置换流手术室 | Ⅰb级稀释湍流手术室 |
|---|---|---|
| 明确的保护区域 | 有 | 否 |
| 从手术区域快速清除颗粒(自净时间<1 min) | 是 | 否 |
| 手术区域的细菌负荷<$1/50$ cm² | 是 | 否 |
| 器械台上的细菌负荷<$1/50$ cm² | 是 | 否 |
| 快速消除手术团队呼吸区域的烟雾粒子 | 是 | 否 |

2) 对手术部不同用房提出了最低的通风空调要求与相应措施(表2-10)

表 2-10 手术部用房的最低通风要求

| 用房用途 | 最低要求 | 措施 |
|---|---|---|
| 1手术部 | 正压平衡:所有送风量的总和>所有出风量的总和。<br>房间最好使用表面光滑且易于清洁和消毒的器具供热,不允许使用对流散热器 | 手术部:Ⅱ级用房至少有两级空气过滤。手术室/器械准备:Ⅰ级用房有三级空气过滤 |

(续表)

| 用房用途 | 最低要求 | 措施 |
|---|---|---|
| 1.1 所有手术室 | 正压平衡:所有送风量的总和＞所有出风量的总和。<br>在设计邻近房间/走廊的正压渗漏缝隙口之前,应考虑由 X 线/激光、手术烟雾和麻醉气体引起的健康危害。<br>根据医疗用途,每个手术室的手术区域的温度应在 19 ℃～26 ℃调节。<br>室外新风量≥1 200 m³/h。<br>空气湿度生理要求:30%～65%(不大于:13 g/kg 绝对湿度) | 手术室/器械准备:Ⅰ级用房有三级空气过滤。正压渗漏缝隙应保持在必要的最小值;优先通过门下缝隙口。出风终端设备为绒毛分离器。<br>在手术室中心装饰后地面高 1.8 m 处确定通风空调系统的声功率级。<br>室外新风量应排除有害气体(麻醉气体、消毒剂产生的气体、手术烟雾等)引起的健康危害。<br>悬吊式天花板确保相对于手术室的负压 |
| 1.1.1 Ⅰa 级手术室 | 整个受保护区域内置换流(低湍流度)。确定保护区的有效性。<br>送风装置的送风量≥900 m³/(h·m² 出口面积)(＋10%冗余),取决于具体设计。<br>声压级≤48 dB(A)。<br>无菌器械放置/准备,敞开的医疗器械以及其他使用的医疗器械应存放在保护区内 | 将室外新风与其余再循环空气彻底混合。<br>保护区上方的送风装置的出口面积应大于保护区面积。<br>送风装置出口可设置旋转气流稳流器,放置在装饰后地面上方约 2.10 m 处。<br>在房间使用期间调节房间供暖,以使出风温度不低于送风温度 |
| 1.1.2 Ⅰb 手术室 | 声压级≤48 dB(A)。<br>送风量≥60 m³/(h·m² 手术区面积)(＋10%冗余),取决于具体设计 | |
| 1.1.3 无菌物品存放 | | |
| 1.1.3.1 仅与手术室直接连接用房 | 防止悬浮菌尘负荷进入或离开相邻的手术室 | Ⅰ级用房有三级空气过滤。通风平衡:所有送风量的总和＝所有出风量的总和 |
| 1.1.3.2 与手术室不相连接用房 | 防止悬浮菌尘负荷从邻近房间进入无菌物品或软包装的容器中 | Ⅱ级用房有两级空气过滤<br>正压平衡:所有送风量的总和＞所有出风量的总和。<br>部分送风可溢流到邻近的走廊 |

（续表）

| 用房用途 | 最低要求 | 措施 |
|---|---|---|
| 1.1.4 器械/准备间 | 使用的器械和其他医疗器械应在与手术期间相同的通风条件下放置/准备/储存 | Ⅰ级用房有三级空气过滤 |
| 1.2 手术区域内的其他房间 | 室外新风量≥1.5 次换气（1/h）但是≥40 m³/(h·人)。室内空气温度为 22 ℃～26 ℃ | Ⅱ级用房，二级空气过滤 |
| 1.2.1 走廊/储藏室 | 室外新风量≥5 m³/(m²·h) | Ⅱ级用房，二级空气过滤 |
| 1.2.2 使用麻醉气体的房间（例如麻醉准备、恢复室，病人被移到另一张床的前厅） | 室外新风量：每位患者≥150 m³/h | Ⅱ级用房，二级空气过滤 |
| 1.2.3 非无菌工作室，处理室 | 室外新风量：≥15 m³/(m²·h)。与邻近房间相比为负压：所有送风量的总和＜所有出风量的总和 | Ⅱ级用房，二级空气过滤 |

3）手术室级别确定、保护区定位与要求

为了更准确地定位手术室级别、控制要求与使用，2018 版标准提出了医院卫生专家（Krankenhaushygieniker）和卫生工程师（Hygiene-Ingenieur）的定义。医院卫生专家是与 KRINKO 的定义相称的人，我国《综合医院建筑设计规范》（GB 51039—2014）采用了"医院卫生学（Hospital hygiene）"术语，是指维持医院关键科室的卫生状态，主要任务是防止感染及有害气体和化学物质的危害。那医院卫生专家就是防止感染、有害气体和化学物质的危害的专家（不仅仅是感控专家），并用流行病学的方法进行监测调研发现问题以寻找合适的控制措施。卫生工程师被定义为独立于设计人员和安装人员，拥有专门从事通风，并具有医疗卫生方面的知识和经验的工程师。我国医疗机构还没有专门的医院卫生专家与卫生工程师。

在设计规划时先要确定手术室级别以及控制要求。2018 版标准要求使用者（院方）必须以书面形式提交要进行的手术类型、手术持续时间、手术区域的大小、手术床的数量和位置以及器械台的大小和布置。医院卫生专家和卫生工程师作为责任方，依据这些数据来确定手术室级别。特别强调，手术室的级别应由在该手术室中实施最严格要求手术所需要的级别来定义。此外，还应考虑潜在干扰因素（例如手术子母灯，在天花板安装的装备单元，如吊塔和设备机架、显示器、散热器等)对低湍流度置换流的影响。该标准为此还增加了附录E(资料性)手术灯的系统测试。

如果在设计时需要单独的房间或区域内使用器械桌和无菌医疗设备,则应确保与用于该手术室的级别(Ⅰa或Ⅰb)相同的卫生通风条件。

2018版标准对于定为Ⅰa级手术室要求对其保护区进行定位分析,由以下两点确定:

(1)这间手术室要进行的所有手术中最多可能的设置所需要的最大面积;

(2)手术床的定位或放置、手术区域的大小和数量、放置无菌器械/材料/植入物/移植物(器官)的托盘、医疗设备(例如C形臂、洁净手术室吊塔等组件)、穿着无菌服的手术团队在手术过程中通常的移动区域等。

可见,Ⅰa级手术室的保护区面积不一定是所谓"标准尺寸"3 m×3 m(9 m²),对应的低湍流度置换流的送风装置也不一定为"标准"的3.2 m×3.2 m,是根据具体要求的定位分析而确定的。

最后要满足表2-9所示的Ⅰa级手术室的保护区要求,从送风装置出口到达手术床上方(离装饰后地面1.0 m)保护区应处于低湍流度置换流,在手术过程中能去除保护区内污染物,特别是微生物、手术烟雾和令人不快的气味。还应防止从非手术区域的污染物进入保护区内。

"手术室级别确定、保护区定位与要求"是该标准修改的技术核心之一,要在我国手术室设计与建造中推广应用有一定难度,不在技术上而在造价与运行能耗上。

4)手术部用房空气过滤器要求

2018版标准仍然将空气过滤器作为标准中唯一的空气净化部件,其中Ⅰ级和Ⅱ级用房的空气过滤器的配置与要求见表2-11。明确Ⅰ级用房配置三级过滤,第一级与第二级过滤器按DIN EN ISO 16890-1定义。末端过滤器至少为H13的高效过滤器,按DIN EN 1822-1标准定义。医疗护理机构内的用房除了Ⅰ级用房外,其他用房都归于Ⅱ级用房,这意味着其他用房均需采用机械通风并配置两级空气过滤器。这点与美国相关的标准趋于一致。

表2-11　Ⅰ级和Ⅱ级用房的空气过滤器的配置与要求

| 空气过滤器配置 | Ⅰ级用房 | Ⅱ级用房 | 相关标准 |
| --- | --- | --- | --- |
| 第一级 | ISO e PM1/≥50 | ISO e PM1/≥50 | 原标准 DIN EN 779 F 7 |
| 第二级 | ISO e PM1/≥80 | ISO e PM1/≥80 | 原标准 DIN EN 779 F 9 |
| 第三级 | 至少 H13 | — | DIN EN 1822-1 标准 H 13 |

5）非手术期间允许节能运行

非手术期间降低Ⅰ级手术室中的风量，维持正压是可以的。2018版标准也允许在非手术期间关闭手术室，但要求手术室在最后一次清洁（因清洁会增加额外湿度）后关闭所有门，空调系统继续运行≥30 min或直到完全消除因清洁增加的湿度。并须确保重新启动系统后，室内环境检验结果符合本标准要求。

出于管理、组织或技术原因，院内有个别手术室保持通风空调持续运行可能是有用的，因为在紧急情况下手术室可立即启用。

手术部内在非手术期间允许关闭Ⅱ级用房的通风空调。

我国有不少手术部（包括手术室与辅房）在非手术期间是关闭的，但是没有强调关闭前的清洁、除湿工作，德国该标准在这点上值得我国借鉴与学习。

## 3. 完善医疗环境设施的通风空调系统与部件

2018版标准鉴于过去主要是医院的感控人员在调研Ⅰ级手术室对手术部位感染的关系，由于微生物检测与统计方法不统一，以及通常不涉及手术室设施的实时性能，造成循证与调研结论的偏差。但是，在客观上反映出现有的手术室设施确实存在产品性能、施工质量与维护保养不佳等各种问题。

为了防止对医疗环境不合适的监测，以及医疗环境监测前没有对环境控制设施的认证而产生的误解与误导，2018版标准重点修改了对医疗环境在技术与卫生方面验收测试和再测试，以及设备认证的相关标准和所需程序。特别在新增的附件F（资料性）"微生物监测"中规定，评估手术室生物污染水平应根据DIN EN ISO 14698—1"洁净室和相关的受控环境—生物污染控制—第1部分：一般原则和方法"提出的微生物检测方法进行选择和验证。并要求一旦不符合要求，医院卫生专家和卫生工作者应安排进一步测试以确定原因。改进措施的类型、范围和紧迫性将取决于该用房规定阈值，以及超出这些阈值的数量。

另外还完善了在2018版标准中第6章对通风空调系统与部件要求相应的条文，在第7章对系统合格评定和验收检测以及在第8章的定期监测。认为只有第7章中描述的技术和卫生测试，才能用于检查通风空调系统的功能。

2018版标准还以附件形式颁布了设备部件规划、实施和运行的清单，将所有要求清单化，这是一大进步，为医疗环境控制建立了完整的保障体系。笔者列举其中部分清单形式（表2-12），这与《医院洁净手术部建筑技术规范》（GB 50333—2014）中附录B洁净手术部工程验收检查项目类似。

表 2-12　设备部件技术测试的检查清单

| | 确定 | 不确定 | 不能使用 | 需要改进 | 需要验证 | 备注 |
|---|---|---|---|---|---|---|
| 6.1　一般原则 | | | | | | |
| 通风和空调系统的所有输送空气的部件应设置在容易触及的地方,并且出于卫生要求,最好的布置方式,可以避免进入Ⅰ级空间进行清洁和维护 | | | | | | |
| 必须在所有通风区域设计,操作和维护送风系统和再循环系统,能够安全地避免由无机或有机物质(例如系统中的有害气体)导致送风不许可的污染,且可认为送风是无味的 | | | | | | |
| 6.1.2 气流中的表面和材料 | | | | | | |
| 通风区域的送风和再循环系统必须由这样的材料制成 | | | | | | |
| • 不释放有害物质 | | | | | | |
| • 不构成微生物滋生地 | | | | | | |
| • 没有纤维 | | | | | | |
| • 不含有害物质 | | | | | | |
| • 无气味 | | | | | | |

　　针对表 2-12 中的检查清单,以下笔者归纳一些 2018 版标准中相关条文的叙述,以供参照。

　　1)总则

　　通风空调系统的所有气流分配部件应易于触及并便于维保。应满足 VDI 3803 第 1 部分"通风技术-结构和技术要求-集中式空调系统"和 VDI 6022 第 1 部分"室内空气技术,室内空气质量-通风和空调系统和设备的卫生要求"的相关规范要求。

　　2)提高了送风质量的要求

　　认为只要气流流经医疗区域的通风空调系统的设计、运行和维护方式不允许无机或有机物质污染送风。例如,避免系统内的有害气体,且送风被认为是无味的。如果没有关于生物和化学污染物浓度的健康相关阈值,如微生物挥发性有机化合物(MVOC)、内毒素、过敏原、病原体和手术烟雾,则将室外空气作为参考点,要求送风中的菌尘含量至少符合 DIN EN 16798—3 中 1 类户外空气的要求。

送风和再循环风系统应采用不排放有害物质且不为微生物提供滋生地的材料制成。为此,应确保所使用的设备和系统部件不会将任何有害物质、纤维或气味释放到气流或房间内。气流内的任何多孔衬里(例如阻性消声器)都应覆盖适当的耐磨材料(例如玻璃丝或钢板)。

气流流经的表面、部件和配件的设计和制造应使其光滑(并防止受划伤,无毛刺和具耐磨性,防止灰尘沉积并能确保清洁。

任何部件及其连接、支撑和其他固定装置的设计应避免灰尘颗粒局部沉积,并便于手动和机械清洁。所有部件和材料,包括密封件和密封剂,均不得对健康有害,不得散发异味或有害物质,不得为微生物提供滋生地。仍坚持空调系统蒸气加湿,美国ASHRAE 170—2017标准已经有条件允许绝热加湿了。

3) 保障Ⅰ级用房的医疗环境控制

为了保障Ⅰ级用房的医疗环境控制,2018版标准做了更完善的规定。验收Ⅰa级手术室要根据DIN EN ISO 14644要求,如按照手术室面积计算测量点数,检测自净时间至少2个测量点等。Ⅰ级用房应确保天花吊顶板上的空气不会渗入(负压),并设置(可闭合的)压差测试口(直径至少8 mm)进行监测。所有通风空调部件的设置不应进入Ⅰ级房间进行清洁和维护。如果只能通过Ⅰ级房间进行维护的,则应在卫生计划中规定的每次检查或维护活动后对相关房间进行清洁和消毒程序。

在Ⅰ级用房如手术室中,可以使用墙壁和天花板表面供热(冷)系统。主要应是辐射型表面供热(冷),供热和冷却表面应光滑、封闭、可清洁且耐消毒剂。开放式冷却天花板和悬挂式辐射式天花板,不允许在医疗用房或医院消毒供应中心(CSSD)使用。

这样在Ⅰa级手术室进行手术时可以保持送风温度的恒定调节。如有必要(如室内负荷变化),通过调节室内热(冷)量从而保证了Ⅰa级手术室和准备区中的置换气流效果。可以避免在进行手术期间,因室内负荷变化导致送风温度提升。

4) 保证空气过滤器的有效性与安全性

空气过滤器合理选择与合适设置是保证其有效性与安全性的有力措施。要求第一级过滤应位于空气处理机组内进风口,最长使用寿命应限制在12个月。第二级过滤应是空气处理机组的最后一个部件,最长使用寿命应限制在24个月。第三级过滤应安装在送风口的压力侧,使用寿命取决于最终压降和制造商的规定,可持续使用时间最长可达10年。末端高效过滤器定期检漏从原标准的36个月,改为

24 个月。对于末端高效过滤器运行时间超过 6 年,则要求定期检漏为 12 个月。系统中配置三级过滤器均应各自配备差压计,便于及时更换。

在设计阶段,应确保防止在空气过滤器附近低于露点的温度,特别是在系统非运行期间。加湿器或除湿功能的冷却盘管的设置位置应避免水分对过滤器的渗透;在任何情况下,任何具有除湿功能的冷却器都不得直接安装在任何过滤器的上游。蒸汽加湿器应保持制造商规定的必要蒸发距离。

2018 版标准允许当送风设备在医疗用房自循环,可以使用二次空气冷却装置,但要达到该标准的要求,须配备两级空气过滤,并需符合 VDI 6022 中对于可检查和可清洁的要求。

所谓"二次空气冷却装置"类似于我国带 2 级空气过滤器的风机盘管机组,我国医院相关规范早已允许用于 IV 级医疗科室,但我国风机盘管机组目前配置的风机性能无法做到要克服 2 级空气过滤器的阻力而满足送风量与运行噪声的要求。今后,二次空气冷却装置在医疗受控环境应用很有市场潜力,值得我国研发推广。

## 4. 结语

面对着从 Brandt 论文到 WHO《预防外科手术部位感染的全球指南》对层流效应的质疑,德国 DIN 1946-4 标准委员会将这一挑战变成完善标准自身的一次契机。一方面组织多学科进行了正确调研与循证,另一方面冷静地反思了德国 DIN 1946-4—2008 版标准的不足之处。这次 2018 版标准以崭新面貌问世,提出了医疗环境控制的防止感染,保护医疗器械和相关职业健康与安全要求的三大任务。不仅肯定了置换流(医学界习惯称为层流)对手术环境控制的三大任务的正面效应,而且确认手术室级别更为慎重。明文要求医院卫生专家和卫生工程师作为责任方,依据院方提供的数据来确定手术室级别。这种"理性对待层流手术室"的态度与我国是一致的,医学界习惯称谓的层流在我国 2013 版《规范》中更为确切地表达为"非诱导型送风气流"。

2018 版标准的修编,提高了医疗环境的控制要求,提高了送风质量的要求,完善了控制措施。在大多数场合,客观上扩大了 I a 级手术室的保护区。明确手术室以及与手术室相通的用房均为 I 级,要求送风末端至少配置 H13 高效过滤器。医疗护理机构内的用房除了 I 级用房外,其他用房都归于 II 级用房,这意味着均需要机械通风并配置两级空气过滤器。提高了普通医疗科室用房的环境控制要求,这些都无疑会增加医院相应的能耗。这次修编又删除了原 2008 版的第 6.5.7.1 中关于 Eurovent 能效等级 A 的要求,从节能角度看不免有些遗憾,也许 2018 版标准的重点回到了"有效控制医疗环境"这一初衷上来。但该标准阐明不仅适合医院,而且还着重强调适用于日间诊所、日间手术中心、透析中心等医疗设施。这已成为国际医疗机构发展的一种趋势。这改变了传统的"能源效率"节能思路,而是从"非能源效率"节能思路出发,去改变医疗模式、改革医院体系、降低非医疗的能耗等措施,以取得节能降耗、降低医疗成本的效益。

可谓十年磨一剑,10 年来德国标准 DIN 1946-4 备受质疑,承受了巨大压力,标准委员会以科学的态度、严谨的循证,经 10 年激烈讨论与反复修订,终于统一思想,颁布了 2018 版标准,澄清了医疗环境控制中一些重大问题,提出了相关的合适控制措施,我们相信 2018 版标准的实施将对推动医疗环境控制的发展发挥重大作用。

## 第四节
## 我国洁净手术部规范

2002 版《规范》颁布 10 年来,形成了我国一些具有自主知识产权的科研成果与成熟的工程技术措施。基于我国科研成果与丰富实践,充分汲取各国标准先进理念,无论是医院建设标准还是多国的实地考察与调研,十分丰硕。并且直接与德国标准 DIN 1946-4 和美国 ASHRAE 标准 170 的主编进行了沟通,了解了编制背景与第一手资料。掌握的国外资讯,为对 2002 版《规范》修订提供了丰富、扎实的信息源。

我们于 2012 年完成了 2013 版《规范》送审稿,并于 2013 年 12 月 20 日由住房和城乡建设部正式发布,于 2014 年 6 月 1 日正式实施。

2013 版《规范》针对手术部不同医疗环境与感染控制要求,对原技术指标与工程措施做了相应的、合适的修订。通过全面控制、全过程控制以及关键点控制理念,考虑手术室现状与发展趋势,采用了净化技术综合措施,从工艺、建筑、风、水、电等方面不仅有效地使手术环境受控,减少潜在的外源性感染风险,而且有利于提升医疗效率,加快手术周转,提高手术质量与数量,降低医疗成本。还从诸方面提出了节能降耗措施,并涉及发展前沿的多功能复合手术室,体现了我国 2013 版《规范》的一些新的思路与特点。

本节对 2013 版《规范》中某些重要内容的编制背景、思路以及技术特点进行介绍。

## 1. 2013 版《规范》编制思路与特点

2013 版《规范》的宗旨在于规范医院洁净手术部设计、施工和验收,提高医院洁净手术部医疗环境控制能力,以符合安全、卫生、经济、适用、节能及环保等方面的要求,满足医疗服务功能需要,有利于提升医疗效率,加快手术周转,提高手术质量。2013 版《规范》坚持采用的净化技术综合措施,从建筑、风、水、气和电诸方面进行全面控制、全过程控制及关键部位控制,使手术环境持久地处于受控状态,能最大程度降低外源性感染风险。净化技术综合措施以过滤为主要手段,既除尘又除菌,其除菌效率通常在 99.999% 以上,是任何其他方法不可比拟的,不产生任何负面作用或物质,且简单易行,是一项有效消除医疗风险的绿色技术。尽管近年也出现过"层流"无效、不需要空气过滤等争论,在争论过程中提高了认识,统一了控制理念,各国医院建设标准均将净化技术综合措施作为降低手术部位感染风险的主要手段。

1) 医疗用房分级

医疗用房分级是根据医疗卫生与感染控制要求,通常由卫生部门所涉及。大多国家一般分为高度无菌、无菌、清洁与一般医疗用房 4 级,再加上污染用房共 5 级。手术室是医疗用房之一。2011 年颁布的欧洲标准 FprCEN TR 16244"医院通风(Ventilation for Hospitals)"最终草案以微生物浓度(卫生要求)将医疗用房分为四级,分别为防护性手术室 H1、防护性隔离用房(Protective Isolation)H2、感染源隔离用房(Source Isolation)H3 与其他医疗用房(Other Rooms Used for Medical Purposes)H4。其中防护性手术室分为三级:H1a,H1b 与 H1c;防护性隔离用房只有一级:H2;感染源隔离用房分为四级:H3a,H3b,H3c 和 H3d;其他医疗用房 H4 分为两类:与卫生相关的用房以及与手术室相关的用房。欧洲标准定义了三个级别的防护性手术室,感染性手术室归于感染源隔离用房。日本根据它的国情,在最新颁布的 HEAS-02—2013《医院设施设计指南(空调设备篇)》仍维持为高洁净、洁净、准洁净和一般洁净用房 4 级,再加上污染控制用房和防止污染扩散用房共 6 级,其中污染控制用房如隔离病房、污染或感染手术室,对送风也有一定的无尘、无菌要求。2011 年 8 月发布的美国第 13 版《通用标准和门诊手术设施认可条文》仍维持按麻醉方式分类的手术室,由于高一级手术室必须能满足低一级手术的实施,将手术室分为 4 个级别。

20 世纪 60 年代初期以前的无菌手术室一般是不分级的,到 60 年代中后期因关节置换、器官移植手术发展,才出现了高度无菌手术室。70 年代美国外科学会第一次将手术室分成三级。直至 80 年代末开始发展门诊手术,到了 21 世纪随着手术器械、实时成像设备以及微创手术技术的进展,日间手术得到极大发展,已不同于原来意义上的门诊手术,逐渐形成了日间手术中心(One Day Surgery Center)。外科操作室(Procedure Room)原是依据医疗程序进行经皮诊疗的科室,是一个涉及面很广的医疗场所。ASHRAE170—2017 认为标准是最低要求,就将手术室分为两类:外科操作室和手术室。将 A 类手术室归为"外科操作室"并将 B 类与 C 类手术室归为"手术室"。

2013 版《规范》依据医疗用房分级仍将手术部用房分成 4 级(表 2-13、表 2-14)。规定符合 I 级洁净用房的手术室仅涉及重大手术风险,如用于假体植入、某些大型器官移植、手术部位感染可直接影响生命及生活质量等手术,如医院无能力进行大型手术不推荐采用。将符合 II 级洁净用房的手术室涉及较大手术风险,适宜深部器官、组织及生命主要器官大型手术,符合 III 级洁净用房的手术室涉及一定手术风险,则适宜于其他手术。而符合 IV 级洁净用房的手术室仅涉及较小风险,适合感染类和重度污染类手术。同样前面三级是保护性手术室,最后一级是有感染源的手术室。常用的手术室应该是 II、III 级,I、IV 级手术室应根据院方自身定位与医疗水平选用,不要盲目建设。在过去曾出现过"要建手术部就需建全 4 个级别手术室"的误解,也出现过超标准建设高级别手术室的现象。但总体来说,根据十年实施过程以及反馈意见,维持手术部用房 4 个级别是适宜的,保持了规范的延续性。

表 2-13　洁净手术室用房的等级标准(空态或静态)

| 洁净用房等级 | 沉降法(浮游法)细菌最大平均浓度 | | 空气洁净度级别 | | 参考手术 |
|---|---|---|---|---|---|
| | 手术区 | 周边区 | 手术区 | 周边区 | |
| I | 0.2 cfu/30 min·Φ90 皿(5 cfu/m³) | 0.4 cfu/30 min·Φ90 皿(10 cfu/m³) | 5 | 6 | 假体植入、某些大型器官移植、手术部位感染可直接危及生命及生活质量等手术 |
| II | 0.75 cfu/30 min·Φ90 皿(25 cfu/m³) | 1.5 cfu/30 min·Φ90 皿(50 cfu/m³) | 6 | 7 | 涉及深部组织及生命主要器官的大型手术 |

（续表）

| 洁净用房等级 | 沉降法(浮游法)细菌最大平均浓度 | | 空气洁净度级别 | | 参考手术 |
|---|---|---|---|---|---|
| | 手术区 | 周边区 | 手术区 | 周边区 | |
| Ⅲ | 2 cfu/30 min · Φ90 皿(75 cfu/m³) | 4 cfu/30 min · Φ90 皿(150 cfu/m³) | 7 | 8 | 其他外科手术 |
| Ⅳ | 6 cfu/30 min · Φ90 皿 | | 8.5 | | 感染和重度污染手术 |

注:1. 浮游法的细菌最大平均浓度采用括号内数值。细菌浓度是直接所测的结果,不是沉降法和浮游法互相换算的结果。
　　2. 眼科专用手术室周边区比手术区可低 2 级。

表 2-14　洁净辅助用房的等级标准(空态或静态)

| 洁净用房等级 | 沉降法(浮游法)细菌最大平均浓度 | 空气洁净度级别 |
|---|---|---|
| Ⅰ | 局部集中送风区域:0.2 个/30 min · Φ90 皿(5 cfu/m³),其他区域:0.4 个/30 min · Φ90 皿(10 cfu/m³) | 局部 5 级,其他区域 6 级 |
| Ⅱ | 1.5 cfu/30 min · Φ90 皿(50 cfu/m³) | 7 级 |
| Ⅲ | 4 cfu/30 min · Φ90 皿(150 cfu/m³) | 8 级 |
| Ⅳ | 6 cfu/30 min · Φ90 皿 | 8.5 级 |

注:浮游法的细菌最大平均浓度采用括号内数值。细菌浓度是直接所测的结果,不是沉降法和浮游法互相换算的结果。

洁净手术部内设置的辅助用房宜符合表 2-15 的要求。

表 2-15　主要辅助用房

| 用房名称 | | 洁净用房等级 |
|---|---|---|
| 在洁净区内的洁净辅助用房 | 需要无菌操作的特殊用房 | Ⅰ～Ⅱ |
| | 体外循环室 | Ⅱ～Ⅲ |
| | 手术室前室 | Ⅲ～Ⅳ |
| 在洁净区内的洁净辅助用房 | 刷手间 | Ⅳ |
| | 术前准备室 | |
| | 无菌物品存放室(已脱外包)、预麻室 | |
| | 精密仪器室 | |
| | 护士站 | |
| | 洁净区走廊或任何洁净通道 | |
| | 恢复(麻醉苏醒)室 | |
| | 手术室的邻室(如铅防护手术室旁的防护间) | 无 |

（续表）

| 用房名称 | | 洁净用房等级 |
|---|---|---|
| 在非洁净区内的非洁净辅助用房 | 用餐室 | 无 |
| | 卫生间、淋浴间、换鞋处、更衣室 | |
| | 医护休息室 | |
| | 值班室 | |
| | 示教室 | |
| | 紧急维修间 | |
| | 储物间 | |
| | 污物暂存处 | |

我国人口多，手术量大。2013版《规范》维持 4 个级别手术室是便于不同地区、不同医院根据实际情况合理选择，一般综合医院宜采用最适宜的二个级别手术室，以保证在实际运营中始终保持该级别手术室最高使用率。也可采用按手术要求能够变换级别、变风量的手术室。提高医疗设施使用范围、提高医疗效率反映了医院建设发展一种趋势。

如果医院真正有需求建立了用于空气途径传染病患者的手术室，则必须是负压手术室。根据我国相关法规规定实施法定传染病患者的手术，应在设置传染病院内专门的负压手术室内进行。由于 2013 版《规范》作为建设规范对此不作规定，只是对该类负压手术室作了具体要求，要求负压手术室的回、排风口设置高效过滤器，其安装要求必须符合现行国家标准《洁净室施工及验收规范》(GB 50591—2010)。为避免负压手术室仍然可能出现正压，使危险气溶胶渗向吊顶上的技术夹层，2013 版《规范》对夹层也要求保证微负压。2013 版《规范》不同于 2002 版《规范》，不再提"应建立"负压手术室，最多设置正负压可转换手术室用于感染类手术。

2）感染风险控制与微生物指标

手术部位感染是一个复杂、多变量因素综合作用的结果，有病患因素、手术因素与环境因素等，也可分为内源性感染因素与外源性感染因素。外源性感染是由他人或环境等体外微生物引发的感染，内源性感染病患是由自身的正常菌群引发的感染。如采用相应合适的措施，使手术过程出现的各种可控风险因素处于受控状态，可以有效降低手术风险。作为建筑技术的 2013 版《规范》是通过净化技术综合措施，使手术室空气环境受控，作为降低外源性感染风险的手段之一，而不是直接"控制感染"。目前微生物学家与感染控制专家再次强调手术部位感染主体是细菌,而非病毒。近年来却越来越重视曲霉菌、赤霉菌的感染,近年来感染人数急剧增加,特别是对免疫能力下降,或接受过异体移植的病患。另外,无菌颗粒进入切口会加大手术部位感染风险、加重炎症、形成粘连、产生生物膜及形成肉芽肿等问题引起极大的关注。可同时除菌除尘的空气过滤特显其优越性,对于细菌、霉菌可以完全可以用亚高效、甚至高中效过滤器除去。只有对假体植入和大型器官移植,且病患在手术期服用抗排斥药物,因手术部位感染直接危及生命及生活质量,因风险太大,推荐采用高效过滤器。为此 2013 版《规范》再次强调注重净化技术综合措施这一关键,加强手术区的保护措施。

医疗用房分级是以微生物浓度作为级别主要指标,我国颁布了《医院消毒卫生标准》(GB 15982—2012),提高了各级别的医疗用房的空气环境微生物要求。2013 版《规范》规定Ⅰ、Ⅱ、Ⅲ 三级的沉降菌和浮游菌浓度符合《医院消毒卫生标准》(GB 15982—2012)的要求。Ⅳ级是保留按 WHO 相关标准和原医院消毒卫生标准浮游菌指标换算得到的沉降菌一个指标。参照美国宇航标准由悬浮微粒数确定浮游菌数量,静态沉降菌浓由浮游菌浓计算而来,并符合美国宇航标准中微生物当量直径按 6.5 $\mu$m 计的两者的关系,只不过 2013 版《规范》对计算结果适当取整。国外标准要求在手术中所达到的(即动态)悬浮菌浓度值,2013 版《规范》是作为静态验收的指标。

人员自身发尘、发菌是无菌室最重要污染源,有效控制尘源、减少换气是近年来洁净技术的发展重点。国外一直致力于发展新型手术衣以减少人员发菌、发尘,甚至出现过带排气的手术装,这不在本书讨论范围。洁净手术室中人的发尘量占总尘源 80% 以上,物品其次。所以,进入洁净手术室的人员和物品应采取有效的净化程序与严格的科学管理制度来降低感染风险。同时净化程序不要过于烦琐,路线要短捷。将净化程序分成脱污与清洁两个阶段较为合理,如进入手术部的物品先应在脱包室脱去外包装,经墙上传递窗等方式才送入洁净区。

2013 版《规范》只涉及不同级洁净用房的建筑技术内容及技术措施,医院手术室级别选用根据手术切口类别、麻醉分级、手术持续时间以及手术类别、患者状况等,按有关主管部门的手术风险评估办法评估确定。为便于建筑设计者理解,2013 版《规范》在各级别手术室提出的"参考手术",并非执行的依据。

3)医疗用房技术参数

洁净手术部的各类洁净用房环境不仅静态细菌浓度和洁净度级别符合相应等级的要求,而且其他主要技术指标也应保证。2013 版《规范》根据十年来实施反馈信息、理论研究以及参照近年来新颁布的国外标准,降低了换气次数,修订了新风量、截面风速、温湿度和压力控制要求，加大了排风量、提高了噪声控制要求。

　　洁净手术部的各类洁净用房除静态细菌浓度和洁净度级别应符合相应等级的要求外，各类洁净用房的其他主要技术指标应按表 2-16 的规定设计。

表 2-16　洁净手术部用房主要技术指标

| 名称 | 室内压力 | 最小换气次数（次/h） | 工作区平均风速(m/s) | 温度（℃） | 相对湿度 | 最小新风量［m³/(h·m²)或次/h（仅指本栏括号中数据）］ | 噪声dB(A) | 最低照度（lx） | 最少术间自净时间（min） |
|---|---|---|---|---|---|---|---|---|---|
| Ⅰ级洁净手术室和需要无菌操作的特殊用房 | 正 | — | 0.20～0.25 | 21～25 | 30%～60% | 15～20 | ≤51 | ≥350 | 10 |
| Ⅱ级洁净手术室 | 正 | 24 | — | 21～25 | 30%～60% | 15～20 | ≤49 | ≥350 | 20 |
| Ⅲ级洁净手术室 | 正 | 18 | — | 21～25 | 30%～60% | 15～20 | ≤49 | ≥350 | 20 |
| Ⅳ级洁净手术室 | 正 | 12 | — | 21～25 | 30%～60% | 15～20 | ≤49 | ≥350 | 30 |
| 体外循环室 | 正 | 12 | — | 21～27 | ≤60% | (2) | ≤60 | ≥150 | |
| 无菌敷料室 | 正 | 12 | — | ≤27 | ≤60% | (2) | ≤60 | ≥150 | |
| 未拆封器械、无菌药品、一次性物品和精密仪器存放室 | 正 | 10 | — | ≤27 | ≤60% | (2) | ≤60 | ≥150 | |
| 护士站 | 正 | 10 | — | 21～27 | ≤60% | (2) | ≤55 | ≥150 | |
| 预麻醉室 | 负 | 10 | — | 23～26 | 30%～60% | (2) | ≤55 | ≥150 | |
| 手术室前室 | 正 | 8 | — | 21～27 | ≤60% | (2) | ≤60 | ≥200 | |
| 刷手间 | 负 | 8 | — | 21～27 | — | (2) | ≤55 | ≥150 | |
| 洁净区走廊 | 正 | 8 | — | 21～27 | ≤60% | (2) | ≤52 | ≥150 | |
| 恢复室 | 正 | 8 | — | 22～26 | 25%～60% | (2) | ≤48 | ≥200 | |
| 脱包间　外间脱包 | 负 | — | — | — | — | — | — | — | — |
| 脱包间　内间暂存 | 正 | 8 | — | — | — | — | — | — | — |

　　注：1. 负压手术室用房室内压力一栏应为"负"。
　　　　2. 平均风速指集中送风区地面以上 1.2 m 截面的平均风速。
　　　　3. 眼科手术室截面平均风速应控制在 0.15～0.2 m/s。
　　　　4. 温湿度范围下限为冬季的最低值，上限为夏季的最高值。
　　　　5. 手术室新风量的取值，应根据有无麻醉或电刀等在手术过程中散发有害气体而增减。

（1）换气量

目前世界各国医院标准中手术室换气次数基本上在 12～30 次/h 这一量级上，这是 2002 版《规范》确定手术室换气的基础。2013 版《规范》根据多年的实测结果证明Ⅱ级洁净用房的换气次数有余量，故降到 24 $h^{-1}$，各级洁净用房采用了最小换气次数。

由于 2013 版《规范》采用最小换气量，需要设计人员根据具体设计工况计算负荷与送风量，美国退伍军人导则给出了具体计算方法。当设计时不能提出设定人数时，根据我国的统计数据，可参照Ⅰ级 12～14 人，Ⅱ级 10～12 人，Ⅲ、Ⅳ级 6～10 人进行计算。计算换气量同时也要考虑术间自净时间，以降低手术换台时间，提高手术周转率。

至于Ⅰ级洁净用房手术室的送风装置截面风速，德国在这方面持续做了很多年工作。早在 1977 年艾斯东教授（Esdorn）研发了集中送风装置，由于拘泥 20 次换气的送风量，送风速度才 0.07 m/s。经 30 多年的不断认识与曲折发展，至德国标准 DIN 1946-4—2008 才将 1.2 m 标高的截面风速定为较为合适的 0.23～0.25 m/s。欧洲标准 FprCEN TR 16244《医院通风》规定最大送风速度为 0.45 m/s。日本最新颁布的《医院设施设计指南（空调设备篇）》（HEAS-02—2013）要求垂直层流截面风速为 0.35 m/s。美国 ASHRAE 标准 170 则根据模拟结果将送风速度定为 0.13～0.18 m/s。

2013 版《规范》根据十年来运行与实测反馈信息，将 2002 版《规范》规定在工作面高度（即 0.8 m 标高）截面风速是 0.25～0.3 m/s，修订为在 1.2 m 标高截面风速 0.2～0.25 m/s。经实测也验证了当风速降到 0.2 m/s 时，手术室静态菌浓达到 3.5 cfu/$m^3$，动态菌浓＜25 cfu/$m^3$，均达标，可见 2013 版《规范》这一修订是合理的，大大降低了送风量。

（2）新风量

2002 版《规范》给出确定新风量的三个原则，这为暖通设计人员熟知，但实际工程设计几乎都按其中最小新风量确定。国外标准中手术室的最小新风量一般不小于 4 次换气，极个别有 3 次换气。考虑到手术级别、人数与手术室面积有关，2013 版《规范》规定以单位时间单位面积来计算最小新风量，要求根据面积和级别在最小新风量在 15～20 $m^3/(h \cdot m^2)$ 选取，当然也可以选比此范围大的数值。给予设计者根据具体情况对新风量更大选用范围，以适应不同麻醉方式。

（3）静压差

不同洁净度区域间的隔离通常采用"压差"控制，通过定向的渗漏小流量达到相邻房间静压差控制。各国医院标准规定,在关门状态下邻室之间的压差一般应控制在 2.5～20 Pa,一开门压差瞬间就会消失。

从我国实施过程来看,无论检测还是控制,2.5 Pa 不易掌控。医院洁净手术室、保护性无菌病房等关键科室的运行实践证明,5 Pa 的正压可以满足压差控制。即使负压隔离病房若要加强控制有害气流外溢,宁可另加缓冲室,不宜单纯加大压差。压差升高,意味着渗漏风量加大,其实质就是加大补充的新风量,能耗增加。为此,2013 版《规范》维持压差下限为 5 Pa,上限参照 ISO14644 标准改为 20 Pa。如相邻相通的洁净用房间要保持的一定方向气流由设计确定,不要求进行 5 Pa 定压差控制,略有压差即可保持定向流。

(4)温湿度

温湿度不仅关系着舒适度,还是控制室内人员发尘、发菌的关键因素。纵观各国医院标准,欧洲要求手术室温度控制在 18 ℃～24 ℃,美国要求 20 ℃～24 ℃,相对湿度控制均在 40%～60%。从 2013 版《规范》实施反馈信息分析,手术医生对各级手术室原 22 ℃～25 ℃的规定,希望温度再低一点。但实测反映,运行过程中温湿度调节控制不佳是主要原因。至于相对湿度下限值,美国加利福尼亚州设施系统规范认为,由于静电控制技术的进步,已不需要依赖提高相对湿度来消除静电。为了尽可能避免加湿,以有效节能和控制微生物污染,率先将相对湿度下限放宽到 20%。随后美国 ASHRAE 标准 170 也进行了修正,将湿度下限调至 20%。2013 版《规范》考虑这些信息以及国情,将相对湿度下限值放宽到 30%,温度调为 21 ℃～25 ℃。温湿度范围下限为冬季的最低温度,上限为夏季的最高温度。有湿度控制要求的辅助用房调为 25%～65%,这样可以减少空调加湿的天数,某些南方地区甚至可以不需要加湿。

(5)噪声

2002 版《规范》考虑到我国当时的产品和施工水平,将Ⅰ级洁净用房手术室噪声水平定为不大于 52 dB(A),其他级别手术室为不大于 50 dB(A)。根据十年实施的实测报告,噪声指标 85% 以上的手术室都能达到,有的还低约 2 dB。说明十年来国内控制噪声的技术提高,为此 2013 版《规范》将噪声水平稍作降低。将Ⅰ级洁净用房手术室噪声水平降低为不大于 51 dB(A),其他级别手术室则为不大于 49 dB(A)。

4)气流流型

2013 版《规范》采用了美国 ASHRAE 标准 170 定义的非诱导型气流,即送风气流向下流动过程极少诱导室内空气,通常出口风速低,截面风速均匀。其集中送风装置也定义为非诱导型送风装置（non-aspirating supply diffusers）。为强调手术室气流流型与分布形式的重要性,2013版《规范》提出了手术室送风气流两个特性指标,一个是污染度,手术区与周边区的细菌浓度之比;另一个是风速不均匀度,送风气流流速的相对标准偏差。

2002版《规范》在充分汲取各国标准中先进理念与我国科研成果和技术积累,从保护手术切口关键部位出发采用了集中顶部送风两侧回风,以实现局部净化的气流组织,并更具体地规范了与手术室性能相适应的送风天花。从理论研究与计算验证,这种充分利用主流区做工作区的做法,可使手术区(工作区)洁净度提高一级,细菌浓度比周边区降低一半以上,或者说,污染度为0.5。根据10年实施过程中大量实际工程的测定统计,Ⅰ、Ⅱ、Ⅲ级手术室手术区菌浓与周边区污染度为0.3、0.45、0.6,比理论计算值还要小。2013版《规范》为了简化并给予一定安全系数,污染度仍均按0.5计算(德国标准的污染度也要求0.5)。

至于集中送风装置面积,送风面积太大不利节能,太小无法有效控制。欧洲标准《医院通风》(FprCEN TR 16244)和德国标准DIN 1946-4要求送风装置保护手术切口与器械桌,Ⅰ级手术室送风装置为3.2 m×3.2 m,Ⅱ级手术室送风装置为2.4 m×1.2 m;而美国ASHRAE标准170只要求手术室送风装置每边要比手术台面大0.3 m到0.45 m,与我国2013版《规范》Ⅲ级手术室相仿。2013版《规范》依据10年来实施过程中医务界的反映与实际工程检测,认为原定的送风装置面积是合适的,手术区(包括器械桌)能处于受控状态,为此2013版《规范》维持各级手术室送风装置面积不变。只有当手术室面积超过50 m² 又需要增大出风面积时,增大的比例不应超过手术室面积增大的比例。德国DIN标准1946-4一直强调送风温度要低于室温,如果送热风,气流将下不来。2013版《规范》这次将它写入条文,就要求在具体工程中应该采用相应对策来达到这点。如手术室采用辐射围护,或围护结构外夹墙中加设采暖散热装置,使送风不承担热负荷任务,或早上提前开机先送热风等措施。

5)平面布局

以洁净手术室为核心配置其他辅助用房,组合起来,既能满足功能关系及环境洁净质量要求,又是与相关部门联系方便的相对独立的医疗区是洁净手术部平面布置的依据。利用建筑设施平面布局、功能分区以及人流、物流流程控制等净化技术综合措施,可以减少生物负荷。洁净流线分明,可以避免或消除交叉感染的可能性。对此2013版《规范》强调,"洁净手术部功能布局应合理、必须符合手术无菌技术的原则,并做到联系便捷、洁污分明"。由于在负压手术室进行感染手术,不得不

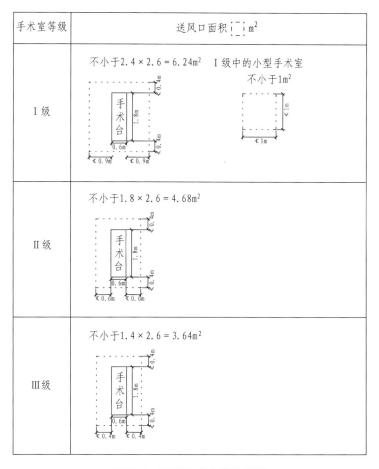

图 2-5　不同手术室送风面积

提高控制感染风险的要求,要求负压手术室洁污"分流"。并且应设准备室作为缓冲室,有独立出入口。这些都充分体现了以感染控制为宗旨的平面布局。

2013 版《规范》特意提出"手术部平面应有利于提高医疗效率",反映了国外手术部平面布局新的发展趋势。以加快手术周转率、提高手术量为宗旨的平面布局已提到了议事日程,如何简化手术部布局、优化流程、方便医疗、加快手术周转和提高医疗效率成为新的研究课题。另外,平面布局也要有利于手术室昼夜使用模式,尽可能提高手术量。

建立快速主通道是国外平面布局提高医疗效率的新思路,简化人流、物流模式,控制手术部规模。美国以此发展出来以无菌物品储存与流通区域为核心的新型"中心岛"模式,德国等欧洲国家在"带前室手术室"基础上开发了新型"单通道"模式,同样突出中央快速主通道。为此2013版《规范》肯定了"集中供应无菌物品的中心无菌走廊"与"手术室带前室"的平面布局。同时,2013版《规范》简化区域划分,提出洁净区与非洁净区两区控制,并非常规的三区控制。手术部用房按其功能划分洁净区与非洁净区,取消了洁净走廊,提出"洁净区走廊"和专用的"洁净通道"。取消了清洁走廊,提出"非洁净区走廊"。两区控制也简化了相应的净化空调系统。

尽管手术室造价高了,但通过以提高医疗效率为宗旨,加快手术周转率、提高手术量,就可有效降低每台手术费用。手术设施先进了,手术环境与感染风险受控,手术质量提高,使住院时间得以缩短,床位周转率高。每个病患的整个治愈费用也大大降低,取得多赢,这就是2013版《规范》的新意。

## 2. 我国2013版《规范》采用的独特技术

### 1) 手术室阻漏层送风装置

鉴于手术室的特点,环境控制的关键在于手术区域,而手术区域控制的关键在于手术切口,因此需要高度无菌程度控制的只是一个局部区域而非全室。从手术过程来说,真正需要控制的只是在切口被打开的状态。因为手术前切口尚未打开前以及手术后切口已经缝合后,环境控制并非重要。或者说从空间上来讲,控制的只是一个局部的点;从时间来讲,控制的只是某个时间段。直接在手术区域上方设置送风装置,也许是最佳的方案,也是世界各国医院的建设标准,以及我国2013版《规范》均认可的技术措施。这种局部送风装置采用了非诱导的单向气流(或称低紊流度的置换流)和局部净化技术。

局部净化方式节能、有效,但也有不足。由于局部净化装置常常处在无菌程度较低的环境中,在送风过程中无菌送风气流会与周边区空气的进行动量交换,内部高度无菌区域易受周围环境影响。送风气流速度也会逐步衰减,其衰减量大于全室单向流。要维持低速单向流流态,相对于全室单向流需要较大的出口面风速。

手术室内集中送风装置的性能决定了手术区域的环境控制质量,关系着手术部位感染风险的受控状态。或者说,手术无菌区域质量与大小取决于送风装置性能。从理论上分析,送风装置的送风气流是同时依靠着出风动量和送风温差来维持其运动,后者相当于热(冷)动力,当送风温度低于室温有助于使气流作下送运动。但送风温差不能太大,否则会缩小气流形成无菌区域。送风装置的送风速度太小,难以克服手术区域的热源干扰(手术灯与手术人员)和横向扰动(手术过程操作)对送风气流的干扰。送风速度太大,送风气流会增大对周围气流的引射而使菌尘浓度增加。

2013 版《规范》推荐采用具有我国自主知识产权的阻漏层送风装置。传统的送风装置是将高效过滤器布置在送风静压箱的末端,靠末端过滤器性能和安装质量作最后把关来实现其性能。这种传统装置要在那么大的送风面积上安装那么多的高效过滤器,并产生洁净(完全过滤而不泄漏)、均匀(完善的气流分布)、单向和平行(垂直于过滤器面)的气流十分不易。这等于要求整个送风面上每个高效过滤器不仅仅本身起过滤作用,而且还起类似孔板的均流作用和气流分布作用,又要象盲板一样的不泄漏作用,这三个作用的"耦合",使得满布高效过滤器的做法对送风末端要求异常高,无论静压箱本体、还是过滤器及其接合面只要有一点渗漏,就会沿着单向流直接达到工艺关键部位,会使得整个局部净化失败。因此,传统装置不但加工难度高、安装复杂、检漏麻烦,而且其造价昂贵。如表 2-17 所示。

表 2-17　传统和新型手术室专用末端分布装置比较表

| 项目 | 传统手术室专用末端分布装置 | 新型手术室专用末端分布装置 |
|---|---|---|
| 原理 | 传统的过滤器送风口概念 | 采用了先进的阻漏层概念 |
| 特性 | 过滤、均流和堵漏的三个功能集一体 | 过滤、均流和堵漏三个功能"解耦" |
| 气流特性 | 气流均匀性较差,气流易扩散,抗干扰性差 | 单向流气流,断面风速均匀性好,气流密集、平行,抗干扰性好 |
| 过滤特性 | 过滤器安装在末端装置内,传统机械式密封,过滤器需要在手术室内检漏 | 末端过滤器安装在另外专用箱体内,零压密封,过滤器不需要检漏 |
| 渗漏 | 过滤器密封与装置本身易渗漏 | "零压密封"与"阻漏层"双重保险 |
| 末端装置 | 钣金箱体,手工制作,形体加工误差大 | 铝合金型材箱体,分四个独立箱体,可工厂化加工,形体加工误差小 |
| 运输安装 | 不便运输、现场制作、整体吊装 | 便于运输,可现场拼装,十分方便 |
| 维修 | 须在手术室内维修、更换过滤器,需要拆装末端装置 | 无须在手术室内更换过滤器,装置为半永久性,不需要拆装与维修 |
| 外观 | 随意性较大,均流网年久会松弛 | 模式、规格统一,均流网不会松弛 |

阻漏层送风装置改变了传统送风装置的结构,不再将高效过滤器设置在末端,而适当前移,单独组成的过滤箱设置在送风装置外。过滤箱内采用零压密封解决了高效过滤器安装接合面的渗漏问题,在送风装置内设有混流器和在末端设置具

有亚高效水平的阻尼层。这种新型的送风装置,即使高效过滤器及其接合面有一点渗漏,渗漏粒子数相对于那样大的送风量是一个高价小量,经送风末端气流混合和过滤,使得原来局部的"漏"变成了整体的"不漏",起到了阻挡渗漏的作用。这大大降低了静压箱本体、高效过滤器本体及其接合面的安装要求,也简化了加工、安装和检漏过程。因此阻漏层理论将传统的送风末端装置的过滤、防漏和气流分布三个作用的"耦合"非常巧妙地解耦,从理论和实践上突破了高效过滤器必须布置在末端的传统模式,从本质上改变了末端密封堵漏的性质,消除了发生漏泄的危害。扩大了单向流洁净空间的活塞流满布比,提高了送风气流品质。10多年来的手术室工程实践,完全证明了阻漏层送风装置的经济学与有效性。

2013版《规范》对送风装置提出新要求,优先选用工厂化、装配化、安装简便的成品,避免现场加工。要求末端过滤器在手术室外更换,而由无影灯立柱和底罩形成的送风盲区不宜大于 0.25 m×0.25 m。当洁净手术室的集中送风面必须分隔开时,应使气流在地面以上约 2 m 高度搭接。当分隔后的送风盲区宽度为 0.1～0.25 m 时,房间净高相应不低于 2.8～3.2 m。另外,还规定了检漏程序。

2) 洁净手术部的净化空调系统

洁净手术部相对于周边区域应维持正压,并与手术部内洁净级别不同的区域之间维持合理的定向流动和有序的压力分布,以避免室外对室内,或低级别环境对高级别的影响。只有保证在任何情况下(特别强调是在非设计工况或在非正常运行工况下),都能维持洁净手术部内这种有序的梯度压力分布不变,才能真正有效地减少手术区交叉感染的风险。

正压的具体作用体现在三个方面:①在门窗关闭的情况下,防止洁净室外的污染由缝隙渗入洁净室内;②在门开启的瞬时,保证有足够的气流向外流动,减少门开启或人进入的瞬间带来的干扰气流,但不保证在门长时开启的状态下的正压;③保证洁净区域内合理、有序的气流的流向与流量。

正压控制一般通过调节送风与回风、排风量之间的差值,并结合控制手段来实现,这个风量差值称为正压渗透风量。说到底这个正压渗透风量是由系统新风量承担的,正压本质就是正压渗透风量透过房间缝隙的阻力。正压风量是无组织气流,到处渗透,因此正压渗透风量越多、房间缝隙越小,所建立的正压就越大,反之正压就越小。

我国 2013 版《规范》强调洁净手术部不管采用何种净化空调系统,均应使整个手术部始终处于受控状态,不能因某洁净手术室停开而影响整个手术部有序的梯度压力分布。否则会破坏各房间之间设定的正压气流渗漏的定向流动,引起交叉感染或污染室内环境。

由于手术部中设置的系统较多,整体正压控制要求高,即使正压值在系统调试时已经满足,但是系统在运行中,由于门的开启、三级过滤器积尘或室外风速的影响,正压值会出现变化。只要送、回、排风中任一风量的变化,就有可能破坏部内有序的梯度压力分布。

尽管正压控制的手段有许多,大多措施都是针对单室的。难以从整体上控制整个手术部门的有序压力分布,而且稳定性较差。为使手术部内各室内保持稳定的正压关系,或者说维持有序的梯度压差,有的完全靠各空间设置压力传感器来控制回风管的风阀开度来维持各室正压,整个区域控制系统庞大、复杂。由于这些风阀并非压力无关型,一个风阀开度变化可引起了整个系统的风量分配波动,这样的系统在实际操作时难以稳定运行。

国外常常采用复杂的自控系统,在送、回、排风管设置压力无关的机械式定风量装置,似乎十分有效。当时我国没有国产的与压力无关的机械式定风量装置,且整套系统价格不菲。

如果在整个手术区域内每个控制区域设置一套空调系统来实现各区域内的温湿度和洁净度,另外集中设置一套新风系统来维持整个手术部内的正压分布,不承担调节室内温湿度的任务;各手术室和辅助区设置的空调系统有自己的新风和排风,两套系统的组合既可使每间洁净手术室的空调和正压两大功能分离,又能将整个手术部联系在一起,并始终使手术部处于受控状态,这样可使手术部管理更为灵活、方便、有效(图 2-6)。运行方案如下:

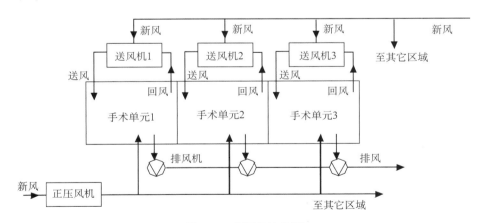

图 2-6　空调系统设置

（1）手术部正常工作期间两套系统同时运行，可简化调试和运行管理工作。

（2）当手术部中只有部分手术室工作时，只需要运行部分手术室的独立空调机组和正压送风系统，既保证部分手术室正常工作，又保证整个手术部的正常压力分布和定向流动。

（3）在手术部非工作期间，只运行正压送风系统。这样可以大大降低温湿度要求，只需维持整个手术部正压，保持其洁净无菌状态。

我们将这套源自德国的控制思路开发成更为简易、更为有效、可以在工程上实施的净化空调系统，充分体现了保障体系的特色。我们设计的系统采用价廉的双位控制的定风量装置，将新风与正压两套系统结合成一套新风系统，既承担了各洁净手术室的正压风量，又承担了正常新风量，每个手术室各自独立的空调机组变成了循环风机组，它的风量变化已与手术部正压分布无关。由于只在新风系统支管上设置定风量装置（定风量装置流量又大大小于送、回风管），从而降低了工程造价。在 2013 版《规范》中推荐了我们开发的系统，如图 2-7 所示。

整个系统在不同工况下的运行如下所述。

当某手术室正常使用时，空调机开，使得新风支管上的双位控制的定风量装置调到高位档，高档新风量（正常新风量）进入，排风机组排走的风量为新风量与正压风量的差值，多余的正压风量渗透到室外，建立正压。当某手术室不使用时，空调机关，新风支管上的双位控制的定风量装置调到低位档，低档新风量（正压风量）进入，排风机组关闭，正压风量渗透到室外仍可建立正压。由于一个系统送入，而且可以保证洁净手术部内有序的梯度压力分布不变。这样有效地保证了洁净手术部合理的压力分布和气流的定向流向，这套系统经实践证明是十分有效的。

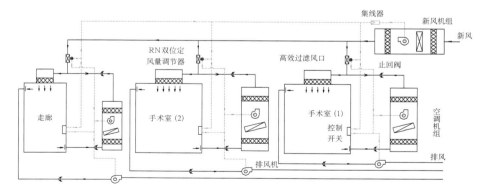

图 2-7 洁净室送排风和正压控制系统

3) 手术部净化空调系统湿度优先控制

如上所述,2013 版《规范》针对洁净手术室环境控制的特点提出了具体的净化空调系统模式,认为传统的空调系统模式存在如下问题:

(1) 传统的空调对显热负荷和潜热负荷处理是耦合的,冷冻水不得不为了满足湿度处理要求而降低水温或加大水量。又因常常采用一次回风系统,温湿度变化范围很大的新风与室内瞬时变化的负荷易造成室内状态控制不稳定,尤其是新风比很大的场合。另外,回风中的微生物遇到高温高湿的新风也易繁殖滋生,运行实践也证明对微生物控制不利。

(2) 传统净化空调保障卫生的新风量与保证正压控制的补风量是耦合的。有时为了满足正压风量而加大了新风量,或者为了满足新风量保证正压差值风量而加大了排风量。由于系统送风通路上与回风通路上空气过滤器级数不同,积尘速度不一,引起送、回风量的变化,造成区域内有序压力梯度失调。

(3) 传统净化空调系统对净化所需风量与热湿处理风量是耦合的。洁净度级别越高的系统两者风量相差越大,为了满足净化所需风量不得不减少送风温差,或者说不同洁净度级别房间的送风状态点不同。医院空调系统多以功能区域划分,因此区域内不同洁净度级别的房间难以组合在一个系统。另外,庞大的空调箱与硕大的风管也难以适用医用场所。

为了解决以上这些常见的耦合问题,更有效地控制手术环境,2013 版《规范》8.1.3 洁净手术室及与其配套的相邻辅房应与其他洁净辅助用房分开设置净化空调系统;Ⅰ、Ⅱ级洁净手术室与负压手术室(含其前后缓冲室)应每间采用独立净化空调系统,Ⅲ、Ⅳ级洁净手术室可 2~3 间合用一个系统。净化空调系统应有便于调节控制风量并能保持稳定的措施。

由此,我们一再强调手术室环境控制不是恒温恒湿的控制,基于我国丰富工程实践与成熟控制理念,提出"湿度优先控制"。但是往往被人误读,在实施过程中常常将"湿度优先控制"误解为单纯的自控概念。

如果我们分析一下不同类型的手术,就会发现手术过程中医护人员的数量几乎没有变化,但手术电动器械或设备使用时间与数量变化很大。这反映了手术室负荷的一个明显特点:即湿负荷相对稳定,而热负荷瞬时变化较大。可见对于这种负荷特性,采用常规的"湿度先行"自控往往难以奏效。如果手术部集中处理后的新风能从系统层面上首先消除室内湿负荷,然后再靠循环机组控制室内显热负荷,这就是 2013 版《规范》推荐的"湿度优先控制"思路。

对手术室空调系统来说新风是最大的无常热湿负荷,尤其是阴雨与高湿天气的新风对系统的湿度影响不容忽视。按照"湿度优先处理"的思路,集中处理新风不仅要先消除自身的高湿量,而且还要承担系统的湿负荷,由于新风中几乎不含致病菌,因此整个除湿过程应该在新风集中处理过程中解决。或者说集中处理的新风应该承担整个系统的余湿量。从这个思路出发,新风的量与处理终状态参数应由室内湿负荷确定,并保持相对稳定,就能保证室内湿负荷优先被新风带走,就能稳定室内温湿度的控制。

可见"湿度优先控制"是一个系统层面上的概念,而非单纯的自控的概念。它是指系统优先集中进行湿度处理,控制送风的含湿量以达到控制室内相对湿度的目的。湿度优先控制的出发点有两个:①防止室内相对湿度过高,有效地控制室内微生物污染;②降低循环机组系统二次污染的风险,保证室内送风的量与质。由于手术室是一个无菌空间,这样的湿度优先控制对手术室应该是适度控制而不是严格控制。

这种"湿度优先控制"的系统模式实际上强化了新风机组,不仅夏季承担降温去湿作用,而且冬季承担升温增湿效用。同时弱化了循环机组的作用,仅仅成为温度控制的空调机组,这不但对无菌环境控制十分有利,而且也简化了控制。在整个过程中,将被调节房间内的湿度控制和温度控制解耦,使得集中处理的新风分别送入每个房间,并实现双位控制,手术时送入保障卫生的新风量;无人时保证正压所需的补风量,使得两者解耦。由于循环机组风量可由各手术室洁净度级别确定,与整个手术部的系统无关,将各室净化所需风量与新风热湿处理风量解耦,将整个手术部处于受控状态。

"湿度优先控制"不同于目前手术部套用的工业上传统恒温恒湿空调的湿度先行控制,它是弱化新风机组而强化循环机组。或者说将控制重点放在循环机组,循环机组配备了冷却除湿和加热加湿的功能组件,靠循环机组的自控实现湿度先行的功能。这种传统的湿度先行控制只是在自控层面上的湿度信号先行控制,而非系统层面上的湿度优先控制。依据运行中室内的温、湿度传感器的信号,先行处理湿度信号,调节系统机器露点,再处理温度信号调节热量,以达到室内状态的控制。这是最传统、最可靠、最成熟、但也最耗能的控制。

"湿度优先控制"理念也不同于我国隔离病房的无凝水空调。隔离病房的空调强调循环机组保持无凝水状态,这对室内致病菌控制十分重要。为保持无凝水状态,空调控制的重点仍在循环机组,特别是水系统的复杂控制。

手术室内瞬变的显热负荷较多,有时变化幅度较大,如果仍要保持无凝水状态,必须采用进水水温较高的冷冻水,对室内瞬变负荷的反应速度不快。而且手术室是无菌空间,没有必要刻意保持循环机组无凝水状态,使得系统更加复杂。因此在湿度优先控制的系统模式中,循环机组仍应直接采用 7 ℃冷冻水,在室内仍作温度控制,大大简化了水系统。这也是这套系统的特色,有别于传统的"干盘管运行"的湿度优先模式,经实施十年来证明有效。

"湿度优先控制"并非由集中处理新风承担室内全部热湿负荷,从理论上讲,似乎集中处理新风全部承担各室的热湿负荷最合理,系统控制最简单,各循环机组无须再作热湿处理,只需要根据室内洁净度要求(或换气次数要求)确定其循环风量,这时新风处理的终状态应为室内热湿比与95%相对湿度线的交点(图 2-8)。一些国外公司推销的手术室自循环吊顶机组,就是利用这个原理。但是实际上手术部内各手术室的热湿比是不同的,如果差异很大,那如何确定这集中处理新风的公共终状态点? 即使各室的热湿比相差不大,运行中各室的热湿比均在变化,为保持室内状态,自控系统必须使新风处理终状态点也随之变化,那么如何不断地调节新风处理到新的公共状态点? 如调节不当会导致各室内状态难以控制。可见以上各手术室的温湿度控制完全由一个集中处理全新风系统承担,在实际工程上是难以实现的,尤其是在我国高温高湿的东南地区。一般恒温恒湿机组新风比只能在10%以内才能完成室内温湿度控制,这些国外公司手术室自循环吊顶机组,到后来实施时也不得不利用一次回风来处理室内热湿负荷,实际上变成二次回风系统,而自循环吊顶机组只是完成二次回风。

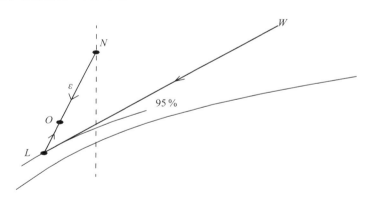

图 2-8　新风承担全部负荷、室内自循环空调系统

"湿度优先控制"的出发点和目的都是控制室内微生物污染,同时保证室内舒适性和降低系统能耗。"湿度优先控制"理念只适用于特定的场合。

实现"湿度优先控制"这个理念必须有三个必要条件,即有一个对系统内各室均合适的新风集中处理终状态点、有一个允许偏差较大的室内湿度控制范围、还有一个较大的最小新风量,能带走室内湿负荷。为此必须对洁净手术部作如下分析。

可以测算,对于Ⅰ级Ⅱ级手术室,相对湿度的控制范围为 40%～60%,新风量分别为 1 000 m³/h 与 800 m³/h,而Ⅲ级Ⅳ级手术室,相对湿度的控制范围可扩展到 35%～60%,新风量分别为 800 m³/h 与 600 m³/h,因此第二、第三个条件可以满足。而无论是由室外空气状态变化还是由内部热源变化引起的室内热负荷变化,只要手术室内的湿负荷稳定,并由系统控制住新风处理的机器露点温度,就能保证室内空气的含湿量。对于有无菌要求的室内,湿度控制范围在夏季工况可推荐为上限值(如≤65%)控制,一旦控制住上限,下限也是很容易控制的,因为对于采用冷却去湿的空调系统,在空调夏季工况时一般难于使室内湿度低于 40%。对于控制系统来说,不需要在被调节空间内再单独的设置湿度传感器对系统进行除湿量调节,这样控制过程变得相对简单可靠。

那么要实现"湿度优先控制"这个理念,关键在于手术部是否存在一个集中处理新风的公共终状态点呢? 对于一个手术部,由于各个手术室内的湿负荷以及所需的新风量是不同的,因此对送风含湿量的要求也是不同的。在确定系统的除湿能力时,必须计算每个房间所需的送风含湿量,并选择最低送风含湿量作为系统新风处理后的状态。

洁净手术室的湿负荷主要是由医护人员散湿构成,散湿量按照 24 ℃下轻度劳动时的散湿量 106 g/h 计算,群集系数取 0.91。洁净手术室内的医护人员数和新风量根据手术级别而定,新风送风的机器露点温度也有所不同,见表 2-18。

表 2-18　不同级别手术室送风露点(按 106 g/h 算)

| 手术室级别 | 医护人员数 | 散湿量/(g/h) | 新风量/(m³/h) | 单位新风除湿量/(g/kg) | 新风送风露点温度/℃ | |
|---|---|---|---|---|---|---|
| | | | | | 24 ℃,50% | 24 ℃,55% |
| Ⅰ级手术室 | 12 | 1 157 | 1 000 | 0.96 | 12.08 | 13.69 |
| Ⅱ级手术室 | 10 | 965 | 800 | 1.01 | 12.00 | 13.60 |
| Ⅲ级手术室 | 10 | 965 | 800 | 1.01 | 12.00 | 13.60 |
| Ⅳ级手术室 | 6 | 579 | 600 | 0.80 | 12.35 | 13.96 |

由此可见,手术部不同级别洁净手术室要求的集中处理新风送风露点温度很接近,或者说对于手术部新风处理有一个公共终状态点。当室内干球温度不变,室内相对湿度从 50% 上升到 55% 时,新风露点温度上升 1.6 ℃ 左右,使得常规新风机组更容易对新风进行处理,不需要更低温的冷冻水。这是因为手术室新风量大大高于一般舒适性空调,单位新风除湿量不会非常大的缘故。同样,如果手术人员

散湿量按照 167g/h 计算,也存在一个公共状态点。因此湿度优先控制的新技术可在医院手术部领域推广,正逐渐被接受,替代传统的恒温恒湿冗余控制,取得了良好节能效果。

为了节能,目前 I 级、II 级洁净手术室常常采用新风集中处理到 $L_1$ 点、循环机组独立处理到 $L_2$ 点,二次回风调节到 $C$ 点,与 $L_1$ 点混合到送风状态点 $O$。理论上,这种处理过程可以替代传统的一次回风再加热系统(图 2-9),但实际工程中仅靠二次回风阀调节到送风状态点 $O$ 难以完成,常常采用固定二次回风比,靠再加热来调节。其控制思路:在设计工况再加热量为零,当室内显热负荷变小时,靠加大再加热量去补偿变小的负荷,以维持送风状态稳定。

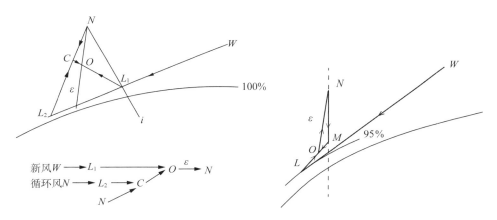

图 2-9　新风集中处理二次回风系统　　图 2-10　湿度优先处理独立新风接入机组送风段

而"湿度优先控制"系统是新风处理至 $L$ 点承担全部湿负荷,循环机组处理室内显热负荷至 $M$,两者混合至送风状态点 $O$(图 2-10)。其控制思路:在设计工况再冷却量为最大,当室内显热负荷变小时,靠减少再加冷却量去补偿变小负荷,以维持送风状态稳定。由此可见,这样的系统处理过程可以替代电再热。这套系统的独立处理的新风接入空气处理机组有两种方法,一种直接接入送风段,另一种可以接入回风段(图 2-11)。

两者相比,可见"湿度优先控制"系统能以更低的能耗维持室内空气状态 N 在容许范围内。

这套系统独立处理的新风两种接入空气处理机组方法的比较见表 2-19。我国大多工程公司喜欢采用新风接入空气处理机组的回风段,认为系统调节工作量较小。

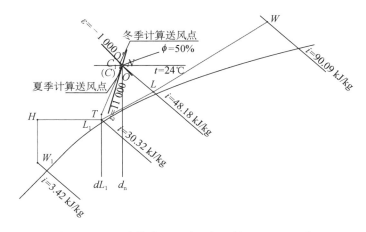

图 2-11　湿度优先处理独立新风接入机组回风段

表 2-19　独立处理的新风接入空气处理机组两种方法比较表

| 项目 | 新风直接接入空气处理机组的送风段 | 新风接入空气处理机组的回风段 |
|---|---|---|
| 新风年龄 | 小,空气新鲜程度高 | 大,空气新鲜程度较差 |
| 微生物控制 | 避免一次回风段湿度过高 | 一次回风段湿度过高甚至结露 |
| 室内状态控制 | 较易 | 一般 |
| 区域梯度压差控制 | 任何状态下可控制梯度压差 | 非正常工作状态下控制较难 |
| 有效性节能性 | 较好,完全可关闭室内机组 | 一般 |
| 造价 | 低(定风量装置少,尺寸小) | 较高 |

4) 2013 版《规范》对手术室空调机组要求

2013 版《规范》提出手术室净化空调机组的选用应满足防止微生物二次污染原则,并还应满足下列要求:

(1) 净化空调机组内表面及内置零部件应选用耐消毒药品腐蚀的材料或面层,材质表面应光洁。

(2) 内部结构及配置的零部件应便于消毒、清洗并能顺利排除清洗废水,不易积尘、积水和滋生细菌。

(3) 表面冷却器的冷凝水排出口宜设在正压段,否则应设能防倒吸并在负压时能顺利排出冷凝水的装置。凝结水管不能直接与下水道相接。

(4) 净化空调机组的风机应配置能量调节装置。新风机组和空调机组内各级空气过滤器前后必须设置压差计。室内安过滤器的各类风口宜各有 1 个风口设测压孔,平时应密封。

（5）如空气处理过程需要再加热,不宜全部采用电加热装置,可利用余热、废热作为送风再热源。

（6）不应采用淋水式空气处理器。当采用表面冷却器时,对于无新风集中除湿的空调机组通过其盘管所在截面的气流速度不应大于 2 m/s。

（7）空调机组中的加湿器不应采用有水直接介入的型式,宜采用干蒸汽加湿器。加湿水质应达到生活饮用水卫生标准。加湿器材料应抗腐蚀,便于清洁和检查。

（8）加湿空调机组中段与其后的功能段之间应有足够的距离。Ⅰ～Ⅲ级洁净用房净化空调系统末级过滤器之前适当距离处应有湿度传感器,控制系统内的空气相对湿度不宜大于 75%（末级过滤器为 PTFE 过滤器者除外）。

（9）净化空调机组箱体的密封应可靠,当机组内试验压力保持 1 500 Pa 的静压值时,Ⅰ级洁净用房的系统,箱体的漏风率不应大于 1%;其他洁净用房系统,箱体的漏风率不应大于 2%。

2013 版《规范》并没有提及任何消毒杀菌措施,表明了防止微生物二次污染的原则。这与各国医院建设相关标准的原则与相应措施是一致的（表 2-20）。

表 2-20　各国标准对医用空调机组的要求

| 部件 | 措施 |
|---|---|
| 新风口 | 设置防雨进风口<br>推荐采用集中新风处理箱 |
| 热交换器 | 不应采用淋水室,采用表面式热交换器 |
| 凝水盘、水封 | 凝水盘足够大,不积尘,不存水<br>水封能顺利排走凝水,防止污染臭气从排水管逆流排水<br>水封深度取作空调机内的静压的两倍以上 |
| 加湿器 | 加湿使用的水至少达到可饮用水的质量<br>不应使用蓄水型喷水加湿器或离心雾化加湿器<br>在蒸汽加湿时,蒸汽应不含任何有害于健康的物质<br>加湿装置应与其使用目的相符合,能抗腐蚀、可清洁以及可消毒 |
| 空气过滤器 | 通过过滤器介质的气流的湿度不能超过 95%<br>避免过滤器受潮或长期处于高湿度下 |

现有两种控制思路,一种是做减法,另一种是做加法。所谓减法是直接消除空调系统中可能存在的污染源;而加法则是不顾污染源的存在,通过增加"消毒""杀菌"措施来消除空调系统产生的污染。但是绝大多数"杀菌"措施总有其负面作用,

目前多数厂商常常认为在空气处理机设置杀菌措施越多越好,结果往往事倍功半,甚至得不偿失,反而加大微生物污染的隐患。

过去有些医用空气处理机注重增加杀菌装置,特别重视化学消毒。但长期实施下来效果并不佳,化学消毒客观上助长了耐药性菌株、化学药物残留产生的危害。即使杀死了微生物,但微生物尸体与代谢物也是过敏原。可见化学消毒仍未消除危害,反而增添更多不利影响。近来针对化学消毒的弊病,医用空气处理机开始采用物理手段去杀菌与除菌,如采用紫外线辐照、高压静电或等离子、过滤除菌、重金属离子抑菌(铜、银离子)和臭氧等手段。但是控制思路没有变化,只是手段变了,仍然只考虑将系统中已经存在病菌的消杀,仍未消除微生物滋生的问题,微生物污染隐患还在。

生物洁净技术与工业洁净技术的要求不同(表 2-21)。2013 版《规范》表明了一个重要思路,在于从根本上破坏或消除微生物在系统中定植、滋生和传播这一关系链,也就是说消除细菌滋生的条件,抑制或降低细菌发生,切断系统所有潜在的污染传播途径。

表 2-21　生物洁净技术与工业洁净技术的不同要求

| 名称 | 生物洁净技术 | 工业洁净技术 |
|---|---|---|
| 控制思路 | 更重视从根本上消除细菌滋生的条件,抑制或降低细菌发生,切断系统所有潜在的污染传播途径 | 三级空气过滤(保证送风中无尘)<br>换气次数(稀释或排除室内污染)<br>正压控制(避免室外污染气流渗入) |
| 微粒性质 | 微生物为活的粒子,会繁殖。在空气中形成带菌粒子,当量粒径较大 | 受控的尘埃粒径更小,浓度更高。有的工艺还注重尘埃的化学性质 |
| 系统特性 | 系统产生的一次污染易诱发二次污染 | 系统产生一次污染由末端过滤除掉 |
| 微粒控制目标 | 控制微生物及其代谢物的浓度,更注重消除微生物污染或危害 | 控制尘埃的粒径与浓度(或洁净度级别),注重工艺生产的保护 |
| 微粒控制要求 | 由质量控制体系要求来确定空气中容许微生物浓度(净化措施只是手段) | 控制粒径一般考虑为特征线宽的三分之一或更小 |
| 微粒对工艺影响 | 生物微粒要达到一定的浓度才能构成危害 | 处于关键部位的一颗微粒就能毁掉整个集成电路 |
| 控制微粒的特性 | 是一种累积性危害微粒(Progressive Failure Particle),无控制粒径概念 | 能引起工艺致命损害的"杀伤粒子"(Killer Particles)的最小粒径 |
| 控制特点 | 室内发湿量较大,湿度优先控制,温湿度控制有要求 | 室内发热量较大,发湿量较小。温度优先控制,温湿度控制精度高 |

空调自诞生起就是一个耗能的产业,长期以来一直注重提高热湿交换效率,无论是空调箱的部件制作、设计参数的确定还是功能段的编排,都是以提高热湿交换效率为中心。但这些措施并不完全符合生物洁净技术的净化除菌要求。传统的空调机组在制作或系统设计、施工和管理上的不合适而造成局部积尘和高湿度,导致细菌定植、繁殖,产生大量有害的代谢物。或者说在系统的有限的空间中产生更为有害、更为直接的新污染源,直接危害控制空间。普通空调机组与医用空调机组的思路不一样(表2-22),如不跳出传统思维方式,设计思路不从"提高热湿交换效率"转变为"有效净化除菌",就永远不可能设计出满足生物洁净技术要求的新型医用空气处理机。

表2-22　普通空调机组与医用空调机组的区别

| | 机组类别 | 普通空调机组 | 医用空调机组 |
|---|---|---|---|
| 1 | 设计出发点 | 提高热湿处理效率 | 消除微生物污染 |
| | | 加大传热传湿面积与表面紊流度 | 避免积尘、存水,采用难滋菌基材 |
| 2 | 热湿处理设备 | 可以采用淋水室或带喷淋带热交换盘管,处理状态多 | 只容许采用表面式热交换器 |
| 3 | 热交换盘管 | 盘管的翅片打皱与开窗,强化换热 | 要求平翅片,表面光洁平滑不积尘,涂亲水膜,不产生水珠 |
| | | 提高断面风速、减少机组断面积 | 降低断面风速、扩大换热面积 |
| | | 无要求设置中效过滤器 | 盘管前要求设置中效过滤器 |
| | | 采用挡水板,降低带水量 | 不采用挡水板,避免积尘滋菌 |
| | | 盘管处于负压段,热湿交换充分 | 要求盘管处于正压段,消除积水 |
| 4 | 送风机 | 无特殊要求,按需选择 | 大风量、高压头、出风设均流装置 |
| 5 | 凝水盘、水封 | 凝水盘、水封能保证排出冷凝水 | 要求大坡度的不锈钢凝水盘 |
| | | | 取消水封,改为气封,无存水 |
| 6 | 加热器 | 加热管加翅片,提高效率 | 加热管表面光洁平滑不易积尘 |
| 7 | 加湿器 | 容许水雾化加湿、加湿量大 | 干蒸汽加湿,无水滴,无凝水 |
| | | | 水质要求达到饮用水标准 |
| 8 | 空气过滤器 | 只要求设置粗效过滤器 | 避免粗、中效过滤器受潮滋菌 |
| | | | 高效过滤器前送风湿度不大于75% |

（续表）

| | 机组类别 | 普通空调机组 | 医用空调机组 |
|---|---|---|---|
| 9 | 箱体 | 内表面材料不生锈 | 内表面光滑、材料不易滋菌 |
| | | | 内表面和内置件耐消毒药品腐蚀 |
| | | 内表面接缝无要求 | 至少要求底部交角为圆角 |
| | | 箱体的漏风率不应大于3% | 洁净度级别不低于1 000级的系统，箱体的漏风率不应大于1%；洁净度低于1 000级的系统，箱体的漏风率不应大于2% |
| 10 | 系统控制 | 温度优先控制 | 湿度优先控制，控制要求高 |

2013版《规范》明确提出了医用空调机组的要求，如强调"防止机组内部积尘滋菌，保证所输送的空气满足卫生要求"，强调是"防止"，而不是在空调机组内杀灭滋菌。防止滋菌的一个重要原则是长期保持空调系统的干燥与清洁。相对来说消除积尘较为简单，因此"有效净化除菌"的设计思路的关键在于"湿度控制优先观念"，从保障体系的思路来说，湿度就是关键的影响因子。应该优先考虑将系统中水分尽快排除，避免水分的产生、飞扬、积存或局部形成高湿度。依据这样思路可以认为高湿度就是污染物，这样将微生物控制简化为湿度控制的概念。提出"余湿是污染物"的理念，控制余湿措施就落实到新风与机组本身。

对于医用空调机组本身来说，消除微生物滋生源关键是不要积水、或引起高湿度。为此国标中要求"空调机组在试验工况下运行，应在3 min内排出凝水"，并要求"中效过滤器进口空气的相对湿度不高于75%"。传统的空调机组难以做到，因为传统空调机组是将热湿交换部件设置在机组的负压段，凝水难以迅速排除。中效过滤器设置在盘管后侧的正压段，处理到露点的空调风通过中效过滤器无法达到75%。

对空调系统来说新风是最大的热湿负荷，首先要消除新风的含湿量，尤其是雨天新风对机组积水的影响。一般常采用性能良好的防雨百叶和密闭阀等措施。而新风的任务又是消除污染（包括余湿与其他污染物），新风的量与送风参数应由这些污染负荷确定。如果从消除余湿污染物这一理论出发会使我们思路更清晰，由于新风中几乎不含致病菌，因此控制的重点应是室内回风。为有效控制室内微生物，首先要保证送风无致病菌。如果室内状态由新风（新风消除污染）与空调（调节温度)两个系统实现,室内循环空调机组只控制温度,或者说只处理显热,这样的机组就可成为无凝水机组,保持了整个机组干燥无水状态,彻底消除了滋菌的隐患。这就要求医用空调机组发展无凝水机组。对室内有病原等场合,国标中还规定:"对特殊要求,可用不低于相应过滤效率的抗菌过滤器替代。"

由于新风承担消除整个系统的湿负荷,新风不再处理到传统的室内焓值点(不干扰室内状态的理念),而是要新风作贡献(Dedicate)处理到更低的焓值,消除所有湿负荷,室内末端机组只消除余热。这就要求医用空调的新风机组从独立新风机组(Independent Outdoor Air Unit)发展到专用新风机组(Dedicated Outdoor Air Unit)。

另外传统空调常常采用一次回风,保障舒适新风量与保证正压控制的补风量是耦合的。温湿度变化的新风易造成室内的干扰,回风中微生物遇到高温高湿的新风易滋生,运行实践也证明对微生物控制不利。由于过滤器积尘引起新风与一次回风比变化,造成区域压力失控。因此在医用空调系统常采用专用新风系统,取消一次回风,加强二次回风(旁通)。

2013版《规范》这些措施对消除微生物污染,发挥新风效益,隔离回风,防止交叉感染等十分有效。

5) 手术室恒压差变新风量净化空调系统

如上所述,2013版《规范》推荐的净化空调系统,是基于2013版《规范》要求的"净化空调系统应使洁净手术部整体处于受控状态,又能使各洁净手术室灵活运行"。避免当时自控系统及其压力无关型的风阀的昂贵,以及一次回风再加热的耗能。

近年来,我国医院洁净手术部的冷热源大多配置了多功能四管制热泵,可同时供热供冷。不仅提供空调系统所需的冷热水,而且还可供给生活用水。对于多功能四管制热泵来说,最大的节能效益在于充分利用其供给的冷冻水与热水。采用传统的一次回风再加热系统对多功能四管制热泵来说可以充分使用其供给的冷冻水与热水而提高能源效率,避免在夏季用不掉热量,不得不排放到大气,降低了运行效率。如今,压力无关型的风阀,如文丘里阀国产化,价格大大下降,这样为净化空调系统恒压差与可变新风量提供了条件。这对手术环境控制也是较为合理的方案,特别是对Ⅰ级、Ⅱ级洁净手术室很合适,按2013版《规范》要求Ⅰ级、Ⅱ级洁净手术室应采用独立净化空调系统。

恒压差可变新风量净化空调系统不同于新风集中处理与各手术室循环机组组合的半集中式净化空调系统,仅采用一台集中式全空气空调机组承担所有手术环境控制要求。双风机机组模式使净化空调机组实现变新风量更为理想（图 2-12）。不同于舒适性变风量空调机组，必须同时考虑室外的焓值变化和颗粒物浓度的变化，实现最佳运行也是个难题。本机组自带的 PLC 计算出合适的气候条件下加大新风量，尽可能利用新风自然冷源降低能耗。但传统的双风机空调机组在变新风量过程中难以同时准确控制排风量与循环风量，常常造成室内压力失控。要实时精确控制这三者的风量，传统的风阀结构与调节方法无法胜任。另外，手术过程中频繁启停不同的手术装备，室内热湿负荷变化较快，要实时准确控制机器露点、及时精确补偿大容量的再加热，也是个让人困扰的难题。这些均是传统变新风量空调机组难以在医院科室推广应用的主要原因。

　　将手术环境控制系统中所有的热湿处理部件及其控制部件全都集中在一台恒压差可变新风量净化空调机组，机组质量完全可由工厂生产全过程完善控制，并将手术室全年运行的控制逻辑下载到 PLC 的控制器里，由机组自带。由于是集中式全空气空调机组，对于手术室实体来说，机组运至手术室附近配置，接上相应管线即可运行，因此无需在手术室上方设置一层技术夹层，不需要在手术室上方设置多种机组，也不需要将复杂的风、水、电管线引入技术夹层，避免水损、降低了造价、减少施工时间，也改善了手术室的噪声水平。将工程与工程质量交给工厂，实现规模化生产是一个发展趋势。这也大大降低了对工程公司与施工经理素质的要求。由此可见，可变新风量净化空调机组设计与制造质量成为手术环境控制成功的关键。两者的差别反映表 2-23 中。

表 2-23　可变新风量净化空调系统与 2013 版《规范》推荐净化空调系统的比较

| 项目 | 2013 版《规范》推荐的净化空调系统 | 可变新风量净化空调系统 |
|---|---|---|
| 系统形式 | 半集中式空调系统 | 集中式全空气空调系统 |
| 系统涉及的机组与管线 | 新风机组、循环机组，相应的风、水、电管线复杂 | 1 台空调机组，只需连接手术室实体的送风管和回风管 |
| 工程质量 | 取决于工程施工与监理 | 可由生产厂全过程控制 |
| 新风量供给 | 全年固定新风量供给 | 随气候状态变化新风量供给 |
| 空调热湿处理 | 空气处理方式较为复杂，新风处理的机器露点低，再加热很小 | 空气处理方式简单，处理的机器露点高，再加热很大 |
| 排风 | 独立排风 | 系统排风 |
| 关键控制点 | 新风机组的机器露点控制 | 空调机组的机器露点控制 |
| 系统控制 | 施工时安装设置后再行系统调试 | 机组自带 PLC 控制器 |

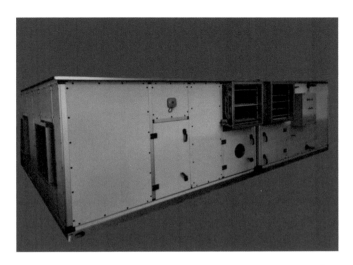

图 2-12　恒压差可变新风量空调机组(克莱门特捷联制冷
设备(上海)有限公司提供图片)

恒压差可变新风量净化空调机组(图 2-13)由送风机组 18 与回风机组 2 组成。送风机组的送风机 8 配置了变频器与静压传感器,在送风机 8 的进风侧设置压力无关型新风风量调节阀 5、粗效过滤器 6。在其送风侧依次设置:均流装置 10、中效过滤器 12、制冷盘管 15、加热盘管 16 和加湿器 17 等部件。回风机组 2 的回风风机配置变频器与静压传感器,在其进风侧设置回风阀 1,出风侧设置压力无关型排风风量调节阀 4 以及压力无关型循环风风量调节阀 3,循环风风量调节阀 3 与送风机组 18 相通。为避免空调机组带水或积水,将热湿处理部件设置在正压段,断面风速不大于 2 m/s。

新风过滤机组 13 作为选配部件,只有在当地有可能出现大气污染,如 PM2.5 超标的雾霾天才选用。新风过滤机组的进风侧设置粗效过滤器 14,出风侧设置高中效过滤器 11。通常,新风管上的电动风阀 7 常开,新风电动阀 9 常闭。只有在大气污染时,开启新风过滤机组 13,打开新风电动阀 9,关闭新风管上的电动风阀 7 进行工况切换。

我国雾霾天气大多发生在冬末春初期间,可根据当地的大气状态配置新风过滤机组。随着我国大气污染治理力度加大,雾霾天气发生频率越来越少、持续时间越来越短。越来越多的地区可变新风量净化空调机组的新风入口没有必要常年配置冗余的空气过滤设施,以避免增加运行能耗。

传统双风机空调机组造成的"手术室送回风量与房间压力失控",主要涉及风

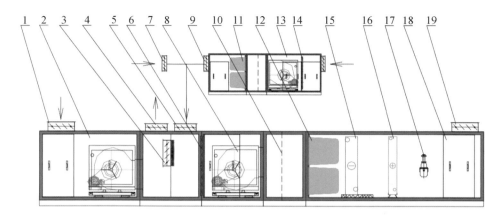

图 2-13　可变新风量净化空调机组

阀自身性能与控制系统两大问题。因为普通调节风阀是压力有关型,即管道压力波动会影响风量的控制。其次,风量调节靠阀门开度,如过去常用风阀连杆控制三个风阀的风量,难以精确控制或调节风量。本书提出的可变新风量净化空调机组的新风阀、回风阀与排风阀采用了与压力无关的文丘里控制阀,以及独特的 PLC 控制系统。PLC 控制系统利用文丘里调节阀可以用数值精确控制的特性,在调节新风量 $Q_F$ 的过程中,由静压传感器保证了送、回风量不变。PLC 按下列算式相应计算出循环风量 $Q_C$ 与排风量 $Q_E$ 的数值,然后直接对新风风量阀、循环风量阀与排风风量阀进行数值控制,精确维持差值风量 $Q_\Delta$ 不变,保持了手术室内正压稳定。

$$循环风量 \; Q_C = 送风量 \; Q_S - 新风量 \; Q_F \tag{2-1}$$

$$排风量 \; Q_E = 新风量 \; Q_F - 差值风量 \; Q_\Delta \tag{2-2}$$

可变新风量净化空调机组的空气处理过程采用了简单有效的一次回风冷却除湿后再加热,这种恒温恒湿控制措施由于先用大量冷量冷却除湿后,再消耗大量的再加热量,达到控制状态点,这种冷热抵消通常被认为是极为耗能的。如果再加热量是充分利用配置的多功能四管制热泵在制冷过程中同时产生的大量热量,这种空气处理过程不应再被认为是耗能,而应该视为节能减排。由于一次回风冷却除湿后再加热处理系统大大提高了机器露点,无须在机组内加装直膨式制冷机组,或低温冷冻水的特殊冷水机组,降低了整个系统的运行能耗,而且使室内状态控制简便、有效、稳定。

　　至于手术过程中频繁启停不同的手术装备,启停对室内热负荷影响很大,使得室内热湿比变化较快。该机组采用的水盘管快速响应水阀执行器与 PLC 控制实现了实时准确控制机器露点,以及快速补偿再加热量,以维持室内恒温恒湿,避免了现有手术室常出现的湿度超标的现象。

　　早期手术大多采用气体麻醉,麻醉余气释放量较大,需独立排风。如今以微创手术为主,气体麻醉使用案例越来越少,即使气体麻醉,自带的排气装置的性能也越来越好,使得麻醉余气逸漏量很少。因此可变新风量净化空调机组采用集中回风,在回风机组内排风(即系统排风)。不会影响手术室内空气品质,避免了在手术室内设置独立排风系统。而且在变新风量工况时,更容易使排风量作相应变化,以保持稳定的差值风量。

　　可变新风量净化空调机组也可根据实施室内手术类型对手术环境的要求,通过送风机的变频器直接改变送入室内的总送风量,或按设定的洁净度级别改变各手术区特定的非诱导送风装置的送风量,或仅向个别需要实施手术的手术区送风,其他手术区则不送。同时,通过 PLC 系统控制回风机的变频器设定的相应回风量,以及新风量、循环风量与排风量,保证室内正压不变,降低了手术室的运行能耗。

　　总之,我国 2013 版《规范》推荐的湿度优先控制的方法,避免了传统的恒温恒湿控制中再加热的耗能弊病,便于洁净手术部各手术室独立控制与自行调节,以及有序梯度压差控制,有力地推动了我国洁净手术室的建设。

　　鉴于目前洁净手术部普遍配置的多功能四管制热泵所产的热水量富余,采用独立配置的恒压差变新风量净化空调机组也是一个选项。基于恒压差可变新风量净化空调机组的集中式全空气系统,由送风机组、回风机组、可以选配的新风机组以及 PLC 控制系统所集成。机组自带的 PLC 控制器可实时控制送风机组、回风机组以及可以选配的新风机组最佳运行,无论运行工况如何变化可始终保持新风与排风间差值风量的恒定控制;能在变新风量节能运行期间,维持手术室总送风量与正压不变,即使通过变频减少送风量来改变手术区洁净度级别,仍可维持正压不变。机组对被调空气采用一次回风再加热的空气处理过程,不仅保证了恒温恒湿,更有效地控制手术环境,而且消耗富余的热水量,充分利用了多功能四管制热泵的冷热水就是最大的节能减排。

　　可变新风量净化空调机组不需要超低温冷冻水,不需要在机组中增设直膨式盘管,不需要技术夹层,不需要在手术室上方设置净化空调机组,不需要将风、水、电管线引入技术夹层,构成复杂的管线系统。机组可以设置洁净手术室附近,只要将机组的送、回风管与设置在洁净手术室或复合手术室内各手术区上方的送风装置以及室内回风口相连通,即可运行。

可变新风量净化空调机组也适用于人员较为密集的医疗科室,如医院中洁净手术室、重症监护病房 ICU、门急诊大厅及输液大厅等场所。

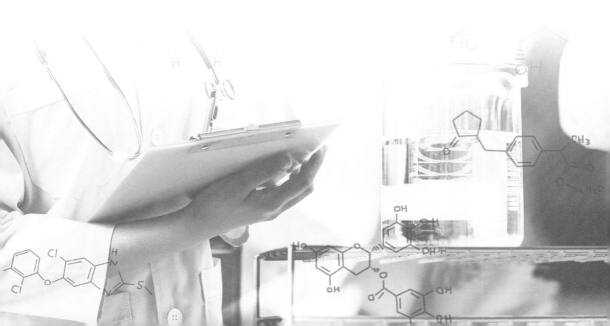

第三章

手术室节能降耗

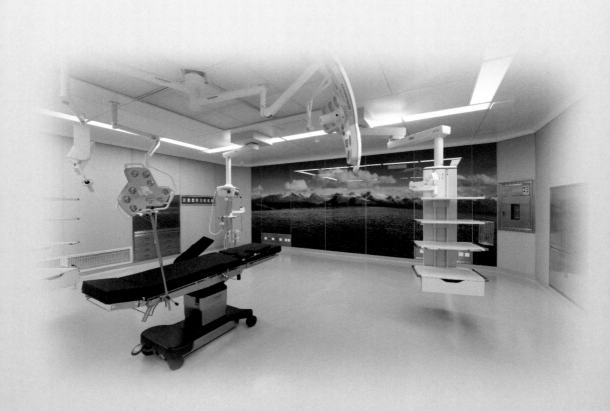

节能降耗是我国的基本国策。实现 2030 年前"碳达峰"、2060 年前"碳中和"的目标,节能降耗和提高能效是最直接、最有效、最经济和最重要的手段与途径。

医院是公共建筑的用能大户之一,创新是节能和提高能效的根本动力。医院节能降耗应该要以新的发展理念作指导,推动医院能源结构调整,大幅提高医院能源效率,加快医疗改革、改进医疗方式、改变医疗模式和改革医院体系,才能推动我国医院走上一条高能效、低能耗、面向"碳中和"的新型现代化医院发展道路。

## 第一节
## 医院节能对策

近年来我国医院建设高潮持续推进,随着医疗技术的进步、诊疗设备的发展,各科室环境控制标准的提高,在改善就医环境的同时建筑能耗却不断上升,成为能耗最大的公共建筑之一,特别是洁净手术室的运行能耗更引起人们广泛的注意。在未来一段时间内,医院建筑能耗绝对值仍将有所上升。如果从可持续发展"既能满足当代人的需求又不损害后人满足其需求的能力的发展:合理利用能源,以最小的能源和环境消耗服务社会"的定义出发。节能问题不应是简单的降低能耗而应该是合理利用能源,其目标是将不可再生能源消耗降低到最少。医院节能不能等同于将医院能耗绝对数量的降低,更不应该以牺牲医院医疗环境质量为代价。

医院是多种病原与易感人群高度集合的一个特殊场所,尤其手术是用外科器械打开表皮,进入人体及其组织,进行排除病变、改变构造或植入外来物的医疗操作过程。由于人体内部直接暴露在空气中,手术医生的手或器械进入人体,必须认识到控制医疗环境、降低感染风险、保证医疗顺利实施就是最大效益,医院节能没有这个前提均毫无意义。

医院节能不能急功近利,不能采用一些偏激的措施。盲目套用一些常规的节能技术与措施可能会出问题。固然我们可以深入研究,提出一些适用于医院节能的常规节能技术与措施,但是医院中的耗能大户是一些特殊医疗科室,如洁净手术室,高度无菌程度以及特殊环境控制要求难以采用常规传统节能技术,这是我们面临的一个新挑战。暖通空调工程师应该了解感染控制机理与医疗实施过程,分析这些特殊要求医疗科室的环境控制的特点与要求,针对性提出合适的、特定的节能技术与措施,才能将医院建筑能耗有效降下来。

医院作为公共建筑有其共同点,普遍存在较大的节能潜力;但由于医院功能与环境控制的要求又有其特殊性,常用的一些节能技术或措施不一定能应用到医院,特别是一些特殊功能的医疗科室,有的节能措施甚至可能产生负面影响,这是值得研究的大问题。目前,我国新建医院完全改变了传统医院建筑能耗比例,空调与供热(包括供热水与蒸汽)系统已成为最大的能耗设备,其次是照明。本节将重点讨论医院建筑,特别是手术室的空调节能。

医院是一个医疗场所,又是多种病原与易感人群高度集合的一个特殊场所。舒适性空调面对的是健康人群,尽管闭合的空调空间会使室内细菌浓度有所升高,但对健康人群无碍,一般不会引起什么感染。又如将较冷的空调凝结水喷洒到冷凝器应是一项有效措施,却将沉降在凝水中的病菌变成气溶胶而到处浮游,这些对于院内免疫抵抗力低下(如癌症、糖尿病、肝、肾功能不佳、免疫不全及重度外伤等)的病患、使用免疫抑制剂者、接受外科大手术后的病患、血管内置导管的病患、内置导尿管的病患以及早产儿、高龄者等,很容易引起感染。近年来这种感染有增加的趋势,长期以来我们对院内感染(Hospital-acquired Infection)一直予以极大的重视。因此,医院环境控制必然有其特殊性。节能首先要满足医疗与卫生的要求,没有这个前提任何节能技术或措施均毫无意义。可见,控制院内感染、保障医疗、救死扶伤就是最大的效益,是医院的立足之本。

在满足医疗与卫生要求前提下,必须充分研究适用于医院的节能技术与措施。一般可以从冷热源、输送系统、暖通空调设备及控制系统与运行管理等方面考虑。笔者将目前适用于医院的一些成熟的节能方法、运用的可能性以及可能存在的问题列于表3-1。

表 3-1 医院节能方法及可能性

| | 节能方法 | 在医院中运用的可能性及效果 | 存在的问题 |
|---|---|---|---|
| 冷热源系统 | 选择适当容量、适当台数机组,使各个季节机组能保持高效率运行 | 由于机组绝大部分时间在非设计状态下运行,提高部分负荷时运行的效率意义重大 | 台数偏多,增加投资和机房面积 |

(续表)

| | 节能方法 | 在医院中运用的可能性及效果 | 存在的问题 |
|---|---|---|---|
| 冷热源系统 | 选择高性能系数的设备（冷热源、水泵、风机等） | 取决于性能、价格、维护费用与效益之比 | 价格较贵 |
| | 充分利用热泵实现热转移 | 医院体量大、有内区、用冷用热量大，采用四管制多功能热泵节能效果较好 | 关键充分利用冷端与热端热量，热平衡，减少热排放 |
| | 利用自然能（太阳能、地热、风能、地下（表）水与大气） | 直接利用地下（表）水，密闭冷却塔供冷水，太阳能发电或供热水，自然能热泵利用 | 取决于该地区自然能状况与引起的后果 |
| | 有效利用水（冰）蓄热（冷） | 取决于所占面积、电费差价与得益 | 增加投资和机房面积 |
| | 利用废热（废汽、排风、冷凝水、冷却水和污水等） | 适合有排水（气）规划的场合，最好采用热回收型热泵 | 防交叉感染；当废热源分散时难以系统回收 |
| | 采用吸收式制冷机组 | 在夏季充分利用多余蒸气或燃气 | 省电不省能，锅炉有可能对环境造成污染 |
| 输送系统 | 输送冷热源采用水（制冷剂）系统 | 输送水（制冷剂）比输送空气节能 | 非全空气系统不利于无菌状态的空间控制 |
| | 根据用户负荷，提高冷出水温度 | 可提高冷水机组 COP，但取决于所控区域的湿度控制要求 | 要评估对湿度控制要求较高科室的影响 |
| | 加大输送温差，减少输送量 | 应尽量采用，效果显著，可利用蓄冷降低输送介质温度 | 注意末端装置的性能 |
| | 变流量（VAV，VWV，VRV）输送 | 有条件可采用，但对洁净无菌要求的区域应采用定风量系统 | 价格较贵，注意低流量时段对医疗与卫生的负面影响 |
| | 合理选择流量（风、气、水） | 从设计到运行选择合适流量 | 注意医疗与卫生要求 |
| | 降低输送管道阻力 | 管道系统布置平、顺、直；管道低阻材料与管件选择 | 特别注意阀门与过滤器设置与选择 |
| | 输送管道保温 | 确保最佳保温层厚度与施工质量 | 注意保温材料的防火等综合性能 |
| | 输送管道（空调机）密闭 | 采用合适的管道接口与接缝 | 注意净化系统渗漏 |
| 空调系统 | 系统合理分区 | 根据医院与科室特点分区 | 注意区域间系统停开时空气的逆流 |
| | 尽量用局部送风方法保护关键区域 | 根据医疗要求和特点，缩小高精度空调或洁净区域面积 | 防止周围区域的干扰或污染 |

（续表）

| | 节能方法 | 在医院中运用的可能性及效果 | 存在的问题 |
|---|---|---|---|
| 空调系统 | 室内气流与温湿度的最佳控制,提高换气效率、通风效率 | 利用辐射供冷(热),送回风口合理布置,气流分布最佳化 | 注意医疗要求与交叉污染控制 |
| | 根据室外状态变新风量运行(调节) | 也有利于改善室内空气质量,夜间通风建筑物蓄热(冷) | 对压力梯度控制有要求的区域,要慎重 |
| | 非使用状态关闭(降低)送风 | 符合污染控制要求尽量采用 | 注意空气逆流,引起交叉感染 |
| | 采用全(显)热交换器 | 设计时注意新风和排风管道布置,采用合适的空气过滤器保护 | 注意全热交换器中污染空气的渗漏 |
| | 采用净化技术去除污染物,加大回风量 | 在保证最小新风量的前提下,可减少系统新风量 | 有的室内污染气体难以有效排除 |
| | 采用二次回风系统 | 特别适用于高洁净度级别的控制区域,可减少或取消再加热 | 对热湿比小的空间机器露点较低 |
| | 减少混合损失或再热损失 | 合理分区 | 增加系统复杂性 |
| | 提高新风质量,减少系统新风量 | 采集高质量新风,减少输送距离与沿途污染 | 注意新风口设置与系统布置 |
| | 系统最佳化 | 新风集中处理,避免冷却除湿后再加热处理,利用自循环风 | |
| | 系统排风(正压渗透风)再利用 | 系统排风作为机房、停车场等送风或冷却塔进风;无菌室正压渗透风作为辅助房间送风 | 对排风与正压渗透风的污染程度要评估 |
| 控制系统 | 设定最佳的启动时间与运行时间 | 对间断运行的科室节能效果显著 | 对压力梯度控制有要求的区域,要慎重 |
| | 设备最佳配比运行(台数、容量) | 节能效果显著 | 运行模式较复杂 |
| | 设定最佳的送风参数(送风量与送风状态) | 一般采用风量优先调节模式 | 许多医疗科室不适宜变风量运行 |
| | 根据季节转换设定室内温湿度参数 | 如符合医疗要求应尽量采用 | 需季节转换控制 |
| | 根据气候变化设定(预测)最佳运行策略 | 节能效果显著 | 运行模式过于复杂,增加管理难度 |
| | 普通科室可设置恒温器,但有湿度要求应设温湿度控制器 | 室内人员可自行设定温度(和湿度) | 不宜频繁调节控制器 |

## 第二节
# 手术室节能——提高手术环境控制能源效率

　　院内感染控制中最难控制的是气溶胶传染与手术部位感染,呼吸道系统是人类免疫能力最差或者说感染剂量最小的系统,而手术将人体表皮打开,使腔体直接暴露于外,是最长的开放性的医疗过程,手术切口周围的感染菌可长驱直入体内器官。因此像手术室、无菌病房、ICU及隔离病房等特殊场合,室内环境控制系统相比舒适性空调必须是有效、安全、冗余,必须靠实现完善的保障体系来最大程度地控制院内感染,保障医疗过程实施。

　　要实现医院这些特殊科室节能,首先要了解其通风空调特点与技术措施,尤其是无菌环境控制的手段,这样才能有针对性地提出合适的节能技术与措施。实现无菌环境控制一般需要做到:

　　(1) 过滤空气,将送风空气中所有的微生物粒子清除掉;

　　(2) 采用气流技术使室内达到无菌无尘;

　　(3) 控制压力使整个控制区域压力梯度有序分布;

　　(4) 设定合理的温湿度,抑制细菌繁殖,降低人体的发菌量;

　　(5) 排除室内污染气体,保持室内良好的空气质量。

　　以上特殊科室的环境控制的要求,使得其净化空调系统送风量大、阻力高、输送能耗大;压力控制严格,新风量大,新风处理能耗大;冷负荷高(为一般舒适性空调的2～3倍),需全年空调,净化空气系统的能耗高。

　　如果实施常规节能技术与措施必须要考虑:

　　(1) 因为系统要实现完善的过滤除菌,必须在系统设置粗、中、高三级过滤器。在定风量系统中,为能满足在过滤器终阻力下也能达到设计风量,必须配置高压头的风机,同时又必须设置风量调节装置以保持在三级过滤器不断积尘使系统阻力随之上升时系统设计风量不变;如采用变频风量调节装置时,要注意其对医疗仪器仪表的电磁干扰。

　　(2) 医院科室通风量与新风量合理取值一直是一个研究课题。高度无菌空间的气流技术不仅仅是高换气次数,而且要求的气流流型为垂直向下的置换流甚至是单向流流型,而不一定是常规湍流。其断面风速取决于所抑制污染的特性,难以将风量降低。因此无法采用变风量系统等节能措施,可以根据室内负荷降低送风量。

(3)要实现整个控制区域的有序压力梯度,必须造成区域内各空间的压差渗漏气流形成一股定向气流。对于既有围护结构来说,空间压差控制值越大,渗漏风量越大。这样为了维持正压,新风补充量会很大。一旦实施变新风量调节的节能运行,区域有序正压控制就难以维持。

(4)无菌空间的温湿度调节强调湿度优先控制,因为高湿度易诱发微生物污染。但与温度优先控制相比耗能多,且湿度控制要求严的场所难于实现变新风量运行调节。

(5)无菌空间也常有排风,由于正压控制要求室内向外的渗漏风量很大,使得系统的新、排风量差异很大,不利于采用全热交换器,即使采用也要特别注意全热交换器中污染空气的渗漏。对烈性空气途径传染的隔离病房是不允许采用全热交换器的。

另外,由于无菌环境的室内微生物控制要求,必须采用全空气系统,因此不能用水或冷媒系统替代空气系统以减少输送能耗。医院空调必须依据功能科室对致病菌控制的要求、致病菌对患者伤害程度或对他人与环境的危害程度、医疗保障程度等来确定系统的冗余度,如无菌病房、隔离病房的空调系统冗余度必须高于普通病房,器官移植手术比肠道手术的冗余度要高得多。

本节先从冷热源、输送系统、暖通空调设备和控制系统等方面就提高手术环境能源效率,说明对有特殊要求医疗科室的节能途径与措施。

2002版《规范》制定时主要针对当时开放型手术。大型手术以气体麻醉为主,微创手术很少,未涉及外科烟雾。现在微创手术、静注麻醉已经很普遍了。随着手术环境控制技术的进展以及对手术部位感染控制的循证,2013版《规范》做了许多修改,采用了不少节能措施。但是,目前国内设计洁净手术部往往转交给工程公司做深化设计。工程公司出于自身利益与便于验收通过的考量,已经按2002版《规范》要求将洁净手术部工程设计标准化、固定化、模板化和冗余化了。往往级别定得高,风量选得大,设备有冗余,无论以后遇到什么工程就是套图纸。另外,大多医疗工程公司是从电子、制药等行业转行过来,洁净室控制思路根深蒂固。加上洁净手术部的送风装置、板壁、风口等部件产业化、规模化难以更改,客观上使得工程公司的手术部控制理念、布局、装备和设施僵化,阻碍了2013版《规范》许多节能措施的推广应用,这是造成许多手术部工程造价高、能耗大的症结之一。

以下阐述2013版《规范》针对洁净手术部提出一些降低造价与能耗的思路,这些思路经过大量工程实践考验证明是成功的。在控制思路上强调使整个医疗环境处于受控状态,突出关键科室控制,强化关键部位控制。强调医疗工艺设计,从医疗、感控、建筑布局和人流物流等方面,采用净化技术综合措施来保障医疗环境,来使医疗环境通过控制节能降耗。

## 1. 降低送风量

对高度无菌空间来说,合适流型与有效气流组织是抑制、稀释与排除室内发菌最有效的措施之一。传统做法是将过滤除菌与层流技术作为实现高度无菌的必要条件,这是造成净化空调系统高压头、大风量的根源。2013版《规范》根据生物洁净室的特点采用低紊乱度的置换流技术来替代层流(单向流)技术,在保证手术环境的前提下大大降低了断面风速与送风量。为了更有效地将微生物浓度控制在可接受水平,2013版《规范》认为最有效的气流分布形式应是送风气流从天棚垂直下送,经两侧墙上均布的回风口排出。相比水平单向流来说,可用较小的风量达到较好的效果。

## 2. 采用局部净化

2013版《规范》提出关键点控制的节能措施。关键点就是风险最大的区域,认为整个手术室手术切口就是关键部位,采用局部低湍流度的垂直置换流送风,不仅大大降低了送风量,而且能更有效地保护手术部位,并没有采用美国和日本标准中全面层流的做法。我国在实践与理论上将局部净化应用于医院已有较长历史。

2013版《规范》还规定了与洁净手术室级别相适应的不同尺度的送风天花,在室内形成不同无菌程度的核心区与周边区。在送风天花周边加气幕或围挡可以在工作面达到所要求的断面风速而降低送风量,这也可以用在无菌病房。但手术室护士对送风天花的围挡每天要进行擦洗,对手术医生有压抑感;而周边采用高速气幕,由于风速较大,医护人员会感到不舒服,二者在国内均不太受欢迎。目前已开发出更为有效、节能的送风天花。

## 3. 提高新风稀释效应

无菌空间不仅送风量大,而且新风量也不小,但实际效果并不好,室内医护人员往往感到气闷,要求提高新风量,这会大大增加系统能耗。因此提高入室新风质量,加大新风的稀释效应,而非单纯增加新风量就显得十分重要。2013版《规范》规定新风进风口处于上风侧位置、远离周围污染源。推荐新风集中处理,在实际工程中常将集中处理后的新风送入循环机组送风侧(送风管、静压箱、送风天花等)，然后送入室内，以减少新风的空气龄，提高新风质量，效果很好。

## 4. 合适的系统分区

无菌区域中不同空间无菌要求不同，为了降低造价与运行能耗，最有效的方法是根据无菌程度将系统合适分区。如2013版《规范》规定洁净手术室应与辅助用房分区，不同洁净度手术室分区等。即将颁布的《综合医院建筑设计规范》修订版还要求将一般手术部与洁净手术部分区，减少高精度空调数量或缩小洁净区域面积，尽量避免整个区域只采用一个系统。如此不仅有力地降低了运行能耗，也有利于运行调节。

我国洁净手术部常采用双走廊布局形式，常常会使手术室处于内区。将处于内、外区的空间分区十分有必要，但有时又不是十分典型的内区却需要长期供冷。在冬季手术尚未开始室内热负荷很小时还需要供热，随着手术进程热负荷的加大，又需系统供冷，迫使越来越多的大型手术部采用四管制空调系统，造价与运行费用很高。有的想单独利用新风自然冷源供冷往往是不够的，现在有些工程采用四管制多功能热泵、冷却塔供冷、免费供冷等形式取得了很好的节能效果。

## 5. 采用合理的系统处理形式

对于高度无菌(洁净度)区域，由于送风量很大而送风温差小，加大回风(循环)量、减少再热损失是最有效的节能手段。条件合适应尽量采用二次回风系统，但应用时具体情况需具体分析(表3-2)。无菌空间不同于工业洁净室，相对来说室内发湿量较大、发热量较小，二次回风使得机器露点下降，如医院夏季冷水系统的供水温度往往达不到7 ℃，常使各室湿度超高。对于需要高精度温湿度控制的大型诊疗设备室，单靠二次回风阀调节难以控制室内状态，常采用固定比例的一、二次回风，辅以再热器作微调，控制稳定，效果也不错。

对于手术部来说，2013版《规范》推荐的湿度优先控制的方法，避免了传统的恒温恒湿控制中再加热的耗能弊病，便于洁净手术部各手术室独立控制与自行调节，以及有序梯度压差控制，使手术部处于受控状态。鉴于目前我国洁净手术部普遍配置的多功能四管制热泵所产的热水量富余，采用独立配置的恒压差变新风量净化空调机组也是一项节能的选项。

表 3-2　一次回风与二次回风方式的比较

| | 一次回风方式 | 二次回风方式 |
|---|---|---|
| 特征 | (1) 回风仅在热湿处理设备前混合一次。<br>(2) 可利用最大送风温差送风,当送风温差受限制时,利用再热满足送风温度 | (1) 回风在热湿处理设备前后各混合一次,第二次回风量并不负担室内负荷,仅提高送风温度和增加室内空气循环。<br>(2) 相同条件下与一次回风方式相比,可节省再热热量 |
| 适用场合 | (1) 可用于最大送风温差送风的舒适性空调。<br>(2) 室内散湿量较大(热湿比小)的场合。<br>(3) 冷水进水温度较高时(无法满足机器露点控制) | (1) 送风温差受限制,不允许(不能)进行再热时。<br>(2) 室内散湿量较大(热湿比小),用最大送风温差送风的送风量不满足要求的换气次数时。<br>(3) 对室内有恒温要求的场合,可采用固定比例的一、二次回风,辅以调温用的再热器;对室内参数控制不严的场合,可采用调节的一、二次回风比 |

## 6. 在室内设置自净机组

在无菌空间,高效过滤器设置在自循环机组送风口上,室内空气靠自循环机组不断循环而提高了洁净程度;在手术室内设置自循环的送风装置,是一项局部控制无菌无尘的手术区域的有效措施,可以尽快、就地排走手术区域内的菌尘,大大降低系统送风量,有效减少系统输送能耗。这种设计已在国内成功用于Ⅰ级、Ⅱ级洁净手术室,与采用传统集中式净化空调系统相比,大大降低了能耗。也可用于手术部其他房间,但要注意自循环机组送风气流对系统的送风气流的干扰而影响控制效果。因此,对气流分布要求很严的高度无菌空间不宜在室内设置自循环机组,应将循环机组设置在室外(如洁净手术室)。《综合医院建筑设计规范》(GB 51039—2014)允许在一般手术室内设置自循环机组,因为对一般手术而言悬浮菌对术后感染已影响不大了。

## 7. 最佳系统设计与配置

最佳系统设计与配置是指投入设备与材料降到最小的节能技术。2013 版《规范》强调手术部是一个受控环境,手术室温湿度的合适控制是重要的节能措施,提出湿度优先控制理念。高湿度不仅增大人体发菌量而且还会引发微生物繁殖,而相对湿度控制在 50% 左右是各种微生物生长的最不利环境。因此可以说,高湿度就是引发感染的主要因子,或者说实现无菌环境关键就是湿度优先控制,室内湿负荷就能优先被新风带走,再靠循环机组控制室内显热负荷,这样就能从系统层面上实现湿度优先控制。这样循环机组不仅在夏季等湿降温,而且冬季也不加湿,这对无菌环境控制十分有利。

对病患短时停留的医疗用房,如手术室,2013版《规范》将设计相对湿度的下限降至30%,这大大降低了系统中耗能大的蒸汽加湿设备的加湿量与加湿时间。

由于各级洁净手术室新风量较大,机器露点不低,且存在一个对各手术室均合适的新风集中处理的终状态点,因此"湿度优先控制"较为节能。当然这套控制理念不适用室内湿负荷变化较快、发湿量很大的场所。另外,对空气传染隔离病房,为彻底消除盘管表面、凝水盘与凝水管路等处的滋菌隐患,必须强调末端机组无凝水。为了保证末端机组的干工况运行,必须随时控制盘管表面温度高于室内露点温度。但是对于无菌程度较高的手术室或其他场所没有必要强调循环空调机组无凝水,那样反而造成空调冷冻水系统布置、控制及运行所带来的许多困难。

## 8. 合适的室内控制冗余度设定

室内控制冗余度设定取决于医疗风险与防感染控制要求,控制冗余度常常表现在室内控制参数上。Ⅰ级洁净手术室手术环境的控制冗余度当然比Ⅳ级手术室的高。冗余度的确定原本是医疗工艺人员的事,有时暖通空调专业也不得不介入。根据冗余度要求合理设定医疗所要求的无菌水平、温湿度、压力控制值及换气次数等参数对降低整个系统的能耗至关重要,因为系统的送风量与新风量、空气过滤级数与过滤器效率、系统配置与控制要求均取决于这些参数的设定。

2013版《规范》利用主流区理论合理对洁净手术室分级,将国外无菌手术室的两个级别细分为四个级别,又与一般手术室进行了协调,降低了冗余度以及空气过滤、新风量、换气次数和正压等要求,为了正确确定这些参数,暖通空调工程师必须了解感染控制机理与医疗过程,还应该根据功能科室的特点考虑运行工况,预测其能耗平均水平,才能有针对性地提出节能措施。

## 9. 空气过滤器节能措施

空气过滤器是净化空调系统主要组件,空气过滤器在对流经气流除菌除尘的同时,对流经气流也产生阻力。一般来说,空气过滤器效率越高对流经气流的阻力也越大。高效过滤器是关键组件,阻力最大,位于手术室净化空调系统的送风末端。高效过滤器的阻力极大地影响着净化空调系统的能耗。2013版《规范》降低了对末端空气过滤器效率(最低可以用高中效过滤器)要求,并要求末端过滤器的使用风量不大于其额定风量的70%。2013版《规范》还强调"在满足过滤效率的前提下,应优先选用低阻力的过滤器或过滤装置",这为有效降低能耗创造了有利的条件。

值得注意,2013版《规范》对末级过滤器的定义是从医疗环境控制的工程措施的角度出发,明确规定了工程上实用的$\geqslant 0.5 \mu m$粒子作为分级用的检测气溶胶。按照美国标准 IEST-RP-CC001 将高效过滤器(HEPA)定义为从空气中去除99.97%的粒径为$0.3 \mu m$颗粒的空气过滤器。而我国《高效空气过滤器》(GB/T 13554—2008)定义的高效过滤器是用于进行空气过滤且使用 GB 6165 规定的钠焰法(相当于$\geqslant 0.3 \mu m$)检测,过滤效率不低于99.9%的空气过滤器。而规定Ⅰ级洁净用房的送风末级过滤器的最低效率是99.99%($\geqslant 0.5 \mu m$),并非为十分典型的高效过滤器,折算下来相当于最低等级的高效过滤器。而Ⅱ级洁净用房送风末端为效率偏高的亚高效过滤器,Ⅲ级洁净用房的送风末端为最低效率的亚高效过滤器。至于Ⅳ级洁净用房的送风末端为中效过滤器,就像我国《民用建筑供暖通风与空气调节设计规范》(GB 50736—2012)中第7.5.10条规定的舒适性空调系统应采用粗中效两级过滤。如表3-3所示。

表 3-3　末级过滤器或装置的效率

| 洁净手术室和洁净用房等级 | 末级过滤器或装置的最低效率 |
| --- | --- |
| Ⅰ | 99.99%($\geqslant 0.5 \mu m$) |
| Ⅱ | 99%($\geqslant 0.5 \mu m$) |
| Ⅲ | 95%($\geqslant 0.5 \mu m$) |
| Ⅳ | 70%($\geqslant 0.5 \mu m$) |

## 10. 变新风量、变送风量节能措施

我国地域广袤,纬度跨度大,几乎各种气候带都有,2013版《规范》允许采用全新风直流系统,或可全年变新风量运行,或可在系统运行的不同时间段根据实际需要变化新风量。但手术室湿度、洁净度控制严格,并非我国所有地区均适合全新风或变新风空调,一定要进行经济技术分析,而且在变新风过程中务必注意压差控制,维持有序梯度压差不变。由于手术过程中对手术环境控制要求不同,术中过程与术前准备及切口缝合后期间要求不同,允许手术室根据手术过程要求改变送风

量以降低运行费用与能耗,但要注意手术室局部送风装置变风量是以不降低2013版《规范》规定的截面风速为前提,送风装置的变风量只能改变送风面积,不能因变风量而改变送风装置的截面风速,致使手术环境控制失效。

当前的送、排风间热(冷)回收装置的性价比已经达到较为合适价位,可以在医院中积极推广全新风空调系统。相比于传统的可回风的混合式空调系统,全新风空调系统可较大地降低送风量,省去了再循环风及其相应管路、高效过滤与空气处理,区域(室)内致病、致敏、气味物质能直接排除,不会进入系统再循环,极大地消除了感染的风险,有效保障了医疗环境良好的空气质量。考虑到我国国情,2013版《规范》强调必须通过对当地环境和气象条件、冷热源、热回收等方面的经济和技术比较,认为合理时方可采用。

## 11. 冷热源形式选择

从可持续发展的定义出发,认为节能问题不是简单的提高效率,降低能耗,而是合理利用能量。节能理念不是单纯抑制需求,而是从源头治起,要降低的仅仅是不可再生能源消耗,同时将对环境的影响降低到最小。

以大型医院为例,传统的冷热源设计(图3-1)大多采用冷水机组(多为压缩式)与锅炉(多为蒸汽)组合,由冷热源集中供给各功能区域所需的媒介(水、汽、制冷剂等)。这种集中式冷热源供给系统的媒介与温度是以控制参数要求最高的关键区域而设定的,或者说设定最高能位的冷媒与热媒。如冷媒为7 ℃(或更低)冷冻水是为湿度控制设定,高压蒸汽热媒是为医疗工艺或灭菌需求而设定,对于要求较低的区域则可采用调质(如将蒸汽变为不同温度的热水)或调量(如变流量)等措施进行运行调节。这种传统冷热源的配置是以特定区域为设计对象,尽管可以选用高效冷热源、提高其系统效率,但一方面冷冻机组放出非常可观的废热量,另一方面又使用大量能源烧蒸汽,或者说冷源热源一侧为对象服务,另一侧放出废热,由此可见不可能真正实现有效的节能降耗。另外,传统设计理念是以各个特定空间为控制目标,向各控制目标输入合适的冷、热媒介(如空气、冷热水、蒸汽等)来实现的,同时产生废热、废水、废气。而传统设计理念的节能措施是由各个专业从自己角度提出的,不可能形成综合措施。即使采用最先进的技术、使用最高效率的设备,提高能源使用效率,最终降低的能耗、减少废热排放效果还是有限的。

大多传统冷热源可被视为有限的、不可再生的能源。经过100多年来的持续努力,传统冷、热源的能效不断提高,如今想再进一步提高能效已很困难。如果从

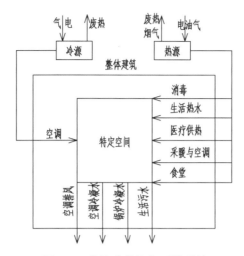

图 3-1　传统冷热源与系统设计

另一种思路考虑,利用热泵的热量提升能力,即消耗一部分自身能量去转移热量。如在热泵两侧各设置一水环路,若将热量从一侧水环路转移到另一侧水环路,一侧水环路变成冷冻水,而另一侧水环路变成温热水。原本两侧是常温水,对外没有温差就没有能量。而两侧的热量一旦转移,两侧水均具有能量了。这热泵就成为"能量提升机"。一台机组可同时供温热水和供冷冻水,没有废热排出,这也可叫冷热源一体机,或称四管制的冷热源机组。为了统一命名,则称之为多功能四管制热泵。这样就化 1 份转移热量的能耗可以得到 7 份至 8 份的冷热总量,机组性能系数(COP)自然很高。如果能真正充分利用两侧的冷热水,最大可能减少向室外排放多余热(冷)量,这样就降低了与室外气候状况的依存关系。当两侧冷热量全部利用起来,不再向室外排放,此时就机组能效与室外气候状况无关,节能降耗成效达到最高。

这不同于常用的热回收机组,热回收机组仍然是冷源,只不过侧重点在回收废热,难以在冬季应用。而多功能四管制热泵是将冷热源合为一体,全年同时供冷热水,随时自动保持平衡,保障机组正常运行。

当然,这种供能方式的制约条件是两端制冷量和供热量必须是匹配的。从设备制造商角度来说,必须使设备在任何工况下保持两侧冷热平衡,保持设备稳定运行。或者说,只要设备一侧出现不平衡,不足的一侧就立即将多余的热或冷排放到大气中。这点从理论上讲很容易实现,但真正能做到这点的设备厂商不多,克莱门特公司的能量提升机在两侧形成独立冷剂环路,串联一个风冷换热器进行切换,自动平衡冷热量,是一个很好的解决方法(图 3-2)。

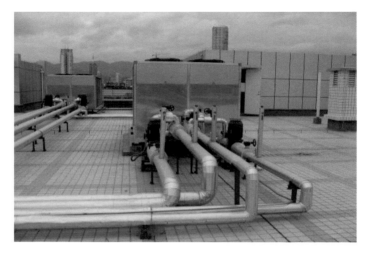

图 3-2    多功能四管制热泵安装图(克莱门特捷联制冷设备(上海)有限公司提供图片)

要真正有效地节能,必须改变过去传统的冷热源设计方法。从系统设计角度考虑,为充分发挥能量提升机的效应,就要从全年平衡能量提升机的冷热两侧能量这一点出发去考虑。由各个专业相对独立为特定功能科室进行设计(图 3-3),转变成综合各个专业以整幢建筑为控制目标进行设计(图 3-4),计算各种功能区域的用冷、用热量,规划整个建筑用能,并创造条件去均衡冷量与热量,以达到最佳节能效果。由于从整幢建筑着手保持各用能系统之间的平衡,能源的利用效率显著提高,才可能将不可再生能源的消耗降低到最少。为了保证整幢大楼设施系统的有机组合与正常运行,综合各环节的节能措施,全面、有机地统筹安排,保证建筑物整体的能源利用效率最高,建筑的能源管理显得十分重要。

能量提升机同时供热供冷,为实现四管制系统提供了良好的条件。为实现能量提升机两侧冷热量平衡,就需要在夏季创造用热量,在冬季创造用冷量。以大型用能单位为例,其体量大、空调内区大、全年能耗高,室内温湿度、洁净度、压差等参数控制要求严,常常需要全年供冷。同时全年供热量大,在室内环境控制方面,系统设计者可以用四管制、采用一次回风再加热系统,不仅可以精确控制室内温湿度,而且能提高机器露点、用热水作为再加热的热源,为夏季用热量创造了条件。相对于二次回风系统来说,也提高了室内环境控制质量,尤其是在我国东部地区过渡季节。由于冷热水出于同一机组的热量转移,再加热量不需要消耗其他额外的能源(如电),因此采用一次回风再加热的控制模式,不仅可靠、机器露点提高,反而

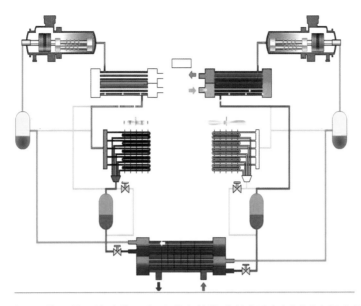

图 3-3　多功能四管制热泵的独特环路（克莱门特捷联制冷设备（上海）有限公司提供图片）

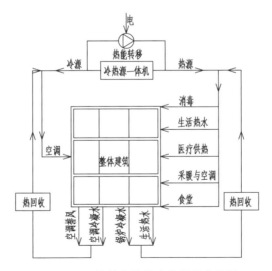

图 3-4　用能单位整体冷热源综合设计

成为节能的控制模式。另外，生活热水、锅炉进水预热等都是增加用热量的措施。在冬季，空调内区依然需要供冷和工艺所需的冷却水等，甚至厕所用水先冷却再冲刷，有利于臭气控制，这些都是冬季增加用冷量的措施。在国内外用能单位已有不少成功的案例，节能量十分可观。

手术部节能的重点在于冷热源形式的选用，多功能四管制热泵近年来也大量应用于大型手术部。多功能热泵机组能够在蒸发器获得冷水的同时，从热回收器获得冷凝热加热热水，不平衡部分通过辅助换热器排放。由于可同时获取冷冻水和热水，很方便实现四管制。我国大多医院手术部体量较大，又常设外走廊，手术室处于空调内区，冬季也需要供冷。全年需要供热。所供热水除了用于空气处理外，也可用作手术人员术后洗浴与器械清洗。通过手术部布局以及全年运行工况分析，从能量的综合利用角度考虑，用好多功能四管制热泵，才可以有效节能降耗。近年来工程应用与手术部实际运行证明，优质多功能热回收热泵不仅能胜任手术部环境控制，而且节能效果可观。

但是传统的手术环境的节能措施，特别是暖通空调领域节能降耗，均着眼于从能源系统、输送系统、空气处理系统、控制系统等方面尽可能去提高能源效率。如今所有的节能措施似乎人人皆知了，这些仅局限于提高能源效率的节能技术的创新有限，要大幅度降低能耗的有效措施甚至可以说已穷尽了。如果囿于洁净室传统观念，就无法充分理解或执行2013版《规范》，也无法进一步实现手术室节能降耗。相反，如果跳出"提高能源效率"等传统的节能理念，进入"非能源效率（Non-energy efficiency）"的节能思路，也许给我们提供更广阔的节能思路与路径。

## 第三节
## 手术室节能——提高非能源效率

维持医疗环境的能耗是医疗机构能耗中所占的最大份额之一。由于医疗环境的控制宗旨除了维持室内空气质量与热舒适外，最重要是保障医疗过程的顺利进行，并使感染风险处于受控状态，特别是手术环境，谁也不敢掉以轻心。手术环境已成为能量消耗强度很高（Higher Energy Use Intensity）的场所，是国内外共同关注的议题。

所谓"非能源效率"是指不直接通过提高能源效率的途径来降低能耗。如通过改革生产工艺、提高生产效率；通过合理的工艺环境控制、调整控制参数，保障生产工艺；通过改善空气品质（包括热舒适）提高员工的工作效率等措施来降低每件产品的生产能耗等措施。如今先进的技术与高科技装备向医疗行业转移的速度已达到前所未有的程度,现代手术室已经成为高科技场所,这些常用于高科技企业的"非能源效率"节能措施值得我们在手术室节能领域进行探索。

"非能源效率"的节能理念与实施,不断冲击着传统的医疗模式,甚至医疗体系,同时也对传统的暖通空调提出新的挑战,需要从理论上与具体实施上解决前所未遇的许多新问题。也可以说为暖通空调在医疗领域发展提供了新的机遇,开辟了新的途径。

合理设定手术部用房的技术指标与参数是净化空调系统的容量、系统配置与控制要求的依据。

本节就"非能源效率"的节能思路与相应的暖通空调设施系统对策进行探讨。

## 1. 非能源效率节能措施的评价指标

要开发非能源效率节能措施,首先要解决节能的评价指标。现代手术室的室内配置的医疗装备与相应设施系统增多、容量加大、控制要求提高,在我国医疗科室特别是手术室的能耗持续不断地增加。面对这一必然的发展趋势,如果仍将"手术室能耗"作为手术室的唯一评价指标,现代手术室节能无法进一步发展。然而,我们应该看到作为现代手术室,随着诊疗技术的进步、设施科技含量的提高,手术质量提升、效率提高、感染率降低,治愈率提升,病患受到的伤害会更小,康复会更快。如果现代手术像高科技产业一样,充分发挥高科技设施的优势,在质量提升的同时提高效率,就可以有效降低每次手术的成本。因此,如果以"每次手术的成本与能耗"作为评价指标,就为发展"非能源效率"的节能措施创造了条件,成为现代手术室节能的最佳对策之一,可以取得多赢的局面。这一评价指标的实质是将传统的医疗科室总投入或总能耗,转变为每一独立医疗过程的成本或能耗,以体现出非能源效率。这每一独立医疗过程,可以是每次手术或每个手术周期等。

## 2. 改革医疗工艺降低手术能耗

在我国,一谈到手术室发展就会被一大堆"云计算、大数据、互联网、人工智能"等高配的时髦语句所笼罩,似乎一体化数字手术室、智慧手术室、增强现实手术室和自主机器人手术室等代表着手术室发展趋势。其实,现代手术发展一直遵循"以最小的手术伤害达到最佳的手术效果"的宗旨。自 19 世纪 40 年代形成的外科手术,就是一种开放手术(或称解剖型手术),是由手术技术、麻醉技术与感染控制的进步不断推动着外科发展。具有标志性的是全关节置换与器官移植手术，开发了层流手术室，有效降低了当时造成手术失败的关键因素——手术部位感染，但运行能耗急剧上升。

2013 版《规范》认为节能首先从医疗工艺入手，合适的医疗工艺是节能的前提，为此 2013 版《规范》增加了"洁净手术部医疗工艺流程"一章，提出手术部环境控制质量与节能降耗源自工艺改革与良好的设计（Quality by Design）。

近年来，真正改变传统的开放手术是微创手术，被称为外科手术的革命。微创手术无须开刀，只需在病人身上开 1～3 个 5～10 mm 的匙孔。具有创伤小、时间短、恢复快的优越性，大大降低了对手术环境控制的要求，在我国得到了极大的发展。从内镜、腔镜、介入技术，发展到介入超声技术和介入放射技术等方式等在人体内施行手术。如今已深入外科手术的各种领域，促进了介入器械、术中成像、精密立体定位及数字化信息系统等技术与装备的发展。DSA 介入、多功能复合手术、机器人辅助腔镜手术等均基于微创手术发展起来。复合手术将介入医学、外科学和影像诊断学三大技术的结合，配备了现代诊断装备（DSA，CT，MRI 等）、先进的微创手术器械与一体化数字平台，在同一处、同一时段综合实施，一站式（one-stop）高质量、低风险地完成了复杂手术，提高了手术效率、降低了手术能耗。由于以微创手术为代表的技术革命，手术环境控制从过去超百次换气的近乎全室的层流送风，变为现在只需要 20 次换气甚至 15 次换气的局部送风。而且相应的净化空调系统的热负荷变小、控制要求降低、无需 HEPA 过滤器，系统能耗的降低何止 30%。

微创手术已进入外科各个领域，微创手术类型与装备也各不相同，发展相应的最佳手术环境控制是暖通空调的一个新课题。由于微创手术在手术过程中需要医学信息系统随时调用病患自身的、手术切片的病理报告等各种相关信息，要求的医学影像信息系统以高性能服务器、网络及存储设备构成的硬件支持平台，以医疗影像的采集、传输、存储和诊断为核心，将集影像采集传输与存储管理、影像诊断查询与报告管理、综合信息管理等集成于一体的数字化综合应用系统。暖通空调工程师要将这手术环境控制系统无缝融合在这一数字化平台中。

### 3. 提高手术量次降低每次手术能耗

我国医院建设的规模与建造的速度已名列世界前茅，超大规模的洁净手术部在国内也已屡见不鲜，但仍然不能满足日益增长的医疗需求。反观发达国家，已不再像过去那样大量新建或扩建医疗设施,而是充分发挥既有医疗设施的效能。提高手术效率,缩短手术时间,加快手术周转率(Turnover Time),提升手术室的使用率(Operating Room Utilization),加大手术量次(Surgery Throughput),已成为降低手术成本与能耗的最佳对策。对于我国这样的后发展国家,应汲取他国发展过程中的经验教训,尽快将手术室设计与建设从以感染控制为导向的平面布局转移到提高医疗效率的方向。传统的平面布局从区域感染控制理念出发,分为一般区域、非洁净区域、洁净区域,或分为非限制区、半限制区、限制区。遵循《洁净室及相关受控环境——第 4 部分:设计,建造和启动》(ISO 14644-4—2001),要求洁净区域处于非洁净区域之中,并需从非洁净区进入洁净区,使得洁净手术部的体量加大。并按手术室与其他科室、医护与患者、人流与物流及洁物与污物分离的原则,形成了双通道、多通道等多种极为复杂的布局形式。医护人员进入需要仔细辨别所走通道与目的地。

要提高手术量次,加快手术周转,必须简化手术部布局,布置快速通道,优化流程,尽可能减少不必要的人流与物流。如美国发展以无菌物品储存为核心的新型"中心岛"模式;欧洲发展沿快速通道布置带前室的手术室模式;日本发展出新型单通道布局模式等以提高手术效率为中心的平面布局。其特点是设置中心快速通道、方便人员流动、加快周转和加大手术的量次,以降低医疗成本。针对新型平面布局暖通空调相应的系统划分与控制成为新的研究课题。

发展以提高诊疗效率为中心的平面布局的最大障碍是如何分流洁物与污物以及避免交叉感染的问题,其中厢式密闭箱车(Case Cart)是一个较为有效的对策。厢式密闭箱车是一种气密性运输车辆,如果厢式密闭箱车从消毒供应中心将无菌物品运输到手术部无菌核心区,回程时进入手术室将污染物品密闭装运后再返回消毒供应中心。由于物品均密闭在厢式密闭箱车内,这对平面布局来说不存在洁物与污物的概念,或者说整个平面布局不存在污物与洁物的流线,也就不再需要洁、污物分流的通道,简化了平面布局。暖通空调系统需要对这平面布局增加厢式密闭箱车的集中放置区域与物流的通道进行相应的控制。

## 4. 改变手术实施方式降低每次手术的能耗

自手术实施以来,手术都是针对特定病患的身体状况与病症特性制订方案并实施个性化手术,切除病灶或修复身体上的缺损,以恢复或改善身体的功能。自 20 世纪 60 年代开创的全髋关节或全膝关节置换手术,发展到 90 年代这项手术技术已经十分成熟,变为单一、重复、再手术率低和标准化的手术过程。同时,要求全髋关节或全膝关节置换手术的病患越来越多。为了提高手术的效率、降低手术成本,解决缺少有经验的外科医生和麻醉医师,最初尝试在结构上完全开放的大空间内设置两个及以上的手术区域,称为通仓手术室(Barn Operating Room)。在这一大空间内同时进行的多台手术,但不是各自独立进行,而是在高级外科医生和麻醉医师指导下进行的单一、重复、标准化的手术过程。从个性化手术演变到工业化的标准化操作,加快了手术的速度,大大降低每次手术的能耗,这是手术实施方式上的革命。据英国医院的统计,通仓手术室使手术量提高了 40%,而且受控的手术环境面积缩小。如在德国汉堡海洛斯医院(Helios Endo Klinik Hamburg)手术部中的 160 m² 面积通常只能布置 3 间标准手术室,而用作通仓手术室,内部可设 4 个手术区,使医院能更快、更省能、更安全、更有效地为更多的患者实施置换手术。通仓手术室相对于 4 间手术室来说,空调面积小了,还省下 6 堵墙的建筑围护传热的能耗。英国报告 2010 年通仓手术室的术后感染率仅为 0.3%,远低于英国年平均感染率 1% 的水平。近年来,通仓手术室已经成为一种新的发展趋势。

通仓手术室在我国实施尚有许多问题,国外医院建设标准或指南及我国 2013 版《规范》均未涉及。既能保障各自主送风装置对手术环境的有效控制,又要避免一个大空间内 4 台手术的主送风装置互相干扰。对暖通空调工程师来说,有机、合理地配置室内的各种风口(新风、送风、回风与排风),以形成室内良好的气流组织,才能实现大空间内手术环境有效控制。通常,前期设计往往凭借设计人员的以往工程经验,相应的设计规范与类似工程的信息做出判断。经验型的设计可能会臆想出多种设计方案,难以评价方案的优劣。经验型的设计可能会出错,尤其对先前没有遇到的案例。我们依据循证设计在完成对相关文献进行系统评价(System Review)以及实际工程的考察,经过优选与评价建造了 1∶1 的实体模型。在完成了对实体模型各种变换工况的实测,将实测数据与结果校验了 CFD 仿真模拟,修改模拟边界条件,进一步完善模拟,提高了模拟精度,已提交了通仓交融手术室工程设计方案与设计参数。期待着实际工程的验证。

## 5. 改变手术的医疗模式降低手术周期的能耗

如果从病患的手术周期(从收治入院到术后康复出院)来说,日间手术(Ambulatory Surgery, One-day Surgery, Same Day Surgery)无非是一种高效率、低能耗的医疗模式。所谓的日间手术是将原来需要住院完成的手术将在院时间缩短至 24 小时以内。日间手术最早是由英国内科医生 James H. Nicoll 提出,后来在美国与欧洲得到推广,20 世纪 90 年代进入中国。各国都在大力推广日间手术,已发展成为日间手术中心或日间手术部。在国际上一些率先推广的国家,日间手术占择期手术比例已经高达 60% 以上,英国和美国更是高达 80%,而且都颁布了相应的指南。

日间手术不是门诊手术,是从住院手术分离出来,且涉及的病种较多,从普外到较复杂的手术,目前我国正大力促进开展技术难度大的三级或四级的日间手术。医疗技术发展,使得过去在住院洁净手术室开展的许多手术现在可以在一般手术室中开展。因为日间手术周期更短,待院时间(或耗能时间)是以小时而不是以天计算。简化了流程化的管理模式,减少人员配备,更有效地使用手术室装备和设施系统,大大降低手术周期总能耗,提高手术效率,将住院设施资源留给更复杂和紧急情况需要手术的患者。

尽管我国卫健委已颁布了日间手术管理导则。但由于缺乏"日间手术中心(部)设施的建设标准",许多日间手术中心(部)设施的建设只能参照 2002 版《规范》。由于该规范不符合日间手术中心(部)特点与要求,不适应日间手术中心(部)发展与相应设施的规范建设。日间手术部不同于住院手术部,也不同于门诊手术,对流程的要求非常精细,术前检查、筛选、评估,术中麻醉技术的运用和手术人员的配合,术后安全性的确保等等。为了保障日间手术中心(部)良好运转,术后复苏室与手术室的配比数要高于目前所建的手术部。日间手术中心(部)通常需要一般手术室和洁净手术室。一个手术中心(部)同时存在一般手术室和洁净手术室是一个新课题。因为洁净手术室是区域控制理念,要遵循 2013 版《规范》的规定。而一般手术室仅要求单室控制,要满足《综合医院建筑设计规范》(GB 51039—2014)的要求。需要根据日间手术中心(部)的特点研究平面布局、人流物流流程、手术室与辅房配置,区域环境以及不同手术环境控制等问题,也给暖通空调提出了一个新的研究课题。为此,我们编制了《日间手术中心(部)建设标准》。

## 6. 降低手术环境控制级别、缩小手术部洁净区域面积减少环境控制能耗

高洁净度级别的环境控制系统能源消耗往往是整个手术部最大的能耗。在合理评估医疗与感控要求的基础上,缩小高洁净度级别控制区域面积,或降低环境控制洁净度级别,成为提高"非能源效率"的常用策略之一。要正确认识洁净手术室,2013 版《规范》一再强调洁净手术室"采用净化技术综合措施,从工艺、建筑、风、

水、电等方面减少潜在的外源性感染风险,有效地使手术环境受控"。手术室不等同于洁净室,手术环境不应照搬洁净室技术。

对于洁净用房 2013 版《规范》作出了新的规定,将刷手间、术前准备室、无菌物品存放室、预麻室、术后重症监护、精密仪器室、护士站及洁净走廊等原Ⅲ级洁净用房降低为Ⅳ级。原要求Ⅳ级洁净用房的手术室邻室和更衣室(二更)现为非洁净用房。取消了清洁走廊名称,只要在非洁净区内走廊均无洁净度级别要求。为此,缩小了手术部洁净区域的面积,并认为非洁净区、无洁净度级别的用房,并非一般用房无须控制,而是定义为无级别受控环境。这对关键医疗科室环境控制的节能有特殊意义,这可解耦洁净度级别、换气量、正压值,使得关键医疗科室环境控制的设计参数真正按需选择,有效地降低能耗。

在《综合医院建筑设计规范》(GB 51039—2014)规定的一般手术室,是无级别受控环境的医疗用房。以一般手术室为主配以必要的辅助房间形成的受控区域称为一般手术部,没有相应的洁净度级别要求。不同于洁净手术部,是用区域控制保障洁净手术室,而一般手术部是单室控制的概念,只须重点控制一般手术室。但一般手术部属于无级别受控区域,要强调人流与物流进出要求受控,人需更衣换鞋,无菌物品与医疗废物要进行管理,手术部内部设施易清洁、可消毒。要求不低于6 次的通风换气量,末级过滤器为高中效。一般手术室能耗要大大低于洁净手术室。如经过评估,将洁净手术室内进行的手术可以在一般手术室内进行,就能有效降低手术室运行能耗。

2016 年世界卫生组织(WHO)颁布的《预防外科手术部位感染的全球指南》明确建议"层流通风系统不应该用于降低接受全关节置换术手术的患者的 SSI 风险",推荐手术室通风系统送入经过滤的 20 次换气,保证热舒适与空气质量,并提供所需的正压。该要求相当于 2013 版《规范》中Ⅱ级洁净手术室,大大缩小了Ⅰ级洁净手术室的使用范围。2013 版《规范》也提出将甲醛、苯和总挥发性有机化合物(TVOC)浓度列为必测项目,将提高室内空气质量、消除手术烟雾作为控制目标之一。手术环境控制从主要防止病患感染转向了保障医务人员健康与舒适,这也是手术室空调发展的新动向。

以上这些信息为我们"非能源效率"节能提供了有力的法规依据。为此要提倡循证设计,只有建造真正适合所建医院的医疗与 SSI 控制目标的手术室与相应通风方式,才是经济、有效,才能真正降低手术环境控制能耗。暖通空调工程师应配合医疗专家与感染控制专家对手术环境进行合理评估,选择合适的手术环境控制参数,不仅仅涉及洁净度级别与无菌程度,还要考虑到室内空气质量。能在低一级别手术室进行的手术不进高一级别手术室,能在一般手术室进行的手术不到洁净手术室,能做日间手术不做住院手术,这为降低手术环境控制能耗创造了条件。

2013 版《规范》提出 4 个级别手术室意在便于选择,不是要求所有手术部建齐4 个级别的手术室。目前,手术部的实际工程多以Ⅰ级洁净手术室和Ⅲ级洁净手术室为主体,如果改为以Ⅱ级洁净手术室和Ⅳ级洁净手术室为主体,则可大大降低手术部造价与运行能耗。如果《日间手术中心(部)建设标准》颁布,则洁净手术室与一般手术室构成的组合手术部,也许成为手术部节能的新方向。

另外,通常手术室是从手术部位上方集中送风,应允许开发以 20 次换气为基础的非手术部位上方集中送风的新型送风方式,以及开发更有效地控制手术环境空气质量的净化空调系统又是暖通空调工程师的一项新任务。

## 7. 去机构化,改变医疗机构体制,降低或消除非医疗科室能耗

高科技不仅促使医疗方式的变革,而且也会渐进地改变医疗体制。欧美医疗体系中出现了"去机构化(Deinstitutionalization)"的发展趋势,值得我们关注。所谓"去机构化"就是将关键医疗科室从医院机构分离出去,独立运行,以缩小医院规模,降低非医疗的成本与能耗。如果将每次手术总耗能(即还包括为手术服务的所有科室的耗能)作为评价指标的话,则去机构化是最省能的医疗体系。

为什么传统手术室要在医院中才能正常开展?是因为需要一整套非医疗科室组成的医院管理体系才能保证各医疗科室正常运行,如感染控制、医疗与护理监控、血浆药品管理、诊疗化验设备、医疗耗材、无菌物品供给与医疗废物处理,以及病人档案(病历、影像与理化检验资料等)与财务管理等。用这样一套庞大的医院管理体系才能保障有序医疗进程与手术顺利实施,并在保证手术质量、降低感染方面呈现出巨大的优越性,但是庞大的医院管理系统的能耗很大,远远高于手术直接消耗的能量。

如今,在欧美病患的病历、影像、理化检验与治疗等资料数字化,病人档案网络化,只要病患授权就可即时从任一卫生医疗机构的病患档案库调出档案;微创手术的发展使得手术风险与感染率大大减少,感染控制主要集中在接触感染(包括悬浮菌沉降诱发的接触感染);而目前无菌物品供给与污物处理又社会化,医疗耗材由专业公司直接供应;资金收支与税收都可以在网上操作,管理也十分简便,这些都使得大多手术不再依靠庞大的医院管理体系而独立运营。在这样的时代背景下,出现了一种新的医疗方式——办公室手术(Office-based Surgery),已经在欧美推广开来了。这种办公室手术从过去以医院为基地(Hospital-based)转换成以办公

室为基地(Office-based),是医疗系统的革命。为了保障独立运行的办公室手术的公用设施与能源供给,医疗办公大楼(Medical Office Building)应运而生。医疗办公大楼不同于普通的办公大楼,其具备公用设施冗余、能源供给充沛、物流简捷和物业服务质量高等优点,保证了办公室手术租赁医疗办公大楼脱离医院而独立运行,得到了极大发展。并颁布了办公室手术相应的指南、规范与验收标准等。

我国病历、影像、理化检验与治疗等资料数字化、网络化已逐步完善,医疗后勤也已社会化,医疗档案共享从理论上或系统设施上似乎没有问题。然而,目前我国医疗档案共享要从本院发展到全国医疗机构,就要涉及实验室认可、诊疗的互认、国家医疗管理体制乃至法律体系等一系列问题,阻碍了我国去机构化的推广与普及。以办公室手术与医疗办公大楼为代表的去机构化,以及相关的暖通空调设施系统与能源供给也应是我们今后研究的问题。

## 8. 结语

传统的暖通空调领域节能措施着眼于从能源系统、输送系统、空气处理系统及控制系统等方面去提高能源效率,但手术部节能措施受到许多因素制约,与暖通空调能耗相关的主要因素有:与高科技装备及配套设施系统能耗相关的热湿负荷,为保障手术与控制感染的医疗环境控制的能耗,手术部内不同区域的控制与有序梯度压差的实现,以及维持室内空气质量与热舒适环境的能耗等。一味降低与手术环境控制直接相关的能耗,或套用公共建筑的节能措施,也有可能给医疗与感控造成负面影响,而且节能措施的效果有限。从"非能源效率"节能思路出发,去提高手术效率、改进手术方式、改变医疗模式、改革医院体系及降低非医疗的能耗等措施,取得了多赢的局面,节能效果更大、节能途径更多。尽管不断对传统的暖通空调提出挑战,却也为暖通空调的发展提供了新的机遇。

工艺性空调除了受工艺因素制约,也受工艺发展而改变。可以说掌握了工艺发展的趋势,也就知晓工艺性空调发展的机遇。"非能源效率"就是基于医疗工艺进展去研发节能的措施,是节能降耗和提高能效的重要抓手。创新是节能和提高能效的根本动力,如果仍然局限于以医院与洁净手术部的传统模式搞节能,提高"能源效率"的一些措施,也许随时代的发展将变得黯然无色。

节能增效不仅仅是一项技术措施,只有从"能源效率"和"非能源效率"两方面综合考虑的措施才能持久推进节能增效,才能更有效地推动我国医院手术部的建设与发展。

第四章

手术环境控制技术发展与创新

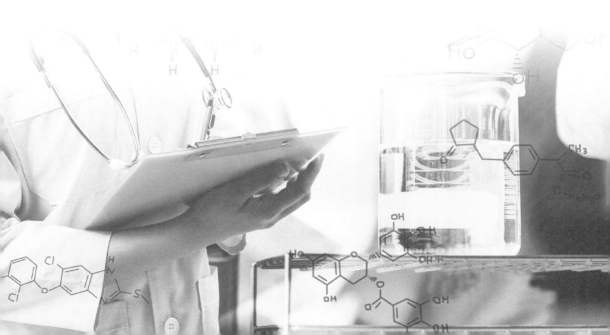

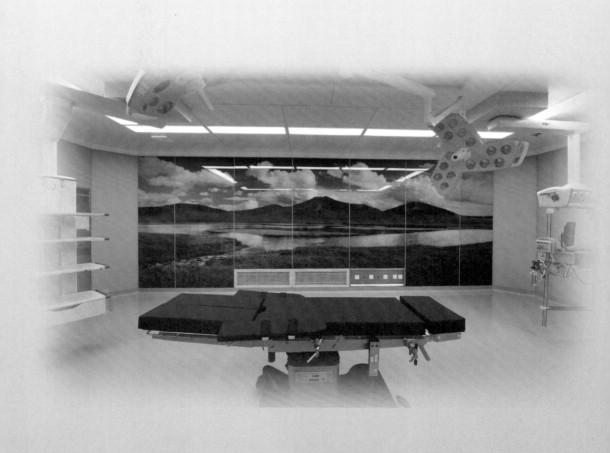

近年来,手术技术的一次又一次革命,先进的诊疗设备不断引用、推动着手术室设施持续发展。微创手术与无创手术不断地替代着开放手术,影像已成为手术不可或缺的手段,数字化、网络化、智能化赋能手术室,因此对手术室建设与手术环境控制不断地提出了新的要求,促进了手术环境控制技术发展,推动了手术室的创新与升级。

在开放手术、微创手术与无创手术共存的时代,各国为适应这种发展趋势不断提出新思路、新措施、新装备,不仅给我们启迪,也值得我们深思。手术室建设标准与规范依据着手术自身发展的需求而不时进行修订,改变了原有的医院建设标准的体系。尽管 2013 版《规范》已经颁布近 8 年了,但是 2002 版还依旧在执行,工程模式千篇一律,我国洁净手术室工程市场显得有些僵化。到底是资本绑架了市场,还是手术环境控制领域缺乏创新?

可喜的是,近年来在我国手术室建设与方面涌现出不少新事物、新模式,如通仓手术改变了我们传统的手术实施方式;多联手术室使得大开间手术室适合更多的病种与各类的医院(专利号 201910772043.4);日间手术改变了手术原有的医疗模式,缩小了住院洁净手术部规模,提高了手术量、降低了手术成本;无级别受控环境改变了我们的控制思路;宽口低速空气幕手术室不仅增强了送风装置抗干扰能力,而且能同时满足手术医护、麻醉师与患者的温湿度需求(专利号 2020113693901);手术环境变风量变级别改变了手术室的传统运行方式(专利号 ZL 2013 10207660.2)。控温辐射手术室将送风从调控室内温湿度变为实现最佳无菌区域手段(专利号 202010063365.4),恒压差变新风量配置不仅仅提高了节能效应而且增强了手术室抗疫能力(专利号 201911009554.7);柜式组合手术室同时实现板壁与装备模块化的结构(专利号 202010000955.2)实现了板壁与装备随意按需组合。在鼓励创立 5G 于医疗健康领域应用场景之际,发展了基于 5G 无线数字化手术室(专利号 202110448904.4),继而开发了以人工智能为核心技术的手术室监控与追溯装置,可以全方位、全过程对所有数据的记录、存储进行可追溯与分析,这对优化手术室人员行为、提高手术操作、降低手术部位感染以及不良事件有革命性的意义。

在手术室节能降耗的基础上,不断推进"非能源效率"节能措施,这比传统提高

"能源效率"的节能途径更多，节能效果更大，更易取得多赢的局面。

我国手术室建设的进步，不少具有自主的知识产权，不少具有国际领先水平。我国庞大的手术室建设市场，我们的工程实践以及取得的经验教训在世界上是无可比拟的，必将会推出越来越多的新思维、新方式、新措施和新装备；建造出更多合理、合适、合规的手术室，有力地推动我国大健康事业的发展。

## 第一节
## 变级别、变风量的洁净手术室

2013版《规范》依据医疗用房分级再将手术部用房分成4级，但定义有所变化。2013版《规范》规定符合Ⅰ级洁净用房的手术室仅涉及重大手术风险，如用于假体植入、某些大型器官移植、手术部位感染可直接影响生命及生活质量等手术。将符合Ⅱ级洁净用房的手术室定位为涉及较大手术风险，适宜深部器官、组织及生命主要器官大型手术；符合Ⅲ级洁净用房的手术室定位为涉及一定手术风险，则适宜于其他手术。而符合Ⅳ级洁净用房的手术室定位为仅涉及较小风险，适合感染类和重度污染类手术。可见前面三级是保护性手术室，最后一级有感染源的手术室。2013版《规范》定义4个级别手术室意在便于不同地区、不同的医院在建设洁净手术部时，根据医院实际情况做合理选择。除了高水平的三甲医院外，一般综合医院宜采用最适宜的两个级别手术室，以保证在实际运营中始终保持这些手术室最高使用率。但考虑今后的发展，很多医院还是愿意在建设洁净手术部时考虑几间Ⅰ级洁净手术室。

2013版《规范》对2002版《规范》作了较大的改动，提出一些新概念、新要求与新措施，特别是提出了"手术部建设要有利于提高医疗效率"和"节能运行"的要求。近年来，提高手术室使用率、加快手术周转、减低手术成本与能耗已成为手术室建设发展的一种趋势。国外为提高手术室使用率，强调其通用性，已不太强调设计专用的手术室，而是强调高一级手术室必须能够适用实施低一级手术。如德国，新建成的手术室大多建成最高级别手术室。不能因为是普通手术不让使用高级别手术室，而使其闲置。只有及时、有效、最大限度地（包括昼夜）使用，才能实现它的价值。但是我国像国外一样都建成最高级别的手术室来提高手术室的使用率，是不符合我国国情的做法。

　　众所周知，Ⅰ级洁净手术室的面积大、设施好、造价很高，运行费用大，而对一般综合医院的关节置换、器官移植等高风险手术量不多，往往会造成Ⅰ级手术室使用率不高。而Ⅲ级一般洁净手术室实施普通外科手术，每天手术量爆满，手术室常常不够使用，病患如需普外手术只能排队，有时因等候时间过长而延误病情。同样情况，在医院的门急诊部因医疗需要会设置Ⅲ级洁净手术室，而急诊大量出现的是污染类手术，如交通、火灾及工矿事故引起的创伤性手术、急救手术需要在Ⅳ级手术室，只要有一起较大事故，医院既有的Ⅳ级手术室数量有时就难以应付。在我国如将普通手术甚至污染类手术在高级别手术室内进行，则运行费用会很高，普通病患将难以承担。

## 1. 2013 版《规范》的新要求、新对策

　　2013 版《规范》提出的新要求涉及一个问题，要提高手术室的使用效率，必须要扩大医疗设施使用范围。其关键在于：可否按照实际手术需求变换手术室的级别？可否用最简便、有效的方法，将洁净手术室随意从Ⅰ级变换到其他低级别？

　　2013 版《规范》要求："Ⅰ～Ⅲ级洁净手术室内集中布置于手术台上方的非诱导型送风装置，应使包括手术台的一定区域即手术区处于洁净气流形成的主流区内。"非诱导型送风气流是 2013 版《规范》的新定义，2002 版《规范》称为低湍流度的置换流。2013 版《规范》规定了不同级别洁净手术室的性能参数与 2002 版《规范》有所不同。由此可见，手术室的级别主要是由手术室的送风量与集中送风装置的面积所决定。另外，手术室送风装置采用的是局部非诱导型垂直送风气流，不是普通风口送出的湍流气流。在满足要求的送风量外还需要维持最小截面风速（一般不能低于 0.15 m/s），才能达到手术环境控制要求。这就是说，采用传统的变风量思路与措施无法实现手术室变级别运行，因为随送风量变小，截面风速也随之变小。当低于最小截面风速，由于不能保持非诱导型送风气流特性，也无法保证手术切口区域要求的洁净与无菌的水平，导致手术环境控制失败。因此要变化送风量又要维持截面风速不变，唯一的方法就是改变送风面积。

　　我们可将Ⅰ～Ⅲ级洁净手术室的集中送风装置面积做一比较（图 4-1），可以看出不同级别的送风装置送风面的长度是一样的，不同的是宽度。如Ⅰ级与Ⅱ级洁净手术室的集中送风装置送风面相比，每边相差 300 mm。Ⅰ级与Ⅲ级洁净手术室的集中送风装置送风面相比，每边相差 500 mm。而Ⅵ级洁净手术室不需要集中送风。

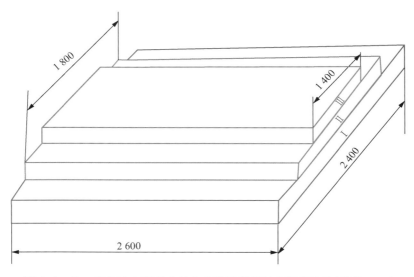

图 4-1　Ⅰ~Ⅲ级洁净手术室的集中送风装置最小面积比较(单位:mm)

　　这就为我们提供了一条解决问题的思路,如果将洁净手术室的集中送风装置的一个送风箱体拆成三个独立送风箱体,就可完美地解决了这一难题(图 4-2)。如将Ⅰ级洁净手术室的送风装置(2 400 mm×2 600 mm)分为三个箱体,中心箱体符合Ⅲ级手术室送风装置(1 400 mm×2 600 mm),在宽边两侧各增加一个箱体(500 mm×2 600 mm)。当然,中心也可以是Ⅱ级手术室送风装置的箱体(1 800 mm×2 600 mm),在宽边两侧各增加一个箱体(300 mm×2 600 mm),同样成为Ⅰ级洁净手术室的送风装置。

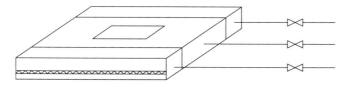

图 4-2　洁净手术室带三个箱体的集中送风装置

## 2. 实施新型变级别、变风量手术室

　　该变级别、变风量的Ⅰ级手术室实例的送风装置分为三个独立箱体,由中心箱体为 1 400 mm×2 600 mm,在两侧各为 500 mm×2 600 mm 箱体。该手术室的

空气处理机组将送风总管分成三路送风管道,分别送入送风装置的三个箱体。每路送风管上设置定风量装置,并将风量固定在所需的风量,以保证整个送风装置的截面风速均匀。每个定风量装置设双位控制,实施送风状态与关闭状态的切换。由于是送风装置是三个箱体,不同于一个箱体,要维持均匀的截面风速并非易事,必须要选择高性能的定风量装置才行。该实例的成功实施是采用上海某公司的文丘里定风量装置。由于是压力无关型的高精度定风量装置,不会随过滤器积尘等因素改变风量,才可能长期维持均匀的截面风速。如图 4-3 所示。

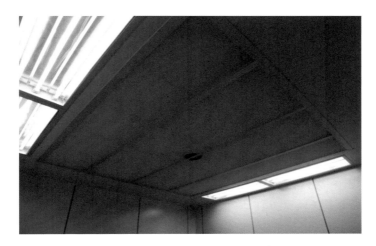

图 4-3　变级别变风量专利送风装置

1）洁净手术室变级别运行

当该手术室实施大型、深部手术时,三个箱体同时送风,保持Ⅰ级洁净手术环境控制状态。当进行的普外手术时,按手术要求可将手术室的级别调低。这时只要按下设置在手术室内控制面板上相应按钮,关闭左、右侧两个送风箱体管路上双位定风量装置,同时控制变频装置调低空气处理机组风机的送风量。此时左、右侧箱体不送风,只有中心箱体送风,手术室由高级别转换成低级别,实现Ⅲ级手术环境控制要求。由于不仅降低了送风量,而且缩小了送风面积,维持了送风截面风速不变,从而保证级别、降低能耗。反之亦然。当要紧急实施感染类和重度污染类手术,只要按下设置在手术室内控制面板上相应按钮,关闭中心箱体管路上双位定风量装置,同时控制变频装置调低空气处理机组风机的送风量。此时中心箱体不送风,只有左、右侧两个箱体送风,手术室由高级别转换成更低级别,实现Ⅳ级手术环境控制要求。以上操作可归纳成表 4-1 所示。

表 4-1　Ⅰ级手术室变级别运行

| 转换工况 | 级别与送风量 | 运行操作 |
|---|---|---|
| 转换为高级别洁净手术室 | Ⅰ级,大风量 | 同时开启三个送风箱 |
| 转换为中级别洁净手术室 | Ⅲ级,中风量 | 单独开启中间送风箱 |
| 转换为低级别洁净手术室 | Ⅳ级,小风量 | 单独开启两侧小送风箱 |

2) 洁净手术室变风量运行

该送风装置也可依据手术过程的需求实现变风量运行。我们知道即使实施大型、深部手术,也不需要在手术实施的全过程中始终维持高度洁净、无菌的环境控制,或者说只有在切口打开、真正进行手术才需要。在术前准备期间、切口缝合后准备结束手术期间以及手术结束后换台清洁期间,维持一般无菌条件即可。这台专利送风装置也为变风量节能运行提供了可能。

同样以Ⅰ级手术室为例,可以通过设置在手术室内的控制面板来完成。只有在真正手术进行期间,按下控制面板上的相应按钮,同时开启三个送风箱,保证Ⅰ级手术环境的控制。而其他期间则按下控制面板上的相应按钮,仅开启两侧小送风箱,就可实现Ⅳ级手术环境控制。实施变风量运行可参见表 4-2。由于在非手术期间大大减少了送风量,可以降低运行费用与能耗。

表 4-2　Ⅰ级手术室变风量运行

| 工况 | 级别与送风量 | 运行操作 |
|---|---|---|
| 高级别洁净手术室手术期间 | Ⅰ级,大风量 | 同时开启三个送风箱 |
| 手术前准备期间 | Ⅳ级,小风量 | 仅开启两侧小送风箱 |
| 切口缝合后准备结束手术期间 | Ⅳ级,小风量 | 仅开启两侧小送风箱 |
| 手术结束后换台清洁期间 | Ⅳ级,小风量 | 仅开启两侧小送风箱 |

提高手术医疗效率、降低手术运行能耗是当今国内外医院发展趋势。2013 版《规范》对洁净手术部建设也提出了相应的要求。变级别、变风量手术室是一条适宜的对策,不仅可以提供根据不同类型手术的要求去改变手术室级别,扩大手术设施使用范围;而且也可以依据手术全过程的不同环境控制要求实现变风量运行,随时保障与手术部位相适宜的无菌状态,有效地降低手术室的运行费用与节能降耗。变级别、变风量手术室的推广,将有助于提高我国手术室使用率、加快手术周转、减低手术成本与能耗,使我国洁净手术部的建设更上一层楼。

## 第二节

# 日间手术中心

日间手术（Ambulatory Surgery）是指一日内完成入出院的择期住院手术或侵入性操作，是一种高效率、低成本、低能耗的手术模式，能够提高医疗覆盖面，使更多患者减少等待时间获得治疗，得到了国家层面上的支持。日间手术中心是为日间手术患者提供全流程服务的专用、独立场所，是医疗机构为提供日间手术服务的临床专科设立的集中式服务与管理平台。日间手术中心一般包括入院接待区、手术室、麻醉恢复室及病房、出院办理处等。

我国日间手术的管理模式主要有两种：集中收治集中管理模式和集中管理分散收治模式。

（1）集中管理集中收治模式。医院内设置独立的综合服务区、独立的病房、独立的手术室，集中进行手术预约排程和术后随访。

（2）集中管理分散收治模式。床位分散于各科室，没有独立的手术室和综合服务区，但手术预约排程和术后随访由日间手术管理部门集中完成。

日间手术中心的医疗系统、医疗工艺流程及其用房要结合当地情况、所在医院的特色与优势学科确定日间手术中心的规模与日间手术种类，各不相同，图 4-4 显示了集中收治集中管理的日间手术中心的医疗系统与医疗工艺流程。

日间手术中心（部）可分为三个功能区域——综合服务区、手术区与病房区。功能布局应合理、联系便捷、流通方便、有利于提高医疗效率。平面布局中洁净区和非洁净区应分明，洁净区和非洁净区之间应设缓冲空间。

目前，我国日间手术中心的建设项目增长很快。近年来日间手术涉及的病种增多、手术量扩大、手术成本减少及感染率下降，深受医患欢迎，成为手术发展的方向之一。

根据《中国医学装备协会团体标准规范制订、修订计划的通知》（医协装发〔2018〕78 号）的要求，开展《日间手术中心（部）设施建设标准》团体标准的编制工作，项目编号为：T/CAME 061—2018。2019 年 3 月 31 日成立了编写组，2020 年 2 月形成了征求意见稿，2020 年 9 月完成报审稿。于 2020 年 11 月 7 日以《日间手术中心设施建设标准》（T/CAME 21—2020）（以下简称《标准》）正式颁布。

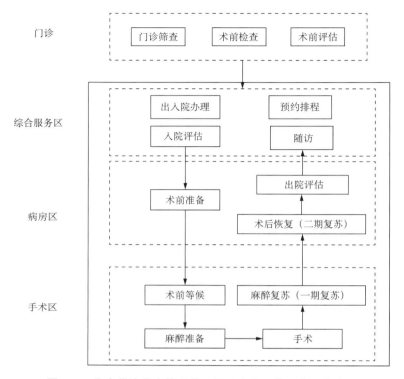

图 4-4    集中收治集中管理的日间手术中心的医疗工艺流程

　　《标准》的颁布势必极大地推动了日间手术中心的发展,规范了日间手术中心的建设。《标准》编写结合日间手术中心的特点,参照国外的相关标准以及总结我国多年来日间手术室实施的经验教训,采用了一些新的科研成果,有许多新的提法与新的措施,本节重点阐述手术环境控制的暖通空调方面的编写思路、条文要求与实施措施,以期能推动日间手术中心的建设。

## 1. 日间手术室手术环境控制基点

　　日间手术不是门诊手术,也不是住院择期手术。《标准》参照了中国日间手术合作联盟在第三届全国日间手术会议上的共识,定义日间手术是“有计划,可择期在 24 h 内完成入出院的手术或操作”。

　　近年来,得益于微创手术技术、麻醉技术与康复技术的进步,日间手术将原来需要住院完成的手术的在院时间缩短至 24 小时以内。涉及的病种越来越多,从普外到较复杂的手术,正逐步开展三级或四级的日间手术。日间手术重点开展的是成熟手术,以微创手术为主,而非追求实施复杂、高难度的前沿手术。因此,日间手术对手术装备和手术环境要求不仅不能低于住院手术室,甚至更高。而且相比住院手术,术前评估流程更细致、就医流程更科学、术后随访系统更完善。也更需要专业水平高和临床经验丰富的手术医生和麻醉医生。

综上所述,手术环境控制的三个基点如下:

(1) 日间手术环境控制要求不低于住院手术室;

(2) 日间手术以微创手术为主;

(3) 日间手术开展成熟而非复杂、高难度的手术。

《标准》对手术环境控制也是主要围绕着这三个基点。

## 2. 日间手术环境的控制宗旨

《标准》的"暖通空调"章节的第一条(第6.1条)开门见山地阐明了手术环境控制的宗旨,要求"净化空调系统应使医疗环境,特别是手术环境能防止感染,保护医疗器械并符合相关的职业健康与安全要求"。这是我国标准第一次采用了德国最新DIN 1946-4—2018标准《医疗建筑与用房通风空调》中提出的医疗环境控制的三大任务:"防止感染,医疗器械保护和相关职业健康和安全要求。"其他各国医院建设标准尚未同时提出这三项任务。

我国无论在《综合医院建筑设计规范》(GB 51039—2014)中,还是在2013版《规范》中对于医疗环境控制的宗旨还仅仅局限于"保障医疗,控制感染",服务的重点主要是患者。现在使用电外科越来越多,手术过程中使用电刀切割组织、凝结组织、烧灼组织等,均会释放出致癌风险的入肺超微粒子,包括病毒、细菌和活的肿瘤细胞。2010年,法国、瑞士和德国同业工伤事故保险联合会首次警告"外科烟雾"的健康风险,并指出应在手术室中安装适当的、有效的室内通风设备。在围手术期间,医疗环境控制不仅仅保护病患,也要同时保障医护人员的职业健康与安全。这点也体现在第6.12条"……经评估可以独立设置排除手术烟雾的排风装置或净化装置"。

日间手术中心分为三个区域:综合服务区域、手术区域与病房区域。其中手术区域和病房区域是受控环境。为了保证医疗受控环境,《标准》第6.8条要求:"净化空调系统应使相对独立设置的日间手术中心内的手术区域整体处于受控状态。对于附设医院洁净手术部内的日间手术区域,应由医院洁净手术部统一考虑,符合

《医院洁净手术部建筑技术规范》(GB 50333)的相关规定。"且根据日间手术室运营特点,在第 6.13 提出"Ⅰ级与Ⅱ级洁净手术室应每间采用独立净化空调系统,Ⅲ级与Ⅳ级洁净手术室可 2 间合用一个系统",而不是Ⅲ级与Ⅳ级洁净手术室可 3 间合用一个系统。

<h3>3. 日间手术中心(部)洁净用房主要技术指标</h3>

日间手术中心有洁净用房和非洁净用房,为了便于控制,《标准》第 6.9 条规定:"日间手术中心的手术区域内洁净手术室及与其配套的相邻辅房应和其他区域相应的净化空调系统宜分开;洁净区应和非洁净区相应的空调系统宜分开。"

对于非洁净用房在第 6.4 条明确规定"日间手术中心的各类非洁净用房技术指标应符合现行国家标准《综合医院建筑设计规范》GB 51039 的相关规定"。但对于日间手术中心(部)洁净用房的表述见表 4-3。粗略一看,表 4-3 中的主要技术指标似乎与 2013 版《规范》一样,其实不然。

表 4-3    日间手术中心(部)洁净用房主要技术指标

| 名称 | 室内压力 | 最小换气次数/(次/h) | 工作区平均风速/(m/s) | 温度/℃ | 相对湿度 | 最小新风量[m³/(h·m²)或 h⁻¹(括号中数据)] | 最少术间自净时间/min |
|---|---|---|---|---|---|---|---|
| Ⅰ级特别洁净手术室 | 正 | — | 0.20~0.25 | 21~25 | 30%~60% | 15 | 10 |
| Ⅱ级标准洁净手术室 | 正 | 20 | — | 21~25 | 30%~60% | (4) | 20 |
| Ⅲ级一般洁净手术室 | 正 | 15 | — | 21~25 | 30%~60% | (3) | 20 |
| Ⅳ级准洁净手术室 | 正 | 10 | — | 21~25 | 30%~60% | (2) | 30 |

两者主要的不同之处如下:

(1)尽管洁净手术室分类还是 4 个级别,但每一级别手术室的名称与 2013 版《规范》不同,而是维持 2002 版《规范》版本的命名,是以Ⅱ级为标准洁净手术室。

(2)Ⅱ级~Ⅳ级的洁净手术室最小换气次数要比 2013 版《规范》要小。而且最小新风量标注方法不同,是以最小换气次数表示。标准手术室最小换气 20 次,一般手术室最小换气为 15 次,其中新风换气为总换气量的 20%。这是因为现在大多用静注麻醉,排风量减少的缘故。这基本上与国际大多数医院建设标准等同。2016 年世界卫生组织(WHO)颁布的《预防外科手术部位感染的全球指南》4.23 节中也认为,通风系统应送入经过滤的空气在手术室中提供需要的正压,每小时需要 20 次换气来稀释在手术室中产生的且排除由周围区域进入的微生物。

(3)如果使用气体麻醉,或者采用电外科等在手术过程中排除散发的有害气体,则需要根据污染气体发生量来加大手术室的新风量。

(4)由于表中标注的是手术室最小换气次数或最小新风量,在实际设计或使用时应该增加＋10％的冗余度。如果表中手术室最小换气次数或最小新风量增加＋10％的冗余度,但不应超过＋20％。与 2013 版《规范》中规定的手术室最小换气次数或最小新风量差不多。无论美国 FGI 指南还是德国 DIN 1946-4 标准都明确指出规定的最低要求值仅仅供政府职能部门与权威机构对医疗护理机构功能的认定基准,而非最佳设计值。实际采用的设计参数要高于规定的最低要求值。这冗余度的取值是采用德国最新 DIN 1946-4—2018 标准。

(5)对于专科医院等日间手术室可能会有特殊要求,在《标准》第 6.3.5 条中还建议"换气次数和新风量除应符合表 4-3 的要求外,还应满足压差、补偿排风、空调负荷及特殊使用条件等要求"。

## 4. 日间手术部洁净手术室级别的选用

如上所述,《标准》将Ⅱ级洁净手术室作为标准手术室,这就是说以后建造日间手术中心设计选用要以Ⅱ级标准洁净手术室为主,辅以少量的Ⅲ级一般洁净手术室,这符合 2013 版《规范》的原意。当前我国建造日间手术中心多是Ⅰ级和Ⅲ级洁净手术室为主体,很不理解。这或与工程公司在营销中大力推销Ⅰ级洁净手术室不无关系。在《标准》第 6.11 明确规定:"日间手术中心非特殊需求不建议选用Ⅰ级洁净手术室及其相应辅房。"不建议选用Ⅰ级洁净手术室,但在《标准》中还保留Ⅰ级洁净手术室,以备万一有特殊需要。即使对于一些微创手术,如可衡量的风险很高,需要随时转换为开放手术,这要求在Ⅰ级洁净手术室内进行,这和编写 2013 版《规范》的原则是一致的。不否定Ⅰ级洁净手术室对手术环境的控制作用,但也不提倡泛用。

尽管手术环境控制要求与手术切口大小和深度有关,而日间手术以微创手术为主,不能因为微创手术切口只有匙孔而对手术环境控制掉以轻心。微创手术也带来了新的感染风险,如微创器材污染或结露等。近年有研究表明,腹腔镜手术中,患者皮下氧分压显著低于开放手术,切口感染率较高。微创手术器材十分精密,如腔镜、切割吻合器与腔镜组件的完善消毒以及在手术过程中维持无菌状态,甚至腔镜因温差而起雾等都是感染控制的新课题。值得关注的是,美国2018版FGI《指南》与德国DIN 1949-4—2018标准类似对手术无菌包的打开与器械桌提出了一定的条件与要求。这就是《标准》要将"保护医疗器械"作为医疗环境控制的三大任务之一的缘由。

## 5. 坚持医疗环境控制的三大措施

编写《综合医院建筑设计规范》(GB 51039—2014)时提出的医疗环境控制的三项基本原则:合规的换气、合理的上送下回的气流组织与合适的回风过滤器,在疫情中被推广应用到公共场所,显示出对防控疫情的独特作用。这也是日间手术中心医疗环境控制的最基本的三项原则。

(1) 日间手术中心各类用房的换气与新风量应符合《综合医院建筑设计规范》与《医院洁净手术部建筑技术规范》相应用房的标准。即使一般用房在《综合医院建筑设计规范》GB 51039—2014中第7.1.13规定"医疗用房的集中空调系统的新风量每人不应低于40 $m^3$/h,或新风量不应小于2次/h。对人员多的场所,新风量宜能调节",这个要求高于普通的公共场所。

(2) 至于气流组织,上送下回的气流分布对于医疗环境有特殊意义。无论对患者呼出的飞沫还是污物散发的气体,一旦出现应尽快就地沉降、阻断传播。上送下回气流就是使污染就地沉降、减少暴露的最有效措施。在《标准》第6.5条要求:"日间手术中心内的手术区域内用房应采用净化空调系统与上送下回气流组织;其他区域用房可采用普通集中空调系统,送风口无需设置空气过滤器,可采用上送上回气流组织。"这就是说,手术区域内所有用房应采用净化空调系统与上送下回气流组织,这要求略高于2013版《规范》的相关规定。我们认为,与洁净手术部相比,日间手术区域换台手术量多、人流物流量大,值得这样做。

(3) 无论洁净用房还是一般医疗科室应重视回风过滤除菌,不让室内可能出现的微生物进入空调系统。在《标准》第6.6条坚持:"日间手术中心的净化空调系统和普通集中空调系统各级空气过滤器的级别与设置应符合《综合医院建筑设计规范》(GB 51039—2014)与2013版《规范》的相关规定……"另外,只要空气过滤器不受潮,过滤器是不会滋菌的。所以《标准》强调:"在运行过程不应使空气过滤器受潮。"医用空气处理机组将中效空气过滤器设置在热湿处理装置前,并处于正压段,从措施上防止了空气过滤器受潮(图4-5)。另外,新风过滤器也特别容易受潮,尤其是许多工程公司直接将新风过滤器设置为新风口。《标准》要求"……新风过滤器设置在不临近新风进风口防雨格栅的新风进风管内……"或设置在空调机组内。

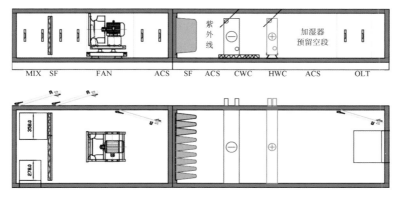

图4-5 医用空调机组(克莱门特公司供稿)

## 6. 日间手术中心医疗用房对空气净化装置与空气净化器采用开放的态度

近年来,空气净化装置与空气净化器发展很快,采用的净化技术有所进步,《标准》对各类空气净化装置与空气净化器在医疗用房使用采取开放的态度。《标准》在第6.7条很明确规定:"净化空调系统和普通集中空调系统中各级空气过滤器或空气净化装置应符合2013版《规范》的相关规定。在整个使用寿命周期内的净化、过滤效率不应低于其设计效率。"理解这条文的含义需要了解以下几点。

(1)空气净化装置与空气净化器主要用于普通的民用建筑,改善室内空气质量,无风险,不是用于受控环境。其设计、制造与检测遵循《空气净化器》(GBT 18801—2015),无可非议。不同领域采用不同标准,不能跨界采用。若用于高风险的医疗受控环境,如洁净手术室、无菌病房、隔离病房等,无论是安装在净化空调系统里还是设置在室内,就必须按照相关的医疗环境控制标准或规范,同样也是无可非议的。不能将《空气净化器》(GBT 18801—2015)的控制理念、检测方法、效果评价等直接套用到医院关键科室环境控制,这会造成医疗环境失控,后果不堪设想。所以《标准》要求空气净化装置应符合2013版《规范》的相关规定。只要符合相关规定的,空气净化装置与空气净化器完全可以用于医疗场所。

(2) 在空气净化器常使用超细聚丙烯纤维滤料(简称 PP 滤料)制作的所谓高效过滤器,其提供的过滤效率是按《空气净化器》(GBT 18801—2015)要求的在试验仓内多次循环的净化效率测试值,效率值会很高。并用 CADR 表示其净化能力,且允许在使用寿命周期内衰减、降低。如果要用在高风险的医疗环境控制,无论安装在系统还是设置在室内采用末端过滤器的设计效率必须采用其整个使用寿命周期内的最低效率,才能保证其在任何运行状况下不低于该效率,且必须保证净化能力不能降低,这样才能保障受控的医疗环境不失控。为此,空气过滤器在检测前先根据 ISO 16890—4 要求用 IPA 试液对过滤器或过滤单元进行消除静电处理。然后用最容易穿透粒径 MPPS(0.1~0.25 $\mu m$)试验尘测试过滤器或过滤单元的一次通过效率。《空气过滤器》(GB/T 14295—2019)对一般通风用的空气过滤器也要求去静电后的过滤效率,只有这样检测才是空气过滤器的最低效率。PP 滤料的空气过滤器能做到低阻高效主要靠静电效应,如过滤器自身受潮,或室内空气湿度偏高,过滤器的效率下降很快,这样受控的医疗环境内菌尘浓度升高、感染风险增加,甚至危及生命,这样的例子在医疗场所中屡见不鲜。

(3) 现在问题涉及各种新型的电空气净化装置,新技术层出不穷,要在医疗环境中使用除了给设计方或院方提供电净化装置的最低净化效率外,还必须符合2013 版《规范》第 8.3.5 条规定:"非阻隔式空气净化装置不得作为末级净化设施,末级净化设施不得产生有害气体和物质,不得产生电磁干扰,不得有促使微生物变异的作用。"以避免对医疗环境产生负面影响。

(4) 在医疗场所室内设置的空气净化器在医疗机构相关的建设标准或规范中称为自循环装置(或设备),也有相应的要求。空气净化器要用于医疗环境也得满足这些要求。尤其要关注这些空气净化器在室内的设置,使其送风气流是增强室内的净化效果,而不能扰乱原来室内的气流组织。

## 7. 鼓励在日间手术室采用创新技术

近年来,不仅数字化、网络化、智能化赋能技术为手术室发展注入了新动能,而且手术室自身设施的新技术的发展也很快。《标准》第 6.12 条提出:"Ⅰ级~Ⅲ级洁净手术室可以采用辐射板壁或其他措施,保证在手术进行过程中,净化空调系统的送风温度应在不高于室温状况下运行。也可采用同时满足手术人员、患者与麻醉师舒适性要求的其他送风方式,经评估可以独立设置排除手术烟雾的排风装置或净化装置。"在第 6.14 条又提出:"日间手术中心在通过经济和技术比较,可采用全年变新风量节能运行,或可采用全年按需变新风量运行,或可采用全新风直流系统运行。经评估手术室内可不设置独立排风。空调系统可以采用无交叉污染的热回收系统。"《标准》为了鼓励创新,这里有以下几层含义:

(1) Ⅰ级～Ⅲ级洁净手术室的送风量不大,送风速度很低。要求送风气流不高于室温,还需要利用送风气流与室内温度差,以保证送风气流笼罩手术区,提高手术环境控制质量。有的还采用等温送风。要使送风气流不高于室温,尤其是在冬季,需要采用辐射板壁或其他措施消除室内热负荷。冬季实施热辐射板壁消除热负荷较为成功。既然手术室设置了辐射板壁,希望在夏季也能得到充分利用,但有一些技术难点。近来手术室有利用冷辐射的发展趋势,形式较多,冷媒除了水,还有空气,各有千秋。也有采用周边区送风来消除热(冷)负荷,《标准》鼓励这些创新。

(2) 手术室内手术人员、麻醉师和患者处于不同的状态,要同时保证手术人员、麻醉师和患者体感舒适这一直是个老、大、难的问题。手术人员工作强度大,过去手术环境控制以满足手术人员的合适度为主,保障医疗、降低感染。而麻醉师和患者会感到冷,甚至患者出现低温症。过去麻醉师只能多穿一些,而患者不得不采用保温措施。《标准》第 6.12 条这样的表述鼓励研发能同时满足手术人员、患者与麻醉师舒适性要求的其他送风方式与送风装置。

(3) 日间手术室相比住院手术室换台手术量要大得多,手术烟雾容易在手术室内积累,有害于医患,《标准》鼓励开发简便有效的排除手术烟雾的排风装置与排除手术烟雾的自净化装置这两种装置。

(4) 同样因为日间手术区域换台手术量多,人流物流量大,需要更多新风改善室内空气质量。《标准》鼓励在通过经济和技术比较,可采用全年变新风量节能运行,或可采用全年按需变新风量运行。也可采用全新风直流系统运行,系统采用无交叉污染的热回收系统。这种系统在美国西海岸用得较多。如果手术室以静注麻醉为主,或全新风运行等,可以经评估手术室内可以不设置独立排风。变新风量运行的关键因素是要使手术室以及手术区域压差恒定不变,现在也有这样的产品,简化了日间手术室的设计与运行。

## 8. 规范在手术区域内使用的带热湿处理功能的净化送风末端装置

2013 版《规范》允许Ⅳ级洁净手术室以及Ⅲ、Ⅳ级洁净用房,可采用带热湿处理功能的净化送风末端装置,这是简化系统的一种方法。最常见的末端装置就是风机盘管机组。但末端装置的送回水管以及凝水管穿越手术室或手术区域常常会造成水损,不仅破坏内装修、损坏室内装备,而且受潮、积水会造成微生物滋生,使受控的环境失控,特别要引起我们重视。这次特意将"水损"作为《标准》的术语,这是引用日本《医院设备指南(空调设备篇)》HEAS-02—2013。为此,《标准》第6.15条更为具体,要求"日间手术中心的Ⅳ级洁净手术室以及Ⅲ、Ⅳ级洁净用房,可采用带热湿处理功能的净化送风末端装置。送风末端装置的送风气流不应扰乱室内气流组织,避免在室内形成上送上回的气流,以及配置的相应水管不应安装或穿越室内(图4-6),其送风口应设置高中效及更高过滤效率的空气过滤器,回风口空气过滤器的设置应符合《医院洁净手术部建筑技术规范》(GB 50333)的相关规定"。这就是说,由于Ⅳ级洁净手术室与一般手术室没有送风的主流区,靠湍流稀释,采用上送下回气流组织的要求在原则上显得更重要。即使采用像风机盘管机组这一类末端装置也是有要求的,不是市售的普通型机组。所幸的是市场上已有不同类型的医用的产品(图4-7),利用全解耦的系统概念可以灵活构成各种送风形式的手术室(图4-8)。

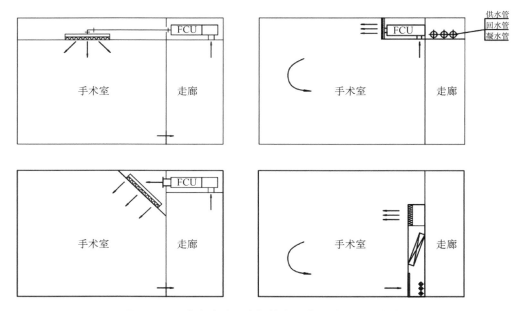

图4-6 手术室内防止水损的空调末端装置设置方式

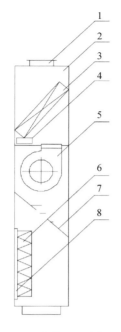

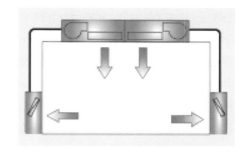

图 4-8　利用解耦理念的末端装置构成手术室

1—送风口；2—上箱体；3—盘管；4—凝水盘；
5—送风机；6—中效过滤器；7—消声板；8—回风格栅
图 4-7　上送下回的空调末端装置

# 第三节
## 通仓手术室

　　所谓手术室是医院里提供无菌环境以实施手术的场所，为了有效维持这无菌环境，常常需要用气密性围护将每个手术区域隔成小间进行控制。而通仓交融手术室（Barn Integrated Operating Room）却是在结构上完全开放的大空间，在内设置两个及以上的手术区域。在同一空间内可进行的多台手术，但不是各自独立的、合在一起。而是这一大空间为多台手术，常指为 4 台手术提供了一个综合性的平台。4 台手术的团队在这平台上有机组合在一起，在手术过程中相互交流、交汇、合作与融合。因此，通仓交融手术室是多台手术交汇融合的大空间的一个简称。

## 1. 通仓手术室的发展历程

最早的通仓手术室是属于两个手术区的，常用于创伤骨科。4 个手术区的通仓交融手术室的出现与矫形外科相关，特别是髋关节或膝关节置换手术（Orthopaedic Procedures Such as Hip or Knee Replacements）。约翰·查恩利爵士（Sir John Charnley）是公认的现代髋关节置换术的创始人，他在英国兰开夏郡（Lancashire）的莱廷顿医院（Wrightington Hospital）成功研发出人工髋关节及其置换手术的方法，并使手术流程得以优化。当时居高不下的感染率困扰着他，为了应对手术室内悬浮菌对髋关节置换的感染，1961 年他开发了类似层流送风系统；又开发了带排气系统的整体式手术长袍，保持负压，降低了空气途径感染；并尝试将抗生素掺入骨水泥中等措施，有效控制了髋关节置换的感染，使得髋关节置换手术在全世界得到应用与推广。

至 20 世纪 90 年代，髋关节或膝关节置换手术已十分成熟，要求髋关节或膝关节置换手术的需求量太大，造成有经验的外科医生和麻醉医师奇缺。尽管髋关节或膝关节置换手术量大，但手术过程单一、重复、再手术率低。1991 年，在英国什罗普郡奥斯沃斯特里（Shropshire Oswestry）的罗伯特琼斯和艾格尼丝亨特整形医院（Robert Jones & Agnes Hunt Orthopaedic Hospital）建成了通仓手术室（Barn Operating Theatre）。在通仓手术室内设置 4 个手术区，4 台手术可以同时进行，经验较少的外科医生和麻醉师能够在专家指导下成功地完成手术并得到了锻炼，增加了手术量、提高了运营效率。鉴于当时的设施系统性能，考虑到在大空间内各手术区的环境与感染控制等问题，采用了悬挂隔板围护成各手术区，但可以方便进出，无障碍地进行手术。

英国卫生部 ProCure21 框架中提供的规模最大、总价最高的项目是利物浦兰（Liverpool）布罗德格林医院（Broadgreen Hospital）的建设项目，建筑面积 $2.5 \times 10^4$ m²，建设成本为 6 300 万英镑。其中 2005 年建造的骨外科通仓手术室具有现代意义，并精心设计了通仓手术室的人流与物流（图 4-9），尽可能避免洁污流线交叉。4 个手术区域（图 4-9 中红色区域）是开放式的，在每个手术台上方设置了性能良好的豪沃思通风技术公司（Howorth Air Technology）的超净送风装置（UCV）。送风装置四周用透明的玻璃围挡，并首次采用桥架（图 4-10），便于手术过程中医疗用气和电源的接入，使得 3.2 m×3.2 m 的手术区域环境得到有效控制。手术团队更衣换鞋后从通仓手术室后面进入刷手区（图 4-9 中土黄色区域），刷手后穿无菌服进入手术区。麻醉医师将病患由通仓手术室前侧进入麻醉诱导（图4-9中湖蓝色区域）室，完成麻醉后推入手术区。右侧是无菌存放、器械室、设备间等辅房。为担心手术过程中碎骨飞溅与血流喷射，安装了如图4-11所示的可滑动的屏障（Removable Sliding Screens）。

经检测，通仓手术室以及4个手术区达到了英国卫生技术实施指南HTM 2025中对超净手术室的要求。证实来自超净送风装置的送风气流可以有效地起到分隔作用，防止患者之间的交叉污染或感染。即使关闭通仓手术室内4个手术区送风装置中的任何一个，也不会影响其他3个手术区内环境的控制。

据该医院的统计，通仓手术室使手术量提高了40%，通仓手术室在2010年的术后感染率仅为0.3%，远低于英国年平均感染率1%的水平。

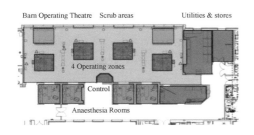

图4-9　布罗德格林医院通仓手术室平面

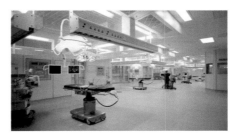

图4-10　布罗德格林医院通仓手术室实景

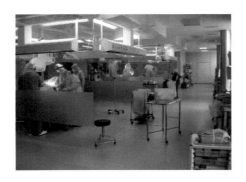

图4-11　可滑动的透明屏障

如前所述，莱廷顿医院（Wrightington Hospital）是因查恩利爵士而闻名于世的关节置换医院。2014年该院花费1 810万英镑建设了当时最先进的整形外科中心，包括建造了全英第三间通仓手术室（图4-12）及配套的7间恢复室。同样配置了豪沃思通风技术公司的超净送风装置，不同之处是送风装置有所改进，在四周配置玻璃围挡已不再设桥架,但围挡高度依然没变。医气与电源接口布置在控制隔墙上(图4-13),控制隔墙背后形成了一条洁净通道。在4台手术区之间设置了固定的无框玻璃隔板(Frameless Glass Assemblies)(图4-14),以解决病患隐私与手术过程中碎骨飞溅等问题。两个洗手区分布在手术室的两端。该通仓手术室在2016年获得英国全国卫生保健杰出贡献奖(National HSJ Value in Healthcare Award)。

在英国还有一些类似的通仓手术室,如索尔福德皇家医院(Salford Royal Hospital),在伯明翰(Birmingham)的皇家矫形医院(Royal Orthopaedic Hospital)和中柴郡医院 NHS 基金会信托部分的礼顿医院(Leighton Hospital, part of the Mid Cheshire Hospitals NHS Foundation Trus)等。

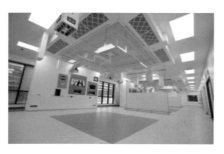 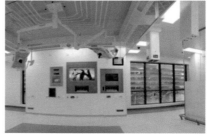

图 4-12　莱廷顿医院通仓手术室实景　　图 4-13　莱廷顿医院通仓手术室控制墙

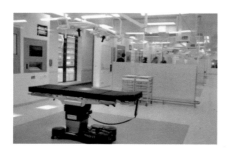 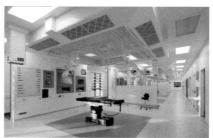

图 4-14　通仓手术室移动分隔墙

通仓手术室在欧洲大陆不少见,以两个手术区为多。较为著名的是在德国普福尔茨海姆(Pforzheim)的 ARCUS 运动医院(ARCUS Sportklinik),专门从事骨科、创伤外科、运动意外创伤外科和心脏病学。2006年建成的手术部(图4-15)有两间双手术区的通仓手术室(图4-16),前面设置麻醉诱导间(图4-17)、刷手间和污物间,后面是洁净走廊,供给无菌物品,被认为是欧洲最现代化创伤手术室。该手术室与手术区送风装置是由德国 HT 手术室与医疗技术公司（HT Labor＋Hospitaltechnik AG）建造的，超净送风装置四周是透明的低围挡，没有设置桥架。

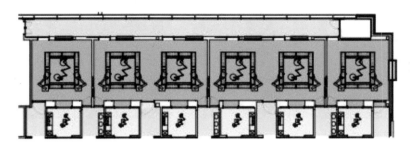

图 4-15 运动医院的手术部平面布局

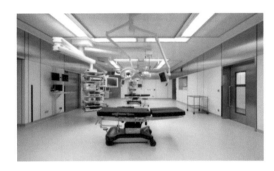
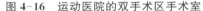

图 4-16 运动医院的双手术区手术室

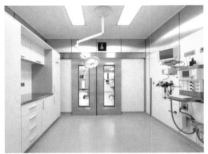

图 4-17 手术室前麻醉诱导

在德国汉堡海洛斯医院（Helios Endo Klinik Hamburg）是欧洲最著名的关节置换、体育骨科和脊柱外科专家诊所之一。该院的手术部中有一间净面积为 160 m² 的大手术室，内设 4 个手术区，可同时安排 4 台手术（图 4-18），号称德国最大手术室。每个手术区域上方配置了德国著名的德尔格公司（Dräger GmbH）生产的送风装置，内置高效（HEPA）过滤器，送风面积为 3.2 m×3.2 m，送出的低湍流度置换气流断面风速为 0.24 m/s。可提供 2.6 m×2.6 m 无菌区域。送风装置送风量为 10 000 m³/h，其中新风量为 1 200 m³/h。送风装置配有高围挡的桥架，有利于维持低湍流度的送风气流，及保证手术区域内的高度洁净。并将各种医用气体、电源等接口布置在桥架四周上，医用吊架可沿桥架四周移动（图 4-19），为麻醉、外科提供一个平台。经检测，均达到了德国 DIN 标准 1946—4"医院通风"中最高级别 1A 标准。为保护器械桌处于洁净无菌的气流内，也可在器械桌一侧设置透明的塑料挡板（图 4-20）。

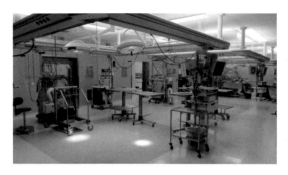

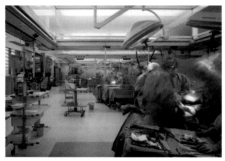

图 4-18　海洛斯医院通仓手术室　　　　图 4-19　海洛斯医院通仓手术室手术中

　　该院手术部布局思路是沿用德国传统"自带辅房手术室"模式(图 4-21),手术室可独立运行。手术室前面带三个前室,分别为病患出入间、医护人员出入间与污物间;后面是无菌物品供给走廊,强调无菌物品与其他人流与物流的分流。由于采用厢式密闭车,无论洁净物品还是污染物品均在密闭车内输送,使得整个物流控制更加简便、有效。

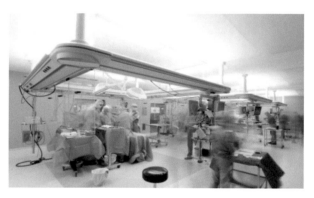

| 无菌物品走廊 | | | | | | | | |
|---|---|---|---|---|---|---|---|---|
| 手术室 | | | 手术室 | | | 手术室 | | |
| 病患 | 医护 | 废物 | 病患 | 医护 | 废物 | 病患 | 医护 | 废物 |
| 术前与术后中心走廊 | | | | | | | | |
| 辅房 | | | | | | | | |

图 4-20　在器械桌侧设置透明塑料挡板　　　图 4-21　海洛斯医院手术部布局

　　类似的通仓手术室的概念,在我国也有实施案例。在医疗船舶上,由于舱室的层高低、面积小,但医疗任务重,就需要在一间舱室内布置两台手术床以提高使用率。如于 2016 年开始研究、2019 年投入使用的平战两用船"南医 13"(图 4-22),在手术部中有一间 33.5 m²(5.77 m×5.86 m×2.6 m)的Ⅱ级手术室,我们就采用通仓设计,在手术室内设 2 个手术区(图 4-23)。每台手术床正上方设置送风天花,由于手术室宽度只有 5.86m,或者说每个手术区宽度小于 3m,按要求允许手术区单侧回风,实现上送下回的气流分布。经CFD模拟与实体检测达到了Ⅱ级手术区的要求,后来也被手术实施所验证。

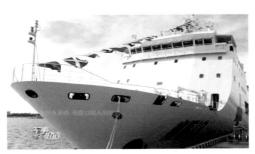
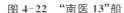

图4-22　"南医13"船

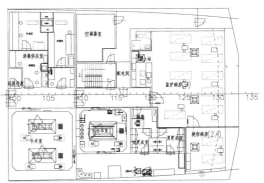

图4-23　舱室手术部

## 2. 传统意义上的通仓手术室

综上所述,通仓交融手术室本质就是将个性化手术(以特定病患特定病症制订并实施的个性化手术)变为工业化的标准手术过程(SOP)。其本意是使通仓式手术室的手术空间、手术器具与设备、手术人员得以有效地利用,最大程度地发挥有经验外科医生与麻醉师的作用,手术团队分享临床专业知识与手术技能,使医院更快、更省、更安全和更有效地治疗更多的人,特别是对骨科手术患者。传统意义上的通仓手术室优点在于:

(1)在同一大空间内4个手术团队能在高质量的环境控制下于合理的人流与物流、工业化的流程下快速、有效地进行手术,使手术团队体验到现代化的外科手术的环境与氛围,增强了团队合作精神与协作作风。

(2)为经验不足的手术医生创造了参与手术的机会,在专家指导下提高了手术技术、获得了手术经验。即使专家正在处理另一个患者,他的言教身传的作用也是不可替代的。

(3)在保证病患安全的环境中,为非麻醉师提供实践的机会,一名有经验的麻醉师可同时指导与协助4名非麻醉师安全、有效地实施麻醉。

(4)多个手术团队并肩工作,互相交流与学习,分享最佳实践和标准操作规程,同时也是互相观察与监督,客观上促进了每个人的自觉行为,有助于改善手术纪律、提高手术效率、降低手术部位感染率。

（5）相对于 4 间独立手术，由于减少了高级外科医生与高级麻醉师、减少了手术辅助人员且手术器具与诊疗设备可以共享等因素，提高了手术周转率，有效地降低了每台手术的成本。维护工作也比较简单，即使室内某一手术区的设施系统需要维修，也不需要完全关闭整个通仓手术室。

（6）在结构上是完全开放的特殊大空间内，宽敞的手术区域、阳光可以直射进来，众多人员在一起工作，创造了良好的手术氛围，改善或消除了手术人员幽闭或压抑等症状。

（7）患者在术前等待时间可以尽可能减少甚至不需等待，可以为患者提供更好的服务。

（8）相比于 4 间独立手术室来说，通仓式交融手术室意味着将更多的手术区放入一个更小的空间，或者说，增加了手术空间有效的空间利用。一般来说，4 个手术区的通仓手术室仅占据了三个独立手术室通常需要的空间。

当然通仓手术室也有缺点。如对非全麻的病患涉及个人隐私问题，感染的患者不允许在这样的开放环境中接受治疗，在通仓手术室内进行 4 台完全不同的手术难以显示出其优越性。通仓手术室是不可能完全替代传统手术室的，且医院也需要单独的传统手术室。

## 3. 发展现代意义的胸外科通仓交融手术室

随着近年来提高医疗效率、降低医疗成本的努力，使得通仓式交融手术室又一次成为一种新的发展趋势。但是要充分发挥通仓交融手术室的作用，必须具备两个前提：①某类手术技术已经十分成熟，变为单一、重复、再手术率低及标准化的手术过程；②需要接受该类手术的病患数量足够得多。

目前利用腹腔镜、胸腔镜等现代腔镜类手术医疗器械及相关设备进行的微创手术正不断成熟，应用的领域持续扩展。而且微创手术在我国的普及速度很快，正不断地替代着传统的开放式手术，将改变传统手术的工作方式。微创手术在我国的胸外科领域发展也很快，日趋成熟。在我国胸外科医生的努力下，采用腔镜切除肺结节的手术已经十分成熟，成为单一、重复的标准化手术程序。以上海市肺科医院为例，全麻微创手术率超过 90%。我国不良肺结节患者很多，要求在上海市肺科医院进行切除手术的病患量很大，这两点就为我国在世界上首先采用胸外科通仓交融手术室创造了条件。

胸外科手术毕竟与骨科手术是完全不同的领域(表 4-4),在理论上与具体实施上有许多问题没有解决。国内外几乎没有医院建设标准或规范涉及通仓手术室,要实现胸外科通仓交融手术室还需要我们做更多的工作。

表 4-4  骨外科与胸外科通仓手术室特点比较

| 学科 | 骨外科 | 胸外科 |
|---|---|---|
| 典型手术 | 髋关节或膝关节置换手术 | 肺部不良结节切除 |
| 手术类型 | 开放型(解剖型)手术 | 微创手术 |
| 手术切口 | 切口大而深 | 0.5 cm~1 cm 的匙孔(Keyhole) |
| 大型植入物 | 有 | 无 |
| 手术区要求 | I 级 | III 级,必要时 I 级 |
| 手术器械 | 传统手术器械与电动工具 | 腔镜类器械,如各类内镜、器械与吻合器 |
| 所需装备 | 手术室常用装备 | 成像技术、腔镜装备与高清显示器 |
| 手术室管理系统 | 可以设置 | 必备,应与院内 PACS、HIS、RIS 等系统连接 |
| 病理报告 | 不需要 | 手术切片要求 30 min 以内出结果 |
| 医疗废弃物 | 多 | 少 |
| 人物流要求 | 洁污分流,无菌物品要求高 | 洁污分明 |

胸外科的通仓手术室是以腔镜类手术为主而非传统骨外科开放型手术。因此,要重视胸外科的通仓手术室成像技术装备与腔镜手术设备,如各类微创器械与吻合器的配置,特别是对肺部微小结节或肺毛玻璃样肿瘤,精确定位与导航以及在高清显示屏辅助胸腔镜手术等。

胸外科通仓交融手术室更应该在软件与硬件上保证多个手术团队在同一空间内同时工作时,能更加简便、有效地交汇融合,使得整个手术过程更加透明化,以便在手术过程中各手术团队间能够快速进行沟通、交流,甚至必要时通过网络远程征询意见,交流手术过程中的专业问题并及时解决问题,减少在患者治疗过程中不必要的延误。继而在此基础上,开始在通仓手术室尝试实施肺移植手术。

胸外科的通仓手术室内医患人数多,手术换台快,在手术过程中需要一个医学信息系统随时调用病患自身的、手术切片的病理报告等各种相关信息。要求的医学影像信息系统应以高性能服务器、网络及存储设备构成的硬件支持平台,以医疗影像的采集、传输、存储和诊断为核心,将集影像采集传输与存储管理、影像诊断查询与报告管理、综合信息管理等集成于一体的综合应用系统。并且该系统可与院内影像归档与传输系统(Picture Archiving and Communication Systems，PACS)、医院信息系统（Hospital Information System，HIS）和实验室信息系统(Laboratory Information System，LIS)等连接。

近年来,系统设施的进步不仅能更有效地保证了通仓手术室内各手术区域无菌环境的控制,而且在整个空间内能够实现符合现代胸外科手术的洁污分明的人流与物流,使得通仓手术室内外多个高度专业化的外科团队有条不紊地融合交汇在工作一起,高效、有序地进行手术与换台。

但是通仓手术室设施上还有许多问题,国内外医院建设标准或规范,如我国2013版《规范》尚未涉及。例如胸外科通仓交融手术室内的腔镜类手术对手术区控制要求,是否要Ⅲ级洁净手术与Ⅰ级洁净手术变级别控制? 以及在大空间内能有效控制每个手术区的措施,每两个独立手术区之间以及与墙边不受干扰的间距、自净时间,大空间内的胸外科腔镜手术对人流与物流的相应要求以及人流物流对独立手术区控制的影响。大空间自身的环境控制问题,如温湿度与洁净度级别。由于胸外科腔镜手术发热量少于髋关节或膝关节置换手术,而且在大空间热量积累很慢,很长一段时间内大空间可能还需要加热,需要确定相应空调系统的组成与空气处理过程等。这些均需要不断努力从控制思路、理论计算、建立实体模型和数值模拟,一直到具体工程中去实施与验证。

同时,通仓手术室也为医疗技术的不断创新提供了一个平台。还可为病患可自行步入(Walk-in Concept)手术室概念、落车概念(Drop-car Concept)和一体化监测概念(Integrated Monitoring Concept)等创新概念的融合创造了条件。

## 4. 通仓手术室各种模型的评价与优化

针对我国国情,将源于关节置换的通仓交融手术室首次应用于胸外科肺部不良结节的手术,设置发展为胸外科肺移植手术。由于胸外科手术与骨科手术是两个完全不同的领域,要实现胸外科通仓交融手术室还需要我们做更多的工作。因此,在设计与建造通仓交融手术室前,先要解决理论上与具体实施上的许多问题。特别是如何有机、合理地配置室内的各种风口（新风、送风、回风与排风）,以形成室内良好的气流组织,是实现手术环境有效控制的前提。如此,既可避免一个大空间内4台手术的主送风装置的互相干扰,又能保障各自主送风装置对手术环境的有效控制。通常,前期设计的设计人员往往凭借以往的工程经验、相应的设计规范与类似工程的信息作出判断。经验型的设计可能会臆想出多种设计方案,难以评价方案的优劣。经验型的设计也可能会出错,尤其对先前没有遇到的案例。

最好的循证手段当然是建立 1:1 的实体模型。其优点是符合通仓手术室的实际运行工况,可靠性强,便于用实测数据修改模拟边界条件,校核 CFD 模拟结果,验证模型,最终使模型模拟与实体模型较好吻合,进而推导出工程所需的设计参数真实可信。其缺点是建造实体模型费用高,施工复杂,建造周期长。由于空间有限,难以布置多组风管以实施多工况的变换。这就需要通过前期的 CFD 模拟与分析,对几种设计方案进行评价与筛选,淘汰明显不合理的方案,优选几种相对合理的方案。这样优化的实体模型,不仅可以减少实体模型的试验工况,避免不必要的工况变换、检测与模拟,尽快探求出最佳的通仓交融手术室的设计方案与设计参数,而且可以降低实体模型的造价,缩短施工周期。

## 5. 通仓手术室实体模型设置

根据通仓交融手术室的实际工程设计图纸,实体模型的大小为实际的通仓交融手术室的一半,室内设置 2 台手术,通过镜面效应来反映实际 4 台手术的通仓手术室。相应的 2 个主送风装置尺寸为标准 Ⅰ 级主送风装置(2.6 m×2.4 m),但可实现变级别(Ⅰ级/Ⅲ级)与变风量运行。实体模型示意图见图 4-24。

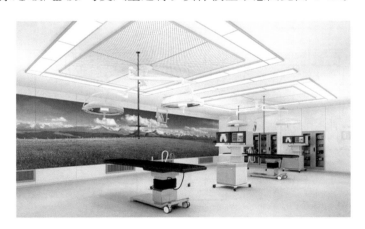

图 4-24　实体模型示意图

根据我国的工程设计经验,为防止大手术室中 4 个主送风装置之间的互相干扰,常用的方案是在主送风装置周围增加高围挡,并在每两主送风装置间设置空气幕(图 4-25),或设置两个送风口(图 4-26)以形成气流屏障。在每两主送风装置之间设置回风口(图 4-27)的方法,在国外通仓手术室中常用,据文献报道也可形成有效的气流屏障。图 4-25～图 4-27 中左侧表示为 I 级送风装置,右侧是变换为 III 级的送风装置。在主送风装置四周设置高度为 150 mm 的短围挡,既利于主送风装置的送风气流对手术环境的有效控制,也便于胸外科手术的实施。这三种设计模型如表 4-5 所示。

表 4-5　通仓交融手术室三种设计模型

| 型号 | 通仓交融手术室气流方案 | 循环风装置 | 新风入口 | 回风口 |
|---|---|---|---|---|
| 模型 1 | 两主送风装置之间设置空气幕,前后两侧下回风 | 每个主送风装置独立设置 | 新风直接送入空气幕 | 前后两侧墙下部设置回风口 |
| 模型 2 | 两主送风装置之间设置送风口,前后两侧下回风 | 每个主送风装置独立设置 | 新风直接送入中间送风口 | 前后两侧墙下部设置回风口 |
| 模型 3 | 两主送风装置之间设置上回风口,前后两侧下回风 | 每个主送风装置独立设置 | 新风直接送入主送风装置的静压箱内 | 前后两侧墙下部设置回风口,中间设上回风口 |

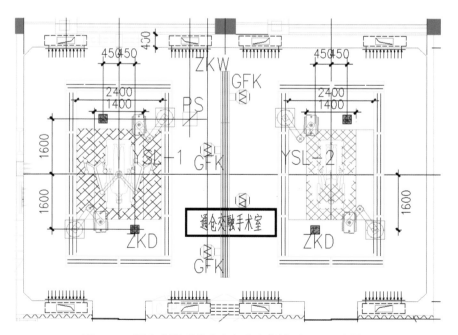

图 4-25　通仓交融手术室空气幕实体模型 1 平面布置图

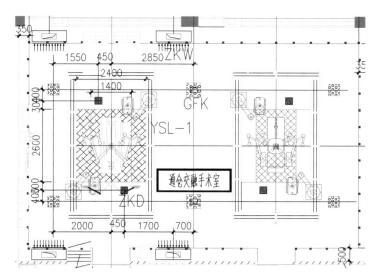

图 4-26　通仓交融手术室上送风口实体模型 2 平面布置图

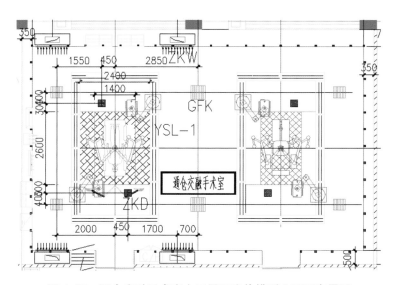

图 4-27　通仓交融手术室上回风口实体模型 3 平面布置图

模型 1 的空气幕模式与模型 2 的上送风模式的净化空调系统是一样的（图
4-28），都是将新风直接送入每两主送风装置间的送风口，每个主送风装置各设置
独立循环风系统送风，两侧墙下部设置回风口回风，这是上送下回的典型送风
方式。

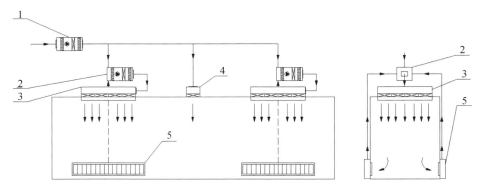

1—新风处理机；2—循环风处理机；3—送风装置；4—新风送风口；5—下回风口
**图 4-28   通仓交融手术室实体模型上送风、下回风的净化空调系统图**

模型 3 的上回风模式的净化空调系统（图 4-29）是将新风直接送入每个主送风装置的送风静压箱，有利于湿度优先控制，故其与模型 1、模型 2 有很大的不同。每个主送风装置各设置独立循环风系统，两侧墙下部再另设置回风口，这样每台主送风装置的四侧均回风。上部送风，上下同时回风的系统模式在国外采用较多。

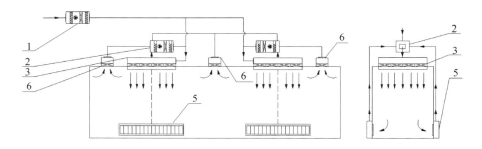

1—新风处理机；2—循环风处理机；3—送风装置；5—下回风口；6—上回风口
**图 4-29   通仓交融手术室实体模型 3 的上部送风、上下回风的净化空调系统图**

## 6. 实体模型与基本参数的设定

### 1）物理模型与基本参数设置

实体的物理模型大小为实际通仓交融手术室的一半，尺度 11.4 m($L$)×7.4 m($W$)×3.0 m($H$)，面积为 84.36 m²。室内设置 2 台手术，对应 2 个主送风装置，每个主送风装置的尺寸为 I 级 2.6 m×2.4 m，在实施实现变级别与变风量运行时，主送风装置的尺寸可变为 III 级 2.6 m×1.4 m。

在对手术室进行建模计算过程中,需要构建人体、设备(特别是靠近主送风装置且体积较大,对气流产生影响的一些必要设备)的相应模型。为简化模型,人体与设备均按照长方体进行建模,对模型必要的简化同时尽可能反映真实情况。每个手术单元的基本参数见表 4-6 与表 4-7。

表 4-6 手术人员与患者的基本参数

| 序号 | 名称 | 人数 | 尺寸(高 m×宽 m×厚 m) |
|---|---|---|---|
| 1 | 主治医生 | 1 | 1.75×0.4×0.3 |
| 2 | 助理医生 | 1 | 1.75×0.4×0.3 |
| 3 | 主麻醉师 | 1 | 1.75×0.4×0.3 |
| 4 | 副麻醉师 | 1 | 1.75×0.4×0.3 |
| 5 | 器械护士 | 1 | 1.65×0.3×0.2 |
| 6 | 巡回护士 | 1 | 1.65×0.3×0.2 |
| 7 | 患者 | 1 | 1.75×0.4×0.3 |

表 4-7 手术装备基本参数

| 序号 | 名称 | 数量(个) | 尺寸(长 m×宽 m×高 m) |
|---|---|---|---|
| 1 | 手术台 | 1 | 2.0×0.6×0.2(台面)<br>0.4×0.4×0.5(支座)<br>患者表面离地高度为 1.0 m |
| 2 | 手术灯 | 2 | $R=0.3$,$H=0.1$ |
| 3 | 围挡 | 1 | $H=0.15$ |
| 4 | 麻醉机 | 1 | 0.8×0.8×1.2 |
| 5 | 医用吊塔 | 2 | 0.6×0.9×1.0 |
| 6 | 器械桌 1 | 1 | 0.78×0.48×1.2 |
| 7 | 器械桌 2 | 1 | 0.68×0.38×1.2 |
| 8 | 废弃物桶 | 1 | 0.4×1.2×1.2 |

2)模型平面布置

根据胸外科微创手术的特点设置人员与装备。无论手术人员还是装备,与常规的开放性手术有所不同,模型的平面布置如图 4-30、图 4-31 所示。

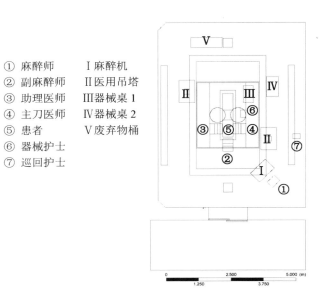

① 麻醉师　　Ⅰ 麻醉机
② 副麻醉师　Ⅱ 医用吊塔
③ 助理医师　Ⅲ 器械桌1
④ 主刀医师　Ⅳ 器械桌2
⑤ 患者　　　Ⅴ 废弃物桶
⑥ 器械护士
⑦ 巡回护士

图 4-30　模型的平面布置

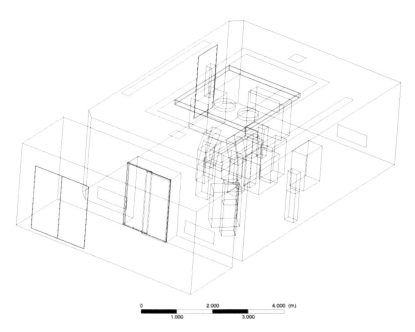

图 4-31　模型的人员与设备布置

3）模型的边界条件

（1）室内所有壁面为无滑移壁面；

（2）送风、回风以及排风口设为风速入（出）口，门缝设置为压力出口。

具体参数见表 4-8、表 4-9。

表 4-8 上送下回模型设置的风口参数表

| 手术室级别 | 名称 | 风量/(m³/h) | 风口尺寸(mm×mm) | 数量/个 | 风速/(m/s) |
|---|---|---|---|---|---|
| Ⅰ级 | 天花送风口 | 8 000 | 2 600×2 400 | 1 | 0.356 |
| | 新风送风口 | 1 000 | 6 000×250 | 1 | 0.370 |
| | 回风口 | 7 500 | 1 000×400 | 4 | 1.302 |
| | 排风口 | 1 000 | 250×250 | 2 | 2.222 |

表 4-9 上送、上下回模型设置的风口参数表

| 手术室级别 | 名称 | 风量/(m³/h) | 风口尺寸(mm×mm) | 数量(个) | 风速/(m/s) |
|---|---|---|---|---|---|
| Ⅰ级 | 天花送风口 | 9 000 | 2 600×2 400 | 1 | 0.401 |
| | 上部回风口 | 1 500 | 400×400 | 2 | 1.302 |
| | 上部回风口 | 2 000 | 500×500 | 2 | 2.222 |
| | 下部回风口 | 4 000 | 1 000×400 | 4 | 0.694 |
| | 排风口 | 1 000 | 250×250 | 2 | 2.222 |

4）热边界条件

在本书中，人体与设备均设为恒定热流密度边界条件并且所有表面均匀散发。T. T. Chow 等人对香港超净通风手术室进行 CFD 模拟过程中，对人体以及发热设备采用恒定热流密度边界条件，认为热量 100% 以对流的方式散发，并指出该种简化处理对模拟结果的影响极小。根据相关文献设置人体、设备热流密度见表 4-10。

表 4-10 人体设备散热量

| 名称 | 面积/m² | 热流密度/(W/m²) | 单设备总热量/W | 数量/个 | 总热量/W |
|---|---|---|---|---|---|
| 麻醉机 | 4.48 | 45 | 200 | 1 | 200 |
| 主麻醉师 | 2.57 | 30 | 77 | 1 | 77 |

（续表）

| 名称 | 面积<br>/m² | 热流密度<br>/(W/m²) | 单设备总热量<br>/W | 数量<br>/个 | 总热量<br>/W |
|---|---|---|---|---|---|
| 副麻醉师 | 2.56 | 30 | 77 | 1 | 77 |
| 医生 | 2.56 | 30 | 77 | 3 | 231 |
| 护士 | 1.71 | 45 | 77 | 2 | 154 |
| 患者 | 1.99 | 30 | 60 | 1 | 60 |
| 医用吊塔 | 6.35 | 31.5 | 200 | 2 | 400 |

| 名称 | 面积<br>/m² | 表面温度<br>/℃ | 单设备总热量<br>/W | 数量<br>/个 | 总热量<br>/W |
|---|---|---|---|---|---|
| 灯带 | 4.20 | 25.2 | 13 | 1 | 13.4 |
| 灯 | 0.75 | 34.0 | 40 | 2 | 80 |
| 合计 | | | | | 1 215 |

5）人员发菌量

人员发菌量见表 4-11，散发方式为身体表面均匀散发。患者即手术台上表面颗粒物边界设置为捕捉，风口设置为逃逸模式，其余物体表面及墙体表面设置为反射。

表 4-11　医护人员发菌量设定

| 人员 | 上半身<br>cfu/(p·min) | 下半身<br>cfu/(p·min) |
|---|---|---|
| 医生 | 200 | 400 |
| 护士 | 150 | 350 |
| 麻醉师 | 200 | 400 |

收敛准则：能量方程残差 $10^{-6}$，其他方程残差 $10^{-4}$。

经过网格独立性检验，选择 0.7M 网格作为计算网格。

# 7. 模拟结果与分析评价

应用计算流体动力学(CFD)软件 ANSYS Fluent16.0 对三种实体模型的速度场、浓度场进行初步、定性的模拟，得出以下模拟结果，以此作为模型的评价与优化的依据。

1）速度场模拟结果与评价

图 4-32 反映三种模型情况下在 $Y$ 方向速度云图与流线图,其中图 4-32(a),(c),(e)与 4-32(b),(d),(f)分别为无影灯下方与非无影灯下方的气流流速与流线的变化。不难看出,无影灯对于气流的阻碍作用明显,导致该处洁净气流不能够对患者表面起到很好的气流置换作用。而非无影灯处截面,气流流线几乎保持平行,能够对患者表面起到一定的气流置换作用。

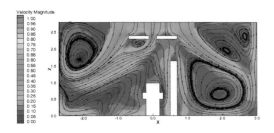

（a）模型 1 $Y=0$ m 处速度图

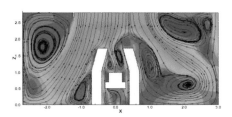

（b）模型 1 $Y=-0.45$ m 处速度图

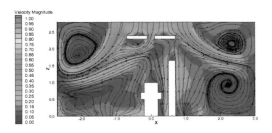

（c）模型 2 $Y=0$ m 处速度图

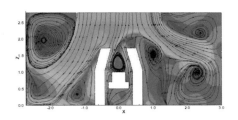

（d）模型 2 $Y=-0.45$ m 处速度图

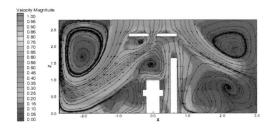

（e）模型 3 $Y=0$ m 处速度图

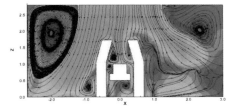

（f）模型 3 $Y=-0.45$ m 处速度图

图 4-32　Ⅰ级手术室在 $Y$ 方向不同模型速度分布图

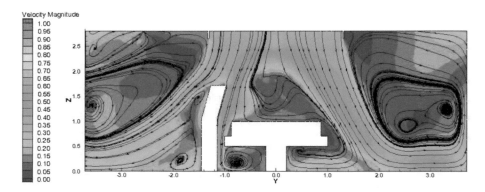

（a）模型 1 X＝0 m 处速度图

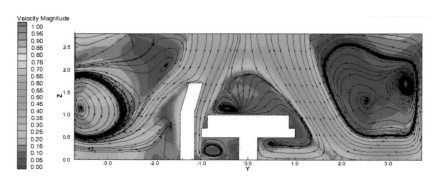

（b）模型 2 X＝0 m 处速度图

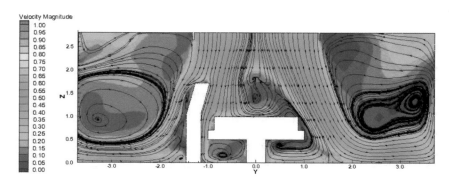

（c）模型 3 X＝0 m 处速度图

图 4-33    Ⅰ级手术室在 X 方向不同模型速度分布图

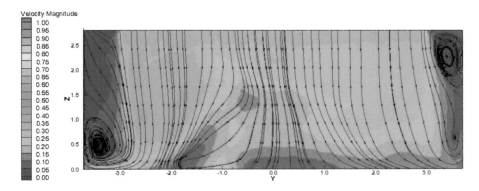

（a）模型 1 新风口中心处速度图

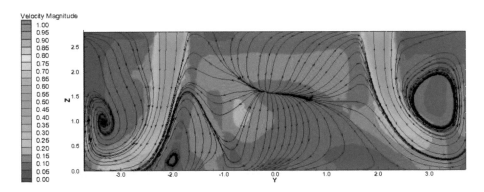

（b）模型 2 新风口中心处速度图

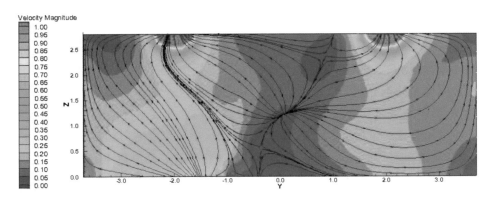

（c）模型 3 新风口中心处速度图

图 4-34  Ⅰ级手术室对称面速度图

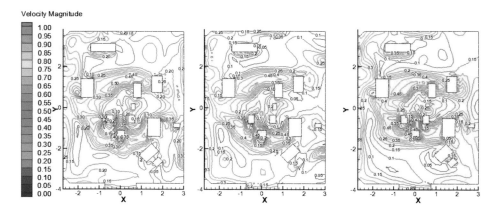

图 4-35　Ⅰ级手术室在 $Z=1.2$ m 处速度等值线图

从速度图来看,模型 1 与模型 2 在手术台上方风速明显低于模型 3,主送风装置送出洁净气流到达高度高于模型 3,且较模型 3 患者表面局部涡旋较大(图 3-33~图 3-35)。该现象主要有三方面原因造成。

(1) 手术室内总送风量均为 9 000 m³/h,但由于模型 1 与模型 2 将 1 000 m³/h 风量经独立新风口送出,小于模型 3 的主送风装置送风量,因此到达患者表面的风速小于模型 3。

(2) 主送风装置下方装有无影灯,无影灯作为障碍物,阻碍洁净气流直接送至手术关键区域,在其下方形成漩涡,导致风速降低。

(3) 由于无影灯以及人员设备散热,产生向上的热羽流,与送风方向相逆,导致风速减小并在患者表面产生涡旋。

这三种模型分别采用独立条缝新风口、孔板新风口以及格栅回风口所形成的气流屏障,以此来避免不同手术台之间的相互干扰。

但模型 1 的条缝新风口形成的空气幕风速较高,达到 0.37 m/s,会卷吸顶部部分空气,影响主送风装置的气流。并且从反映对称面速度状况的图 4-34(a)来看,由于主送风装置送风量远大于条缝新风口风量,主送风装置气流以倒喇叭口状向外扩散,会造成对称面气流对冲,导致新风风速在 1.5 m 高度以下衰减。并且由于新风口送出空气大部分通过同侧下部回风口排除,从图中可以看出,由于人员和设备的阻碍作用,较易在洁净通道侧处形成局部涡旋。通过调整回风口位置及尺寸方法,但结果对气流组织的影响并不明显,不能有效缓解该问题。

模型 2 在主送风装置之间安装孔板送风装置,由于新风口附近有巡回护士以及医用设备作为障碍物以及热源,导致部分气流向上,随后被高速送出的新风卷吸向下,不利于污染空气快速排出。并且由于孔板送风口影响区域较小,易在洁净通道与污物通道两侧形成较大涡旋。

而模型 3 在主送风装置间设置回风口,同时下部设回风口方式。由于上部回风口引导空气向上流动,并利用气流接触地面反弹的作用,在对称面形成方向向上的气流屏障起到一定的阻隔作用,且不易在手术室前后两端形成较大涡旋。

2) 浓度场模拟与评价

图 4-36、图 4-37 分别反映了三种模型分别在 $X$ 方向、$Y$ 方向与 $Z$ 方向的浓度等值线图。

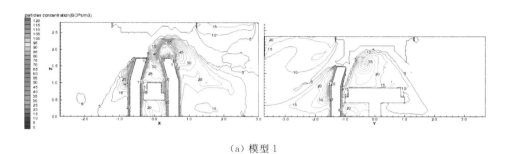

(a) 模型 1

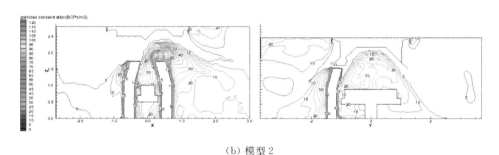

(b) 模型 2

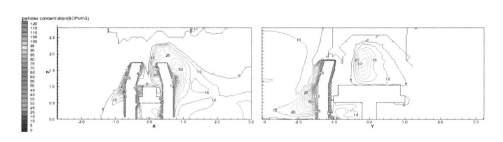

(c) 模型 3

图 4-36　三种模型在 $X/Y$ 方向截面浓度场分布

可以看出，由于人体散热造成热羽流以及人体作为散发源，导致人员附近污染物浓度较高。并且结合速度场分析，模型3抗手术灯等设备、人员的影响能力最强，因此其污染物浓度最低，并且患者表面污染物水平也最低，能够满足手术区5 cfu/m³的要求。而模型1与模型2，虽然与模型3具有相同的换气次数，但由于独立新风口对总送风量进行一部分分流，导致手术区平均速度分别为 0.215 m/s，0.219 m/s，远低于模型3手术区的平均风速 0.255 m/s。

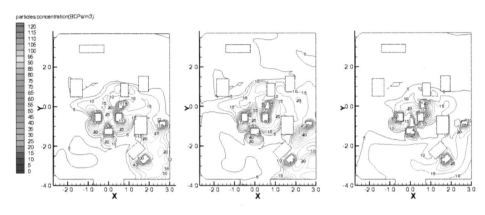

图 4-37　Z=1.2 m 截面浓度场分布

## 8. CFD模拟与实测评价

由于胸外科的通仓交融手术室在国内外首次实施，没有类似工程的信息与实施经验，仅靠设计人员的以往工程经验与相应的设计规范作出判断，缺乏循证。通过CFD对三种实体模型的速度场、浓度场进行初步、定性的模拟，以此作为评价与优化的依据，得出以下结论，有利于实体模型的实施与今后的实验，并能够使胸外科的通仓交融手术室的工程设计从基于工程师经验判断的做法转向更加科学、基于数据的循证设计方法。

（1）模型1在主送风装置间设置空气幕，由于气流速度过大，会卷吸顶部部分空气，对主送风装置的气流有所干扰，尽管调整了回风口位置及尺寸，但对气流组织的影响并不明显。因此模型1不予推荐。

（2）模型2在主送风装置间设置新风送风口、下部设置前后回风口方式。主送风装置送风量较新风送风量大，会造成对称面气流对冲，导致新风风速在下半部分衰减。同样,调整回风口位置及尺寸,对气流组织的影响不明显。但是上送风口的气流可形成一定的气流屏障。

(3)模型3在主送风装置间设置上回风口,同时下部设回风口方式。由于去掉独立新风口,新风直接送入主送风装置静压箱,使得送风风速提高,能够削弱手术灯对气流的阻碍作用,在手术灯下方区域也能形成一定的气流置换作用。由于上部回风口引导空气向上流动,并利用气流接触地面反弹的作用,在对称面形成方向向上的气流屏障起到一定的阻隔作用。当关闭洁净通道侧的下部回风口时,会在手术室前侧形成较大的涡旋,并且该部分气流路径增大,由于热源作用造成局部温升。当上部回风口风速过高时,会造成明显的空气短路现象。

(4)根据实体模型的评价结果,认为应该淘汰采用空气幕的模型1。模型2与模型3均有一定的优点,推荐在实体模型中采用。由于模型2与模型3之间风口设置的位置没有差异,可以此建造实体模型,通过风管以及阀门的切换,将主送风装置之间的风口从送风口切换成回风口,将新风管路从主送风装置之间的送风口切换到各主送风装置的送风静压箱。

(5)根据实测评价结果,最终将模型3的主送风装置最佳的工程设计方案与设计参数提交通仓交融手术室实际设计。

## 第四节

# 多联手术室

随着我国医保体系的完善,医疗需求量激增。各地都在大量新建与扩建医院,延伸到更广的地区,吸引了更多的病患。医院好造,但医生难培养。各种慢性病、大病的高发和早发,以及外科技术的快速进展,我国外科医生与麻醉医师的培养远远赶不上病患需求增加的速度。资深的手术医生与麻醉师更是一人难求。尽管每年有大量的医学院毕业生进入医疗界,但医师成长过程中工作经历与临床经验特别重要,尤其是在资深的手术医生与麻醉师的指导下,培养术中的决策与应变的能力。目前许多三甲医院都在支援医疗水平较低的地区医院,如何发挥援建医疗专家作用,指导更多的当地医生开展手术成为关注的热点。

面对这些问题存在三大难点:①如何充分发挥资深的手术医生与麻醉师的指导或带教作用,提高他们的工作效率;②如何使得更多的年轻医生得到指导,更快提升临床经验与技能；③如何提高手术量、降低手术成本。这迫使许多医院不得不改变传统手术室的运营模式，寻求新的对策。

## 1. 通仓手术室的局限性

内设4个手术区的通仓手术室是一种对策。在这医疗模式下，资深的高级外科医生和麻醉医师可以同时指导年青的医生进行4台手术。在不增加手术资源前提下，就能增加手术量，提高了运营效率，降低了感染率。

通仓手术室实施必须符合三个前提：①某类单病种手术技术已经十分成熟，可变为单一、重复、再手术率低及标准化的手术过程；②需要接受该类手术的病患量足够得多；③在手术过程中不能使用电磁辐射大或发生有害气体的手术装备。

总之，通仓手术室只适用于专科医院，或大专科的综合医院，只能适用于同时实施同类单病种的手术，不能独立进行单台手术。不适用综合医院中量大面广的各类手术。

通仓手术室具有如下局限性：

（1）通仓手术室设施仅仅适应于大型专科医院，难以适用于综合性医院或其他类型医院。要有很大手术量的同类单病种手术，且进行手术的时候各净化空调系统需要一起开启，要同时进行4台手术，无法单独实施一台或两台手术。

（2）通仓手术室由于开间大，无间隔，特别要注重避免交叉感染与传播。即使日常手术过程中，4台手术只要有一台手术没有完成，就不能清扫、整理其他已做好手术的手术台，以免发生交叉感染。万一出现窗口期感染患者，难以进行有效封闭处理。这就降低了手术室的有效利用率。

（3）通仓手术室在骨科手术期间，需要拉上移动屏风以防止碎骨与血液飞溅。移动屏风有上挂式，也有落地式。有经验医生与麻醉师来回走动，同时指导4台手术，移动屏风要随时推拉。手术后要收起屏风，以便清扫手术室。准备下一台手术前又要拉上屏风，由于玻璃屏风很重，很不方便。

（4）鉴于通仓手术室的布局，室内手术床设置的位置垂直于走廊，麻醉医师的工作区通常靠近门侧布置（图4-38、图4-39）。进出流线方便，也符合关节置换手术的要求。但是通仓手术室的气流模式无法满足我国2013版《规范》规定的在手术床长边的两侧有效下回风，必须使用上回风，形成上浮气流，菌尘排除效率不高，对无菌手术区不利的影响因素增多。尽管近30年国内外做了许多研发工作，靠气流进行隔离来解决手术过程的感染控制问题，由于净化空调系统复杂，室内风口多，要实现气流隔离整个气流分布的调试工作量大,在我国具体实施过程中有一定的难度。

由于不符合我国 2013 版《规范》的规定,给通仓手术室的设计、审图、施工、验收、手术管理与感染控制等提出挑战,没有可以依据的标准或规范,若要建造通仓手术室需要做大量的工作。只有在通仓手术室从完善的理论分析研究到大量的实际工程验证等一整套多年实施的成熟经验基础上,才有可能编写出通仓手术室建设标准。目前一时难以在我国应用推广。

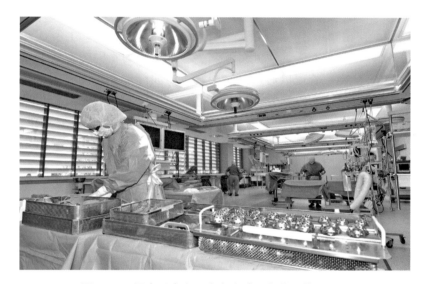

图 4-38 通仓手术室手术台麻醉区靠前门墙面设置

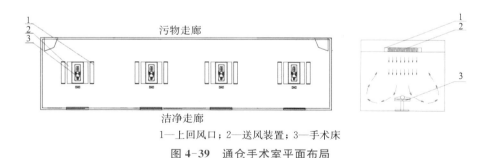

1—上回风口;2—送风装置;3—手术床

图 4-39 通仓手术室平面布局

(5)大型手术发展到今天,已经离不开现代化的诊疗装备,大多配置了数字减影血管造影术(Digital Subtraction Angiography,DSA)的 C 形臂。DSA 的电磁辐射阻碍了通仓手术室的应用推广。当一台手术使用 DSA,其他几台手术人员必须规避以防辐射伤害,这大大降低了手术效率。

　　（6）在现代手术过程中,电外科、激光刀、超声刀等会释放气体、蒸气、液体和固体物质的术中混合物。由于是人体组织的热分解,不仅释放出热解产物,如一氧化碳、甲醛和氢氰酸,还有超细颗粒物和生物活性成分,如(肿瘤)细胞、细胞残余物、病毒等,被称为手术烟雾。这些会对手术人员造成各种局部、系统、可逆和不可逆的危害,有致癌风险。由于各手术区间没有隔断,又是上回风,手术烟雾难以有效排走,会浮游在通仓手术室内的两相邻手术区中间上部的涡流区,不断积聚。

　　（7）有经验的手术医生与麻醉师在任何医院永远是稀缺的,如何充分发挥资深的手术医生与麻醉师的作用一直是个引人关注的大问题。如上所述,通仓手术室难以推广到其他类型医院。在大多医院手术室进行的不同类型的手术,有经验的手术医生与麻醉师尽管可以通过网络观察到不同台手术的进展情况,但有经验的手术医生与麻醉师还不得不反复从走廊进出各手术室进行指导。由于手术室与走廊的洁净度与无菌程度不同,加上手术室门的频繁开关,加大了手术交叉感染的风险。

　　（8）按理来说,通仓手术室最适用剖宫产手术、分娩等单一医疗过程。但通仓手术室自开创以来,因隐私性问题,不得不明确表明不适用于非全麻的病患手术。同样,因隐私性问题也难以推广到其他类型医院中去。

## 2. 多联手术室的研发

　　鉴于以上通仓手术室的局限性,构成了通仓手术室发展的瓶颈。只有突破瓶颈才能研发出新型手术室,首先我们来比较一下通常的单间手术室与通仓手术室的特性与优缺点(表4-12)。

表 4-12　通常单间手术室与通仓手术室比较表

| 项目 | 单间手术室 | 通仓手术室 |
|---|---|---|
| 适用医院类型 | 各类医院 | 专科医院 |
| 适用手术类型 | 各类手术 | 同类单病种手术 |
| 手术性质 | 个性化手术 | 单一、重复、标准化手术 |
| 手术效率 | 依据不同手术 | 同类单病种手术效率高 |
| 相同手术床数占地面积 | 大 | 小 |
| 手术床布置 | 按需求布置 | 手术床只能垂直于走廊布置 |
| 手术区之间隔离 | 实体隔离 | 气流隔离 |

（续表）

| 项目 | 单间手术室 | 通仓手术室 |
|---|---|---|
| 手术区变级别运行 | 无影响 | 可能会影响到相邻手术区 |
| 资深医师指导 | 不方便，频繁进出手术室，感染风险大 | 方便 |
| 出现传染风险病患 | 及时隔离、及时消毒 | 难以及时隔离、消毒 |
| 合规性 | 符合 2013 版《规范》要求 | 不符合 2013 版《规范》要求 |
| 感染风险管理 | 常规感控要求 | 特殊感控管理要求 |
| 防范碎骨与血液飞溅 | 可以 | 手术期间要加装屏风 |
| 辐射屏蔽 | 可以做到 | 手术区间无法屏蔽 |
| 隐私性 | 实体隔墙、隐私性好 | 对非全麻病患的隐私性差 |

从表 4-12 的比较可以看出，要研发新型手术室，必须扬两者之长，避两者之短。我们设想一下，如果仅仅将多间并列手术室之间的隔墙打通，或者在通仓手术室内每两个手术区之间设置移动隔门。通仓手术室的瓶颈没有突破，关键点不在于移动隔门，而在于如何使得形成的新型手术室符合 2013 版《规范》。因为符合 2013 版《规范》的要求，尤其是系统的设置与气流模式，才能有抗干扰力最强的气流组织，才能有有效保证无菌手术区的技术措施，只有这样才能被称之为"多联手术室"。为此，我们申请了我国发明专利（专利号 201910772043.4）。

研发的多联手术室有以下六个特点：

（1）在每两个手术区之间设置移动隔断门。要求设置的移动隔断门气密性能好，随时可以按需方便地自动开启或关闭。用移动隔断门替代骨科手术过程中必不可少的屏风，而且比屏风操作简便、安全。移动隔断门可随时按资深医生或麻醉师对手术指导的需求开启或关闭。既能成为同时进行多台手术的大开间手术室，也可以转变为单间手术室。

如果手术室内不使用带电磁辐射的装备，要求移动隔断门采用全透明落地大玻璃，保持良好的视野（图 4-40），犹如一间通仓手术室。每两个手术区之间设置隔断，国外是在中间设置移动玻璃隔门，以便在手术过程移动大型医疗设备。玻璃移动隔门中间可设置如图 4-40 的自动百叶。如病患非处于全麻状态，为保护隐私，只要关闭百叶即可。我国可以根据手术室需求，采用 4 扇移动隔门结构。手术期间中间的 2 扇隔门固定，靠墙两侧的 2 扇隔门可随时启闭。只有在手术时需要移动设备时，才将中间的 2 扇隔门启闭，两侧的隔门关闭。也可局部采用更先进的电控调光玻璃(也称电子雾化玻璃)做隔门,关闭电控调光玻璃的电源使其液晶分子会呈现不规则的散布状态,阻挡光线射入,电控玻璃就呈现不透明状态,隔声性与隐私性十分理想。

如手术期间需要使用电磁辐射的诊疗装备,则要求移动隔墙采用防辐射材料制成,包括采用局部防辐射玻璃。当采用防辐射结构时,也可在一侧开一扇移动屏蔽门(图4-41)。这种防辐射设计使得在手术过程中可以使用电磁辐射的诊疗装备,既保护了邻室的医护人员安全,又可不用间断手术,提高了手术室使用效率。

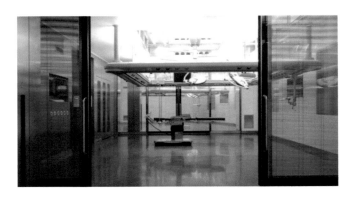

图4-40    带落地移动玻璃隔断的通仓手术室

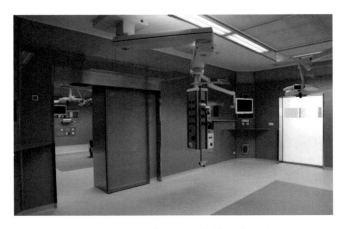

图4-41    带防辐射移动隔断的通仓手术室

(2)每个手术区内手术床与走廊平行设置。国外通仓手术室尽管有的加装了移动隔门,但仅仅是加装了移门,其送风天花与手术床的位置还是没有变化,仍然无法避免上回风。我们认为,既然每个手术区四周均有实体围护,麻醉工作区可以不受限制而按照需求布置。如果将通仓手术室送风装置与手术床位置旋转90°,使每个手术区内手术床与走廊平行设置(图4-42),这一关键思路使多联手术室跳出了通仓手术室布局的定式思维,并将手术患者头对头布置,两麻醉区紧挨着,方便资深麻醉师及时指导。

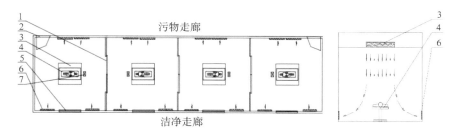

1—移动隔门;2—污物门;3—送风装置;4—手术床;5—自动门;6—回风口;7—排风口

**图4-42  多联手术室平面布局**

(3)每个手术区设置的气流组织均符合2013版《规范》。手术床的朝向改为与洁净走廊的走向平行这一关键因素,使得在每台手术床的正上方设置的非诱导送风装置(医学界俗称层流天花)垂直下送的送风气流,可以由沿手术床的长边所对两侧墙下方设置多个回风口回风。麻醉工作区的正上方设置排风口排风。两端的两个手术区设置有污物门,当然也可以在每个手术室各设污物门。如此,就能够形成对手术环境控制非常合适的上送下回气流组织,避免了手术区的上回风,以有效排除手术区内菌尘,完全符合我国2013版《规范》要求。并可以采用我国2013版《规范》推荐的整套净化空调系统,通过设置PLC控制系统控制集中新风处理机组与各区循环空气处理机组协调运行,施行湿度优先控制,有效保证了各手术区的手术环境。采用这些行之有效的、为我国工程界熟悉的设计与施工技术措施,以及业已大批量生产的洁净手术室配套的零部件,而且工程验收也有据可循,有利于多联手术室建设项目顺利开展,降低多联手术室的建造成本,更便于在我国的应用推广。

(4)每个手术区隔离性强,感染风险小。由于每个手术区之间都有实体隔离,在手术开始切口时关闭移动门,可更加有效排出手术烟雾。手术完成后关闭移动门,就可以自行清理、消毒,不必像通仓手术室要等所有手术都完成后方可清理,提高了手术室使用效率。有了移动隔断,大大降低了空气途径感染的风险。万一发生感染风险或出现窗口期感染患者,关闭移动隔门,使得每个手术区可以及时自行隔离、封闭，以便消毒灭菌及作相应处理。

（5）多联手术室可以推广到综合医院。手术区使用移动隔断门隔断后，使得多联手术室不仅适应于大型专科医院的同类单病种手术，也可适用综合医院内的各类手术。移动门随时启闭，同样也便于资深医师与麻醉师穿行在各个手术区进行指导，不用出入手术室，有利于感控。也能关闭移动隔离门，使每个手术区单独实施手术。这就是说，多联手术室既可以用于通仓手术室，也能够用作单间手术室。这样，多联手术室就突破了通仓手术室发展瓶颈，不仅能够方便地应用到综合医院各类手术，而且采用遮光百叶或电控调光玻璃改善隔声性与隐私性。

（6）多联手术室赋能技术。多联手术室可以采用赋能技术，实现在线实时可视化的监控系统，并在每个手术区的墙壁上设置显示器，实时播放各手术区的手术进程，并结合用声光显示来呼叫资深医生或麻醉师，以便资深医生或麻醉师及时到位进行指导。特别对于防辐射结构的多联手术室，由于防辐射观察窗相对较小，防辐射平移门较重，对门的自动驱动装置提出更高要求。在线实时可视化的监控系统显得尤为重要，建议我国采用 3 个手术区的多联手术室。

多联手术室可以通过 PLC 控制系统与各手术区净化空调系统及其新风、送风、回风以及排风控制阀的通信连接，有效地控制了各手术区变级别、变风量运行，以及各手术区启停，并始终维持多联手术室内各手术区的压差以及对走廊的压差不变。

## 3. 多联手术室配置最佳化

多联手术室是一种新的手术室形式，在实施前有许多不确定因素，如不同的布局、中间隔门的不同开启状态、手术患者不同卧位等对手术区无菌无尘状态的影响。需要借用计算流体动力学 CFD 仿真多联手术室在不同布局下的真实气流流动，分析各因素对手术区以及各手术区之间的影响，使多联手术室的配置最佳化。

1）多联手术室设计参数与配置

图 4-43 显示了多联手术室的一个平面布局。手术台的朝向设置与洁净走廊的走向平行，在手术台的正上方均设置非诱导送风装置，送风气流垂直下送，由沿手术台的长边所对两侧墙下方设置多个回风口回风。麻醉工作区的正上方设置排风口排风。手术人员、麻醉医师、患者与洁物经洁净区走廊（俗称洁净走廊）由手术室主门进入，内侧墙设置污物门，通向非洁净区走廊（俗称污物走廊）。

如果没有设置非洁净区走廊，也可在单侧设污物门。污物存放车沿内侧墙集中，手术结束后，从污物门出去，直接通向污物处置间（图 4-44）。

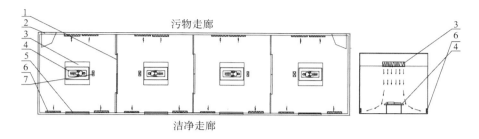

1—移动隔门；2—污物门；3—送风装置；4—手术台；5—自动门；6—回风口；7—排风口

**图 4-43 双走廊多联手术室基本平面布局**

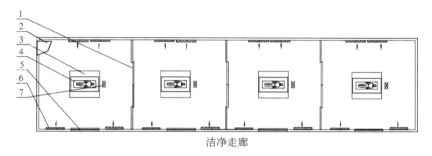

1—移动隔门；2—污物门；3—送风装置；4—手术台；5—自动门；6—回风口；7—排风口

**图 4-44 单走廊多联手术室平面布局**

2) 多联手术室的中间隔门设置对气流影响与优化

多联手术室的中间隔墙通常做成多扇全玻璃隔门，便于资深手术医生与麻醉医师观察与来回走动进行指导。本文将手术室长与宽各设定为 6 m；中间的玻璃隔断均分为 4 扇玻璃隔门，每扇门为 1.5 m 宽。为了方便论述，将隔断的玻璃门隔由里向外标号(图 4-45)。

多联手术室中间的玻璃隔门，哪扇门常开、哪扇门常闭，主要取决于手术室运行模式与要求。在手术实施过程中，常闭门的设置方式有如图 4-46 中的 A，B，C，D 这 4 种方案，以及中间所有玻璃隔门全部关闭即为第 5 种方案。

多联手术室中间隔门通常有以下 2 种不同的设置方式：

(1) 将玻璃隔门 2 与 3 作为常闭门(图 4-46 中的方案 A)，在手术实施过程中，玻璃隔门 1 一般情况下关闭，只有玻璃隔门 4 随时开启便于资深手术医生与麻醉医师来回指导，这就形成图 4-46 中的玻璃隔门方案 B 状态。手术结束后清理，关闭玻璃隔门 4，开启玻璃隔门 1 输送污物，玻璃隔门形成图 4-46 中的方案 C 状态。

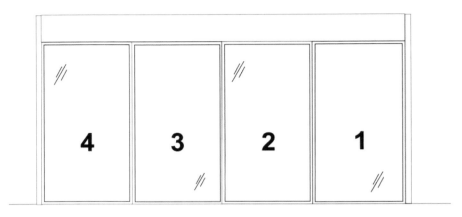

图 4-45　多联手术室中间的玻璃隔门

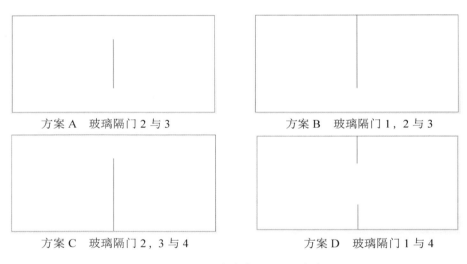

方案 A　玻璃隔门 2 与 3　　　　　方案 B　玻璃隔门 1，2 与 3

方案 C　玻璃隔门 2，3 与 4　　　　方案 D　玻璃隔门 1 与 4

图 4-46　四种玻璃隔门设置方案

　　（2）将玻璃隔墙的中间玻璃门 2、3 设置为经常开门状态，两侧玻璃隔门 1 与 4 为常闭门，形成图 4-46 中的方案 D 的状态。资深手术医生与麻醉医师从中间来回走动进行指导。由于中间门常开，似乎气流容易受干扰，这需要 CFD 模拟后确认。但中间玻璃隔门 2 与 3 开启，比较宽敞，设备进出较为方便，这比较适用于在手术过程中需要设备共享的手术场合。

　　3）多联手术室的手术患者卧位设置对气流影响

　　多联手术室手术台的布置方式有 2 种，手术台的病患卧位头对头，方便资深麻醉医师指导。当门开启，气流流通是否会引起对麻醉区域的干扰？另一种按手术台、按顺序布置方式，即手术台的病患卧位同一方向。是否对麻醉区域干扰可能会小一些？需用CFD模拟来认证。

4）多联手术室CFD模拟物理模型设置

多联手术室模拟的物理模型的尺寸为 $12\ m(L)\times 6\ m(W)\times 3\ m(H)$，面积为 $72\ m^2$。设置2个手术区，对应2个主送风装置，均为Ⅰ级送风装置，送风面积 $2.6\ m\times 2.4\ m$，送风围挡为 $400\ mm$。

对手术室进行建模计算过程中，需要构建人体、设备（特别是靠近主送风装置且体积较大，对气流产生影响的一些必要设备）的相应模型。对模型进行必要简化（如对人体与设备均按照长方体进行建模）的同时应尽可能反映真实情况。可用模拟镜面效应来反映4台手术的多联手术室。图4-47展示了方案A模型设置。

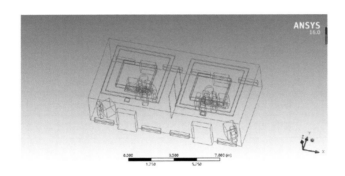

图 4-47　物理模型平面布置(方案 A)

模型基本参数设置见表4-13～表4-15。

表 4-13　手术人员与患者的尺寸(单个手术区)

| 序号 | 名称 | 人数(个) | 尺寸 $m(H)\times m(L)\times m(W)$ |
|---|---|---|---|
| 1 | 主治医生 | 1 | $1.75\times 0.4\times 0.3$ |
| 2 | 助理医生 | 1 | $1.75\times 0.4\times 0.3$ |
| 3 | 主麻醉师 | 1 | $1.75\times 0.4\times 0.3$ |
| 4 | 副麻醉师 | 1 | $1.75\times 0.4\times 0.3$ |
| 5 | 器械护士 | 1 | $1.65\times 0.3\times 0.2$ |
| 6 | 患者 | 1 | $1.75\times 0.4\times 0.3$ |

表4-14 手术装备基本尺寸(单个手术区)

| 序号 | 名称 | 数量(个) | 尺寸 m($L$)×m($W$)×m($H$) |
|---|---|---|---|
| 1 | 手术台 | 1 | 2.0×0.5×0.2(台面) 0.4×0.4×0.8(支座) 患者表面距地面高度1.0 m |
| 2 | 手术灯 | 2 | $D=0.67$ m, $H=0.2$ m |
| 3 | 送风围挡 | 1 | $H=0.4$ m |
| 4 | 麻醉机 | 1 | 0.8×0.8×1.2 |
| 5 | 器械桌1 | 1 | 0.78×0.48×1.2 |
| 6 | 废弃物桶 | 1 | 0.4×1.2×1.2 |

表4-15 风口参数设置(单个手术区)

| 手术室级别 | 名称 | 风量 /m³/h | 风口尺寸 (mm×mm) | 数量 /个 | 风速 /m/s |
|---|---|---|---|---|---|
| Ⅰ级 | 天花送风口 | 9 000 | 2 600×2 400 | 1 | 0.401 |
| | 回风口 | 8 000 | 1 500×400 | 4 | 0.926 |
| | 排风口 | 500 | 360×360 | 1 | 1.072 |

(1) 多联手术室中间玻璃隔门全部关闭状态的CFD模拟

在多联手术室中独立进行手术,中间玻璃隔门全部关闭。先用CFD模拟该状态的流场(图4-48)作为其他配置状态的比较基准。图4-48a为模拟多联手术室的纵剖面(沿$X$轴线)室内的流场,图4-48b为横剖面(沿$Y$轴线)室内的流场。从模拟的流场看完全符合2013版《规范》的要求。由于送风装置具有400 mm高度的送风围挡,气流流速在手术区域保持良好,没有明显的衰减,这也保证了单向流送风的效果,确保手术区完全受控。

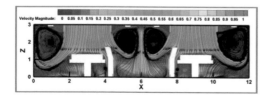

(a) $Y=3$ m处速度场          (b) $X=3$ m处速度场

图4-48 多联手术室中间玻璃隔门全部关闭状态的流场

（2）多联手术室中间隔门处在不同状态下 CFD 模拟

然后，再用 CFD 模拟多联手术室中间隔门处在不同状态下的流场。同样，其中图 4-49（a）模拟多联手术室的纵剖面（沿 $X$ 轴线）室内的流场，图（b）为横剖面（沿 $Y$ 轴线）室内的流场，而图 4-49（b）是体现手术环境受控状态主要剖面。

图 4-49 为多联手术室中间玻璃隔门 2 与 3 常闭状态下的流场。图 4-50 为多联手术室中间玻璃隔门 1，2 与 3 常闭状态下的流场。图 4-51 为多联手术室中间玻璃隔门 2，3 与 4 常闭状态下的流场。图 4-52 为多联手术室中间玻璃隔门 1 与 4 常闭状态下的流场（或者说中间玻璃隔门 2 与 3 常开的状态）。

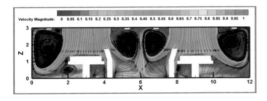
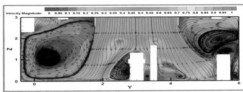

（a）$Y=3$ m 处速度场　　　　　　　　（b）$X=3$ m 处速度场

**图 4-49　多联手术室中间玻璃隔门 2 与 3 常闭状态下的流场**

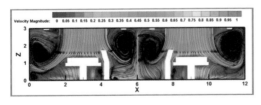
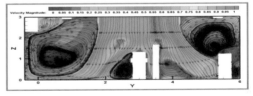

（a）$Y=3$ m 处速度场　　　　　　　　（b）$X=3$ m 处速度场

**图 4-50　多联手术室中间玻璃隔门 1，2 和 3 常闭状态的流场**

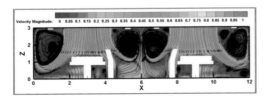
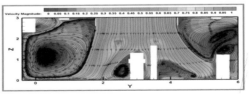

（a）$Y=3$ m 处速度场　　　　　　　　（b）$X=3$ m 处速度场

**图 4-51　多联手术室中间玻璃隔门 2，3 和 4 常闭状态的流场**

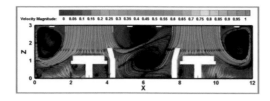
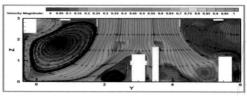

（a）$Y=3$ m 处速度场　　　　　　　　（b）$X=3$ m 处速度场

**图 4-52　多联手术室中间玻璃隔门 1 和 4 常闭状态的流场**

5）多联手术室中间隔门最佳设置

我们以图 4-48 中间玻璃隔门全关闭状态的模拟流场作为基准。与图 4-49、图 4-50、图 4-51 与图 4-52 的相应流场进行比较与分析。

（1）多联手术室中间玻璃隔门 2 与 3 常闭状态下的流场分析

可以发现图 4-49、图 4-50、图 4-51 的相应流场与图 4-48 相似。这说明图 4-49、图 4-50 和图 4-51 尽管有常开门，但均没有显示出手术区之间、还是手术区自身受到外界气流的干扰，与中间隔门全部关闭状态基本一致。而这 4 种状态的共同点就是玻璃隔门 2 与 3 均处于常闭状态。或者说，只要多联手术室中间玻璃隔门 2 与 3 常闭状态，玻璃隔门 1 与 4 开启还是关闭状态，对整个流场的影响不大，各手术区能维持所要求的无菌无尘状态。

（2）多联手术室中间玻璃隔门 2 与 3 常开状态下的流场分析

只有图 4-52 有些例外，这是多联手术室中间玻璃隔门 1 与 4 常闭状态下的流场（或者说中间玻璃隔门 2 与 3 常开的状态）。从图 4-52（a）模拟看两个手术区的交界处有明显的气流交混、互扰的现象，两个手术区中间交界地带或两位麻醉师的背部明显出现上、下 2 个涡旋。这意味着，在玻璃隔门 2 与 3 常开状态会出现气流交混，有可能干扰手术区，如果玻璃隔门 2 与 3 作为资深医师指导的进出通道的话则要求及时关闭。图 4-52（b）模拟结果还是较为理想，并没有在患者的上方出现涡旋，对病患及手术环境的影响不大。

由于多联手术室在玻璃隔门 2 与 3 常开的状态、且两台手术的麻醉医师背靠背应该是模拟状态中最不利的，这需要格外慎重考虑。为此，以多联手术室中间玻璃隔门 2 与 3 常开的状态下的流场（中间玻璃隔门 1 与 4 常闭状态）作为分析重点，对 5 种方案沿 $Z$ 轴向的 1.2 m 截面（患者的手术面）再进行模拟与分析。

（3）多联手术室 $Z$ 轴的 1.2 m 截面的流场分析

图 4-53 显示了多联手术室中间玻璃隔门 2 与 3 常开状态下（中间玻璃隔门的 1 与 4 常闭状态）$Z$ 轴向的 1.2 m 截面的流场模拟，其中图 4-53（a）为流线图，图

4-53(b)是流速分布图。

图 4-55 是其他方案在 $Z$ 轴向的 1.2 m 截面的流场模拟。

同样以多联手术室中间玻璃隔门全部关闭状态下的流场[图 4-55(d)]作为基准,与其他设置状态进行比较与分析,可以看出玻璃隔门全部关闭状态下的流场[图 4-55(d)]与其他 3 种状态的流场类似。显示出在两手术区的交界地带均形成了明显的速度分隔区,区域侧流速在 0.28 m/s 左右,两个手术区域之间的气流没有相互扰动,也没有干扰到各自的手术区。

但图 4-53 与图 4-55(d)在 $Z=1.2$ 截面处流场则有明显的不同。图 4-53 流线图与流速分布图显示出两个手术区交界地带气流有交混(见图 4-53 中红框内的区域)。从图 4-53(a)流线图中可以看出,在交界地带气流明显从左侧手术区流向右侧手术区域。由于有玻璃隔门 1 与 4 的存在,阻隔了交界地带靠墙处的气流流动,形成一定程度的小涡旋,但影响面不大。

从图 4-53 仍可以看出存在着一个以医护人员以及器械桌为边界的环形独立区域,将手术区与周边区分隔开来。有环形高速区边界速度能够达到 0.20 m/s 左右,明显高于周边区风速。说明在这种状态下仍然可以形成手术保护区。

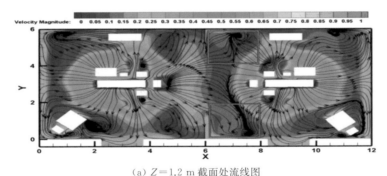

(a) $Z=1.2$ m 截面处流线图

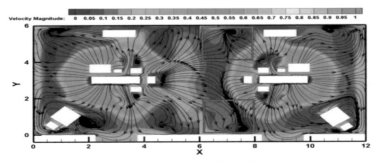

(b) $Z=1.2$ m 截面处流速图

图 4-53　玻璃隔门 1 与 4 常闭在 $Z=1.2$ m 截面处流场

即使在手术区内部由于人员、设备对送风气流阻碍作用以及热羽流作用,导致风速有所降低,也基本上符合要求的。右侧手术区气流在左侧助理麻醉师的背部区域与左侧手术区送风气流相遇,导致助理麻醉师的背部区域送分气流速度骤降,最低达到 0.1 m/s 左右,但没有影响到手术区。何况一般情况下麻醉医师与手术野之间还有隔挡(图 4-54),阻止气流直接吹向手术野。

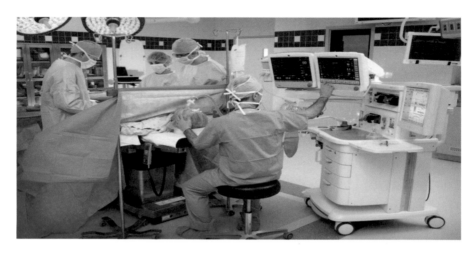

图 4-54　手术过程中麻醉位实际状态

多联手术室的各手术区之间的阻隔效果来说,4 扇玻璃隔门里中间 2 扇隔门 2 与 3 最重要,是真正起到了两手术区域之间的阻隔作用。相比中间隔门全部关闭的状态,不管隔门 1 或隔门 4 的开或关,流场模拟的效果类似,说明这种配置模式有较强的抗干扰的能力。虽然隔门 1 或隔门 4 的同时开启对流场稍有影响,但对两个手术区的分隔影响不大,对手术区内无菌无尘状态没有影响。

同样,多联手术室只要中间隔门 2 与 3 常闭,手术台患者卧位布置对流场影响很小。在配置时可以不用考虑气流的干扰影响,只要考虑医疗方便就行。

多联手术室中间隔门 2 与 3 常开、隔门 1 与 4 常闭的状态,对流场有较大的影响。但从不同剖面的流场模拟可以看出,仍然存在着一个以医护人员以及器械桌为边界的环形独立区域,将手术区与周边区分隔开来。尽管在两手术区的交界地带有气流交混,但是这种影响还是可控的,没有影响到手术核心保护区。为了便于手术期间共享设备在各手术区移动,中间隔门短时开启也是允许的,但需要随时关闭。

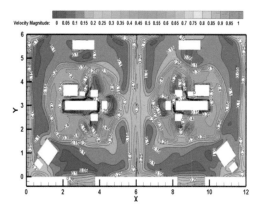

（a）玻璃隔门 2 与 3 常闭下 $Z=1.2$ m 截面处流速图

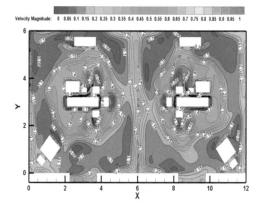

（b）玻璃隔门 1、2 与 3 常闭下 $Z=1.2$ m 截面处流速图

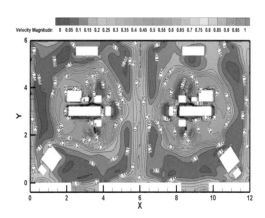

（c）玻璃隔门 2、3 与 4 常闭下 $Z=1.2$ m 截面处流速图

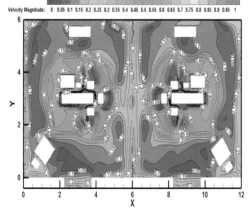

（d）玻璃隔门全部关闭下 $Z=1.2$ m 截面处流速图

图 4-55　玻璃隔门其他 4 种状态下 $Z=1.2$ m 截面处流速分布图

　　为了使模拟结论有较大的冗余度，以上只是模拟玻璃隔门常开的不利工况。在实际手术进行过程中玻璃隔门是不可能常开的，只是在资深手术医生与麻醉医师在指导时偶尔短时开门进出，对流场的实际影响应小于上述模拟，故模拟结果是安全的。

　　多联手术室的最佳配置是保持中间隔门 2 与 3 常闭，其他隔门随开随关，对多联手术室的不同配置均可以保证整体环境受控，这为多联手术室在各类医院的推广应用提供了理论依据。

　　多联手术室与通仓手术室相比，不仅仅是每两个手术区之间设置移动隔墙，更重要的是改变了通仓手术室的传统布局与优化了气流模式这一关键因素,使得手术床正上方设置的送风装置垂直下送的气流可以由沿所述手术床的长边所对两侧墙下方设置多个回风口回风。相比通仓手术室,避免了手术区的上回风,提高了菌尘排除效率,增强了手术无菌区域的抗干扰能力,完全符合我国2013版《规范》的相关要求。使得多联手术室的设计、审图、施工、验收、手术管理与感染控制有据可循。

由于多联手术室在每两个手术区之间设置移动隔门,替代了骨科手术过程中必不可少的屏风,而且比屏风操作更简便、安全,更具隐私性。移动隔断门可按资深医生或麻醉师需求关上或打开,既能成为同时进行多台手术的通仓手术室,也可以随时可切换成为多间完全独立的单间手术室。同时,实现在线实时可视化的监控系统与呼叫系统。不仅适应于大型专科医院同科单病种手术,也可推广到综合医院内各类手术。手术区使用移动隔断门隔断后,在手术施行时可更加有效排出手术烟雾,手术完成后就可以各自清理。不必等所有手术都完成后,提高了手术室使用效率。特别是万一出现窗口期感染患者,也可及时进行有效封闭处理。由于可以设置与辐射强度相应的屏蔽移动门和墙体,使得在手术过程中可以使用有电磁辐射的诊疗装备,保护了邻室的医护人员安全,提高了手术室使用效率。

综上所述,多联手术室融合了单间手术室与通仓手术室的特点,突破了通仓手术室发展瓶颈,适应了手术室的发展,有利于在我国各类医院中推广与应用。使有限的医疗资源服务于更多的病患,提高手术量、降低手术成本,是一种很有发展前途的新型手术室。

## 第五节
## 洁净手术室控温送风系统

2013版《规范》要求在洁净手术室采用非诱导送风气流(医学界俗称为层流)实现对手术环境的控制,但并不是说有了非诱导送风装置就一定有合格的手术环境控制。层流通风对手术部位感染(SSI)控制的许多负面报道,多是层流送风装置不合格所引起的,对此德国 DIN 1946-4 做了许多调研工作,并再次肯定层流对手术环境控制的正面效应。

洁净手术室的第一要务就是优先保障手术无菌区域最大、气流质量最佳、抗干扰力最强,为此提出一种新型的手术室的气流模式与设施系统——控温送风系统。将送风温度预设在温度阈值内,优先调控不大于 1.5 ℃的送风温差,再调控辅助调节手段,如采用手术室辐射板壁或周边送风等措施消除余热负荷,保证手术人员、麻醉师和患者体感舒适。

## 1. 局部层流送风评价指标

按传统理论,洁净手术室层流送风不仅要求实现无菌无尘的手术环境,还要求承担消除手术室热负荷,即通过调节送风状态来满足以手术人员为主的合适工作环境。如今,提出了手术室层流送风应优先保障保护区域内空气质量的要求,这就涉及层流送风的性能与评价的问题。特别是局部层流送风气流优先保障保护区域内空气质量的对策。

按传统理论,评价超净层流送风质量的主要指标分别为送风气流的"流向单一性、流线平行度、断面风速均匀性"。这三个评价指标体现了层流气流排除污染的能力,以及对关键保护区域控制的有效性。但是这些评价指标主要针对全室层流(即送风面积几乎等同于房间天花面积),通常层流的断面平均风速较大,一般为 0.4 m/s 左右。

不同于工业洁净厂房的全室层流,洁净手术室采用局部层流,在手术台上方设置局部层流送风装置。国内外标准、规范与指南都是这样规定的。

不同于全室层流,当局部送风装置的送风气流送入室内因流速较周围的空气快而带动周围空气一起流动,由于送风气流周边压力的变化对周围空气产生引射(或诱导)作用。局部层流送风气流速度越高,引射周边较污染的空气的量越大,对层流形成的洁净无菌区域的干扰越强,使得洁净无菌的保护区域缩小。反之,局部层流送风速度小,虽然引射量减少,但易被周围气流干扰、易受到层流送风与室内空气间的温度差(简称为送风温差)的影响。因此,不能用传统的三大评价指标来评价超净局部层流送风对关键区域保护的有效性。

本书提出评价局部层流送风性能应该是"气流动量、气流流态和温度效应"这三个指标。

(1)气流动量是气流质量与速度的乘积,是指运动气流的作用效应,与气流的质量和速度相关的物理量,气流动量方向与速度的方向相同。气流流速快,送风气流动量大,抗干扰力强,但引射量加大。2013 版《规范》规定的手术室局部层流送风的速度很低,但送风面大,送风气流质量大,有足够的动量能维持局部层流,又能控制引射量。

（2）局部送风的气流流态不可能达到流向单一性、流线平行度、断面风速均匀性。要求的气流流态是指非诱导性的置换流，且要求自上而下的垂直气流。2013版《规范》推荐的阻漏层送风装置的气流流态最好，但对于水平层流气流如此低的流速则难以维持无菌无尘区域。

（3）温度效应是由层流送风气流与室内空气之间的温度差引起的。2013版《规范》要求送风气流温度低于室内温度，形成两者间的空气密度差异，相当于因温差引起的热动力，给送风气流有个附加力。加大送风气流流速，使得低流速的送风气流也能送达手术部位。热动力对气流运动所起的作用一般不予考虑，只将其作为安全系数。但是对于局部低速层流为了控制引射量，保护无菌区域，温差对气流的作用不容忽略。图4-56中虚线部分显示了理想的无菌、无尘的保护区域。当然，送风温度也不能太低（或者说送风温差不能太大），否则温度效应使送风气流速度加快，引射量加大，反而使局部层流形成的保护区域缩小（图4-57中虚线部分）。这就是说，送风温差对局部层流形成的保护区域大小与气流质量相关。

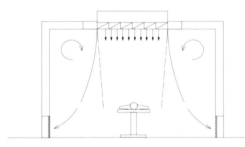 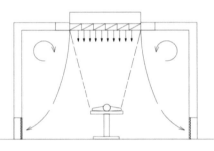

图4-56　合适送风温差保护区理想　　　　图4-57　风温差保护区缩小

以下将基于气流动量、气流流态和温度效应这三大因子的合理组合来阐述洁净手术室的层流气流对策。

## 2. 空调对流送风与空调辐射换热

从温度效应评价指标来讲，似乎送风与室内空气温度相同的等温层流（或者说送风温差为零）所形成的气流流态最佳、无菌无尘区域最大、保护效果最好。由于像手术室等被调空间内的热湿负荷会随时变化，传统的调节措施不外乎通过变化送风温度或变化送风流量来维持被调空间的温湿度稳定。像手术室有洁净要求的被调空间,因洁净度与送风量(或换气次数)相关,只能采用变化送风温度、而不能变化送风量的调节措施。对于等温送风来说,没有能力来调节手术室温湿度,或者说无法承担消除室内热湿负荷。也许可以靠专用新风机组承担全部湿负荷,利用围护结构的辐射板壁承担室内显热负荷。这就是近期国外推荐的洁净手术室等温送风与辐射空调的组合模式,但冷辐射空调可能会出现问题。

辐射空调的优点在于能够利用低品位热媒(如高温冷冻水或低温热水),可以减少送风量,提高热舒适性。但冷辐射空调在手术室实际使用效果不太理想,会有以下的局限性。

从理论上讲纯净的空气对热辐射几乎没有反射能力,在一般温度下占空气绝大部分的氮气、氧气等对称双原子气体视为透热体,或者说不会产生辐射换热而改变空气温度。室内空气只能通过与辐射壁板表面对流换热而变化温度,因此用辐射调节室内空气温度的效率最低,调节过程缓慢。但是辐射换热的好处是直接作用于人体,只要有足够的辐射换热,能使人体感上获得热舒适。但是空调冷辐射不同于热辐射。冷辐射温度范围不大,为了保证辐射壁不结露,辐射壁面至少要高于室内空气状态露点的 0.5 ℃~1 ℃,又必须低于室内空气温度,否则没有调节作用。但辐射表面温度过低也会使人体感觉不适,极大地限制了辐射空调的供冷能力。冷辐射调节能力也有限,反应速度慢(或调节时间长),不适用工作强度较大而变化较快的工作场所,如手术过程。或者说辐射换热量难以及时消除手术人员手术过程产生的余热量,只能适用工作强度不大、比较平稳的工作状态,如办公室、会议室、居家。在手术过程中,只有麻醉医师和患者状态比较平稳。

辐射换热量除了辐射壁面温度外,还与在室内能与人员进行辐射换热的辐射面积有关。现代手术室内装备很多,板壁上嵌满了各种存放柜、保冷柜、保温柜、控制屏与面板等,众多悬挂的大型显示屏和落地装备也阻隔了手术人员与辐射壁板之间的辐射换热(图 4-58)。大型洁净手术室内要真正能用作辐射换热的板壁的面积很小,不得不借用顶板。理论计算也许辐射面积够了,但手术区上方是硕大的送风装置,手术人员和患者在送风装置下方,无法接受冷辐射,也许仅与麻醉医师可以进行辐射换热。

另外,手术过程中人员固定而使用的电热电动装备与工具不断变化,造成手术室的负荷特点是潜热负荷较为稳定,而显热负荷瞬时变化很快且变化幅度较大。对于室内不断变化的显热负荷靠辐射空调是难以及时消除的。

空气的比热容比水小得多,改变空气温度比水快。为了提高冷辐射的调节性能,近年来,辐射壁板的冷媒介由空气来替代水,空气媒介冷辐射板壁也开始推广

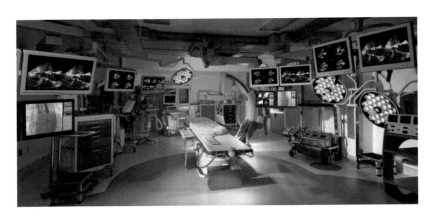

图 4-58    手术台周围装备、送风天花与显示屏阻碍了辐射换热

开来。但辐射冷空气媒介是靠专门的空调机供给，是用冷冻水通过热交换盘管取得，热交换盘管水侧与空气侧的传热温差一般为 6 ℃～7 ℃。这就是说这辐射板壁的媒介不能利用高温冷冻水而节能，仍然需要常规的 7 ℃或更低的冷冻水。

为了满足手术区无菌无尘要求，洁净手术室的送风量是固定的。采用辐射空调是无法降低手术室的送风量。

可见空气媒介辐射空调用于大型手术室无法显示出"利用低品位热媒、减少送风量以及提高热舒适性"三大优点，而"供冷能力小、室温调节时间较长、难以及时调节辐射量消除动态负荷以及造价高、运行费用大"等缺点却暴露无遗。

### 3. 洁净手术室控温送风系统

总之，辐射空调手术室是有局限性的。要维持室内设定的温湿度，传统的对流空调将被处理过的层流气流直接送入室内来消除室内热湿负荷，效率最高，调节速度最快，室内热环境控制稳定。直接调节送风气流状态点控制室内温湿度的最大缺点，就是不断改变送风温差会有可能使无菌无尘区域（保护区域）缩小。至于会有气流噪声、吹风感，这倒可以用气流技术来控制的，对身穿全套无菌服的手术人员来说影响不大。

另外，对流空调的送风气流是同时依靠出风动量和送风温差来维持运动。那就说，应该发挥对流空调对室内温湿度的调节作用，尽量利用温差送风效应，优先消除热湿负荷。从工程角度讲，比周围空气低 1.5 ℃温差的送风气流与等温的送风气流形成的保护区域是差不多的。那为什么对流空调不利用这 1.5 ℃的送风温差来减少辐射的换热量,而不要仅仅为了保证层流送风理论上的净化效果去采用等温送风。

相对于承担热负荷的调温送风与不承担热负荷的等温送风,我们将优先调控不大于 1.5 ℃ 送风温差的层流气流称为"控温送风(Controlled Temperature Supply Air)"。尽管各国标准或规范要求手术室温度均在 21 ℃～25 ℃ 之间,实际运行中通常将手术室温度控制在 22 ℃～24 ℃ 范围内。如控制送风温差不大于 1.5 ℃,手术室实际送风温度定在 20 ℃～23 ℃ 阈值内,定阈值温度控制的送风也被称为定温送风。当然这阈值温度可以根据手术类型自行设定。

如采用等温送风模式,要求独立新风机组承担全部湿负荷,机器露点控制在 11 ℃ 左右。独立新风与室内空气混合后再加热到室内等温状态(如室内状态设定 23 ℃),势必浪费了许多加热量。室内的热负荷还得另外靠冷辐射等辅助手段去消除。

采用控温送风模式,利用 1.5 ℃ 温差引起的热动力就能达到同样流速,可以降低局部层流送风量,又能减少独立新风与室内空气混合后加热量(只需要加热到 21.5 ℃)。由于温差送风承担了室内部分负荷,减少了冷辐射供冷量,仍然可以保证局部层流送风形成较为理想的保护区域。

遵循这个思路,为此提出洁净手术室控温送风系统(已申请发明专利 202010063365.4)。将室内冷辐射板壁温度预设在高于室内露点温度 2 ℃。来自集中深度除湿处理的新风,承担所有湿负荷,与室内空气回风混合后,加热送风,优先调控层流送风状态(只要送风温差不大于 1.5 ℃)。使送风气流实现最大的保护区域、最佳的气流质量,其余显热负荷再由室内设置的冷辐射板壁或其他辅助调节装置承担。

对于Ⅰ级洁净手术室,送风量大,如果室内负荷较少,加上预设温度的室内冷辐射板壁,仅靠不大于 1.5 ℃ 的送风温差调节也有可能维持室内温湿度控制。

控温送风的消除室内显热负荷的辅助调节装置,可以采用了以下三种方式:

(1) 如有低品位热媒(高温冷冻水与低温热水),优先采用水媒介的辐射板壁,这是传统辐射空调节能的关键所在。但是水媒介的辐射换热调节性能较差。

(2) 如没有低品位媒介,只要手术室进行微创手术等工作强度不大的医疗过程,室内有足够面积的板壁用作辐射换热用,可采用空气媒介的辐射板壁。空气媒介比水媒介的辐射换热调节性能好,另外,空气媒介的辐射板壁只有单层板壁,几乎无比热容,有利于控制辐射板壁结露。

(3) 如果是大型洁净手术室,手术过程工作强度较大,手术所用设备或装置较多,使得热负荷变化较快,则推荐采用"周边辅助送风"的方法。除了控温的层流送风外,"周边辅助送风"发挥了上述原用于中空辐射板壁的循环空调机组产生的空调风的作用。如果将这循环空调风改为向设置在板壁的周边送风口送风,将空调风直接吹向板壁,沿着板壁向下流动,直到底部回风口,再返回到空调机组。这种"周边辅助送风"的循环空调风不仅以对流换热方式直接参与了室内直接的热湿交换,而且间接冷却(或加热)了板壁,不管板壁是否有装备,只要有表面就会被冷却(或加热)成为辐射面,参与辐射换热。这样的周边辅助送风大大增强了整个系统处理大型手术室的热湿负荷的能力。

当然也可以采用冷剂媒介作辐射板壁,只是目前使用较少,经济性不强。

洁净手术室控温送风系统是基于气流动量、气流流态和温度效应的合理组合提出的,认为等温层流送风并非最佳形式。洁净手术室应该优先保证层流送风净化效果,实现最大的保护区域与最佳的气流质量。既不是传统的温湿度优先的送风状态调节而影响层流送风效果,也不是层流等温送风方式。层流等温送风与辐射组合的空调形式理论上分析也许不错,但实际上在手术过程中保持等温送风是不现实的。空气媒介辐射空调用于大型手术室没能表现出"利用低品位热媒、减少送风量以及提高热舒适性"的三大优点。

洁净手术室控温送风是一种新型的气流形式,是气流动量、气流流态和温度效应的合理组合。将送风温度与辐射温度预设在温度阈值内,优先调控不大于1.5 ℃的送风温差,再调控辅助调节手段消除热负荷,维持良好的手术环境,保障手术人员、麻醉医师与患者体感舒适。这辅助调节手段可以是水媒介、空气媒介的辐射换热形式,或者是周边送风形式。只有这样,对于手术等工作强度较大的工作场所,才使对流换热尽可能多承担余热负荷,减轻辐射换热负荷的份额。

总之,洁净手术室控温送风对各类手术室显示出强大的适应性与有效性,是一种实现最佳无菌无尘手术区域值得推广的系统形式。

## 第六节
# 带宽口低速空气幕送风装置手术室

洁净手术室的送风装置是实现手术区域环境控制的关键部件。从手术环境控制特点与要求来说,手术室送风装置自身性能比手术室空调系统及控制系统更为重要。但在实际工程的设计、评标或施工中往往更重视手术室空调系统性能及控制系统,而不是送风装置自身性能。

　　无论是我国还是其他发达国家的医院建设标准,高级别手术室常常要求在手术台正上方设置局部的层流送风装置。局部层流只是一种约定的俗称,在医学界较为常用。其在不同的标准中分别被较为科学地定义为单向流、低湍流度置换流或非诱导送风气流。我国 2013 版《规范》规定的 Ⅰ 级洁净手术室的送风装置的送风面积为 2.4 m×2.6 m,在工作面上的送风速度为 0.2～0.25 m/s。德国《医疗建筑与用房通风空调》(DIN 1946-4—2018)要求 Ⅰa 手术室送风装置面积为 3.2 m×3.2 m,送风量≥900 m³/(h·m² 出口面积),相当于送风风速≥0.25 m/s。美国《医疗设施通风》(ASHRAE 170—2017)中规定手术室的送风口每边要比手术台面的每边长 0.3～0.45 m(送风面积约为 1.2 m×2.4 m～1.5 m×2.7 m),送风速度为 0.127～0.178 m/s。

## 1. 现有洁净手术室送风装置的不足与对策

　　1)洁净手术室层流送风装置的不足

　　层流送风装置应有两大基本功能,一是将无尘无菌空气迅速置换保护区内所有污染空气,确保手术部位洁净无菌;二是防止层流外侧的不太干净的空气渗入保护区内。尽管层流送风装置已被普遍使用,但是在实际使用中暴露出两大不足:

　　(1)层流送风抗干扰差。由于洁净手术室普遍采用局部送风装置,送出高洁净度的层流气流,送风装置周边的较污染的空气会被不断地引射到层流气流中,使得洁净气流形成的洁净无菌区域缩小。局部层流断面风速不断减小,易受周围气流干扰。另外,还易受送风温度与室内空气的温度差的影响,有时会使无菌区域缩小,有时会难以到达工作面,无法保证手术区高度无菌无尘区域的要求。在手术过程的实时测定中,常常会发现 Ⅰ 级洁净手术室的送风装置实际形成的仅仅是 Ⅲ 级洁净手术室的无菌无尘区域。

　　(2)送风温湿度无法同时满足医患。由于手术室的局部层流送风是以同一温湿度、同一风速送出,而送风温度是优先满足手术人员的舒适度为前提,以提高手术效率。手术小组人员穿着全套无菌服、工作强度较大,需要的温度与湿度较低,风速偏高。这样的送风温度往往易使得手术患者温度偏低,甚至出现低温症。处在患者头部的麻醉医生也会感到冷,有吹风感,不舒适。

2）提高洁净手术室层流送风装置性能传统对策

为了提高送风装置层流的抗干扰性，保证送风质量，一般采用以下三种对策：

（1）在手术室送风装置四周添加较高的围挡，有的围挡甚至高达 1 m，以保护送风气流能平稳送下来，这种围挡也被称为稳流器。但对手术小组无影灯或气塔的操作有影响，给手术人员有压抑感。为了减少对手术人员压抑感，实际手术室常常将围挡做得较低（图 4-59）或将带围挡送风装置做成全透明的，与供气桥架结合在一起（图 4-60）。

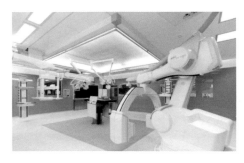
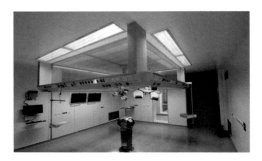

图 4-59　四周低围挡的手术室送风装置　　图 4-60　手术室带高围挡送风装置

（2）送风装置四周设置窄口高速空气幕（图 4-61），用空气幕提高送风气流抗干扰性是常用的措施，国外公司常常在送风装置周围设置窄口高速空气幕（图 4-62）。实际手术室为避免空气幕的高速气流对手术人员造成强烈的吹风感，有的将高速空气幕向外移，避开手术人员，这样扩大了中间的主送风气流面积，或中心区域出现湍流（图 4-63）。依据我们的研究成果，高速气流由于其强烈的引射作用，不仅干扰了中心的层流气流，而且中心送风气流由于被大量引射、被扰动，使得中心气流速度不断减少，送风气流质量下降。

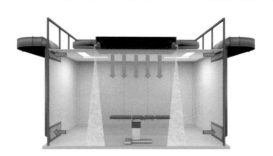
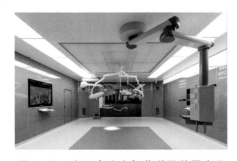

图 4-61　设置窄口高速空气幕的送风装置　　图 4-62　窄口高速空气幕送风装置产品

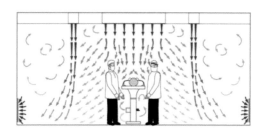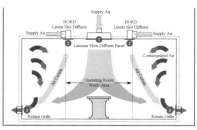

图 4-63　手术室内送风装置将窄口高速空气幕外移

（3）还有的要求采用等温送风的送风装置。在手术室送风装置于围手术期内采用等温送风来保证洁净气流不收缩，免受送风温差对洁净气流的干扰，但对抗动态干扰的作用不大。另外，手术室的热湿负荷还需要采用其他手段消除，会增加造价与运行费用。

3）改善手术室所有人员的热舒适性传统对策

传统手术室送风只是满足手术小组人员，无法同时满足手术患者、巡回护士和麻醉医生需求。

手术环境温度控制一般在 22 ℃～24 ℃，手术患者身上的切口使皮肤保温作用的散失，加上麻醉剂的作用，婴幼儿与年迈手术患者在手术过程中易发生低体温；即使是中青年患者，全麻手术超过 3 h 或一般手术超过 2 h，也会出现术中低体温，对手术患者危害十分严重。围术期患者体温管理是手术护理的一个重要内容，最常用的措施就是给患者添加保温毯，根据围术期患者体温管理的要求调节保温毯的温度，其中一次性充气式保温毯对围手术期患者的体温管理较为理想（图 4-64）。但有报道，泄漏的热空气会干扰层流手术区域，有可能加大手术部位感染。至于麻醉医生、巡回护士只能多穿些衣服。

围术期患者的体温管理的另一项要求是手术过程的需求。大多数心脏外科手术需要在术中为患者建立体外循环，利用体外循环泵临时代替患者的心脏功能。在开始建立患者体外循环时，要对患者施行低温麻醉，要求手术室快速降温，在几分钟内将患者周围空气降到 20 ℃ 以下，尽可能降低患者基础代谢和对组织的损伤；在撤除患者体外循环后，又要求手术室能够快速升温，在几分钟内将患者周围空气升到 25 ℃ 以上。过去最常用的措施就是急剧改变送风温度使整个手术室空气温度达到手术要求。不仅耗能，而且使手术室内所有的人员承受过冷（或过热）的温度。

另外，现在微创手术越来越多，有报道空调的冷风会使腔镜的温度下降，腔镜

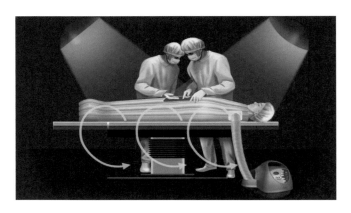

**图 4-64　围手术期患者充气式保温毯**

起雾变混浊,有碍于微创手术顺利实施,延长了手术时间,增加手术部位感染的风险。

## 2. 洁净手术室送风装置的革新

如上所述,手术室送风装置的传统结构与送风方式无法同时满足层流送风气流抗干扰力及医患需求这两大问题,必须针对洁净手术室传统的送风装置的弊病,结合气幕洁净棚的科研成果,对传统的送风装置进行彻底的革新,对窄口高速空气幕进行改进。手术室送风装置设置的空气幕,不同于在大空间的出入门上安装的窄口高速空气幕,既不需要配置的空气幕对门外强烈气流与频繁出入人流的隔离,也不需要气幕有足够高的速度到达地面时完全隔断外侧的干扰。手术室送风装置的空气幕主要干扰是手术医护人员的操作过程,而非人员进出。而气幕有足够高的风速到达地面会带着沉降菌尘反弹反而不利。为此,本书提出了带宽口低速空气幕的异温异速的新型送风装置(已申请发明专利 2020113693901)。

1) 送风装置配置宽口低速空气幕

气幕洁净棚的科研成果表明,在送风装置配置宽口低速空气幕的隔离效果要比设置窄口高速空气幕好得多,从理论分析与实验验证送风气流的引射量与相邻气流速度差有关。两者气流速度差越大,引射量越大。如在主层流送风装置两侧配置宽口低速空气幕,由于空气幕与相邻气流的流速差小,不仅对送风装置空气幕外侧不太干净的空气引射量小,而且对空气幕内侧主层流气流由于相对速度差更小使得引射量更小,或者说,低速空气幕对中心的主层流气流干扰小。另外,因空气幕宽度大,使得气幕洁净气流外侧不太洁净的气流难以穿透进入中心主层流气流。空气幕的宽口与低速提高了对外抗干扰力、保证了主送风气流的质量,优于手术室传统的送风装置或采用窄口高速空气幕的送风装置。

在手术过程中对手术区域的干扰主要来自手术台两侧的手术医生,手术患者的头部是麻醉区域,麻醉医生用幕布将手术区与麻醉区隔开(图4-65)。为此,只要在主送风装置两侧设置宽口低速空气幕,就可以隔离掉主要干扰,而不用像国外在送风装置四周布置空气幕,这样减少了气幕送风量还降低了能耗。

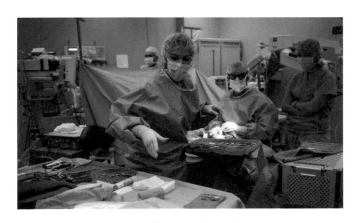

图 4-65　麻醉区与手术区用幕布隔开

空气幕速度低固然引射量小,但从另一角度考虑,速度低、气流稳定性较差,影响了抗干扰力的效果。我们在空气幕送风装置出口内设置不大于 100 mm × 100 mm 的格栅,将一股大气流变成多股小气流的集合,提高了隔离性。

要增强宽口低速空气幕抗干扰性能与对主送风气流保护的关键,是实现中间主送风气流与两侧空气幕气流两者的风速配比最佳。尤其是宽口低速空气幕的技术参数选定,这取决于主送风装置以及所在手术室的物理尺度与环控要求。对于2013版《规范》规定或推荐的手术室物理尺度与合规的送风装置已经有了最佳的结构与气流配比,非标准送风装置则需要将主送风气流与两侧空气幕气流的最佳配比可通过 CFD 气流模拟与实测来验证。

2)宽口低速异温异速的送风装置的开发

传统洁净手术室内采用同一送风装置的结构与同温同速的送风方式(图4-66),难以同时满足手术患者、巡回护士和麻醉医生对温湿度需求。配置空气幕也不能一味强调抗干扰力效果的最佳参数配比。在开发宽口低速异温异速送风装置时,要同时兼顾医患需求与隔离效果。

我们在洁净手术室的手术台正上方设置的主层流送风装置、两侧各配置宽口低速空气幕送风装置、手术台的长边两侧下部设置若干回风口,将中间主层流送风装置与两侧宽口低速空气幕送风装置构成三个独立送风箱体,出风口均设置 HEPA 过滤器。三个独立的送风装置并列,各自送风管上均配置与压力无关的定风量装置(图 4-67)。保障三个独立送风箱体是实现最佳风速的配比的前提,从根本上改变了传统手术室同一送风装置的结构与同温同速的送风方式,并将主层流送风装置与两侧宽口低速空气幕送风装置连接 2 台不同的空气处理机组。

送风装置的中间层流箱连接循环风空气处理机组,送入温度较高、风速较低的室内循环风气流,保证了手术部位无菌无尘要求。也可按照围术期患者体温管理需求调节送风温度,避免了手术患者低温症,同时也满足了麻醉师的舒适度。对于像心脏外科、脑外科等手术,也可按需在循环风空气处理机组内单独设置直膨式盘管,急剧改变送风温度以满足手术要求的在几分钟内将患者周围空气急速降温或升温,而不需要急速改变整个手术室的温度,既节能又有效。

由于宽口低速空气幕的送风气流不仅起到隔离作用,而且要服务于手术人员,两侧的空气幕送风箱连接自采新风的空调机组,送入处理过的温度与湿度较低、风速较高的送风,送风状态可以根据室内负荷与手术人员要求来调节。在保证中心层流送风装置宽度前提下,空气幕的宽度可以大一些,以满足 2013 版《规范》对各级洁净手术室的送风装置尺寸的规定。另外,空气幕送到手术人员头部高度一般风速不会高于 0.5 m/s,手术人员穿戴完备的无菌服,对风速不敏感而对温度敏感,也符合了手术人员操作时的需求。

由于上述两大革新,使得宽口低速空气幕异温异速送风装置突破了传统送风装置的结构与送风方式,不仅宽口低速空气幕提高了主层流气流抗干扰性,而且异温异速三个独立送风装置能同时满足医患对温湿度的要求,尤其是可实施围手术期患者的体温管理,有效维持了室内最佳的无菌、洁净、医患舒适的手术环境。

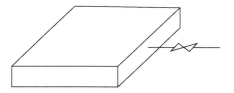

图 4-66　传统手术室单一送风装置

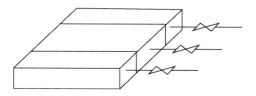

图 4-67　手术室异温异速三个送风装置

### 3. 手术室宽口低速空气幕送风装置系统配置

1) 手术室宽口低速空气幕送风装置系统配置一般要求

用于手术室宽口低速空气幕送风装置的一般要求,中间主层流送风装置服务于手术台,宽度不应小于 0.7 m,长度与两侧空气幕送风装置一样应为 2.6 m,以使送风气流能笼罩手术台,保护手术切口。因两侧有宽口低速空气幕保护,中间主层流送风装置不需要太宽,送风速度不要高于 0.25 m/s。两侧宽口低速空气幕要求送风速度不应高于 1 m/s,空气幕宽度不小于 150 mm。空气幕宽度可以大一些,送风速度可相应减小一些,只要大于主层流送风装置送风速度的 50% 即可。

2013 版《规范》规定 II 级洁净手术室为标准手术室,其送风装置的送风面积为 1.8 m×2.6 m。我们以 II 级洁净手术室为例,带宽口低速空气幕的异温异速的送风装置的中间主层流送风装置尺寸为 0.8 m×2.6 m,面风速为 0.22 m/s。两侧的空气幕送风装置的尺寸为 0.5 m×2.6 m,面风速为 0.5 m/s。送风装置及其净化空调系统的设计如图 4-68 所示。

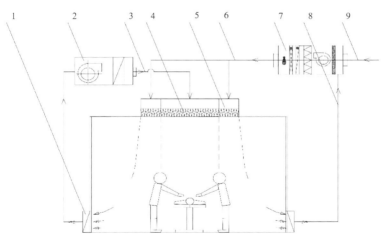

1—回风口;2—循环机组;3—循环风;4—主层流送风装置;5—空气幕送风装置;
6—送风;7—空调机组;8—回风;9—新风

**图 4-68 宽口低速空气幕送风装置及其净化空调系统**

由图 4-68 可见,在洁净手术室的手术台正上方设置的主层流送风装置 4,两侧配置宽口低速空气幕送风装置 5,手术台的长边两侧设置若干回风口 1,三个独立的送风装置 4 与 5 末端设置高效空气过滤器,回风口 1 处设置中效过滤器。

连接手术室主层流送风装置是循环风空调机组 2，将室内空气经回风口 1 中效过滤器的循环风 3 送入主层流送风装置 4，将无菌无尘的送风气流笼罩手术台区域，如此不断循环。循环风空调机组配置根据手术室内实施的手术要求，一般情况下只要配置空调加热器，实施围手术期患者体温管理。对于需要急速降温或升温的心外、脑外等手术的循环机组，就需要配置直膨式盘管及相关系统。

考虑到现在洁净手术部大多独立设置多功能四管制热泵机组作为冷热源，服务于两侧配置宽口低速空气幕送风装置的室外空调机组 7 采用一次回风再加热的处理方式，这是十分成熟的恒温恒湿控制系统。将新风 9 经粗中效过滤器与室内空气经回风口 1 中效过滤器的回风 8 混合后，再将经空气热湿处理的送风 6 送入两侧空气幕送风装置，承担室内全部热湿负荷。两侧的空气幕送风装置，将无菌无尘气流笼罩手术人员。送风装置空气幕的空调机组 7 由室内设置温度与湿度传感器自动控制，也可由手术人员自行设定。

2）手术室宽口低速空气幕送风装置系统配置最佳化

手术室宽口低速空气幕送风装置系统是一种新的送风方式形式，在实施前有许多不确定因素，如宽口低速空气幕送风装置的两侧空气幕与中间主层流送风装置不同宽度的布局、不同送风速度的配置，手术医生是否被空气幕气流所笼罩，手术患者是否受到无菌无尘气流保护以及是否受到空气幕气流影响等问题，需要借用计算流体动力学 CFD 仿真在不同配置下的真实气流流动，分析各因素对手术医生与患者的影响，使宽口低速空气幕送风装置的配置最佳化。

宽口低速空气幕送风装置的仿真模型取其对称的一半，仿真结果可用镜面效应反映宽口低速空气幕送风装置送风气流的整体效果。仿真模型设置如图 4-69 所示。

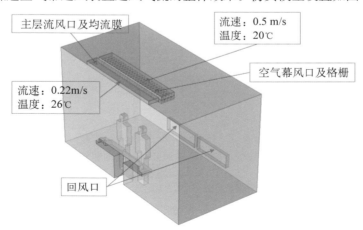

图 4-69　手术室宽口低速空气幕送风装置配置

本仿真模型为Ⅰ级洁净手术室,手术台正上方的送风装置面积2.4 m×2.6 m。依据以往科研成果以及工程实施经验,主层流送风速度为0.22 m/s,空气幕送风速度为0.5 m/s,手术台长边两侧的墙下布置回风口,回风速度小于2 m/s。仿真模型的变化参数只是两侧的空气幕送风口宽度与主层流送风口宽度,而维持总宽度2.4 m不变。设置的4种不同仿真模型的参数如表4-16所示。

表4-16　4种不同仿真模型的参数表

| 方案序号 | 送风装置尺寸 | 主送风口尺寸 | 空气幕风口尺寸 | 总送风量 |
|---|---|---|---|---|
| 1 | 2.4 m×2.6 m | 700 mm | 850 mm | 9 397.44 m³/s |
| 2 | 2.4 m×2.6 m | 800 mm | 800 mm | 9 135.36 m³/s |
| 3 | 2.4 m×2.6 m | 1 000 mm | 700 mm | 8 611.2 m³/s |

尽管空气幕设定的宽度有3种不同宽度,但对仿真模型的气流流型影响不大,符合2013版《规范》要求的手术室上送下回的气流流型(图4-70～图4-82)

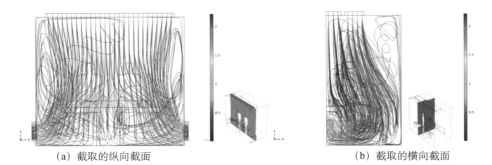

(a) 截取的纵向截面　　　　　　　　　　　　(b) 截取的横向截面

图4-70　气流流线及速度场

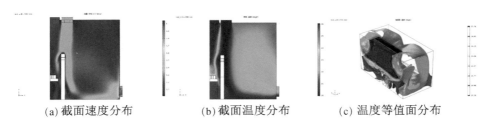

(a) 截面速度分布　　　　(b) 截面温度分布　　　　(c) 温度等值面分布

图4-71　主层流送风装置宽度为700 mm的仿真横截面

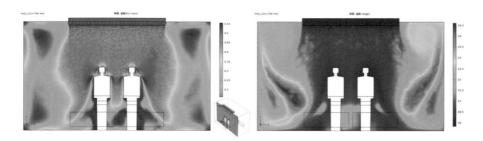

图 4-72　主层流送风装置宽度为 700 mm 的手术医生站位仿真纵截面

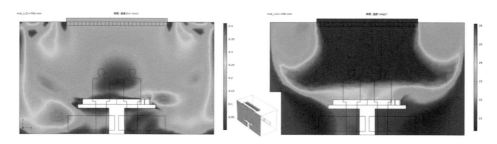

图 4-73　主层流送风装置宽度为 700 mm 的患者躺位仿真纵截面

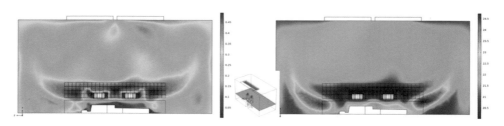

图 4-74　主层流送风装置宽度为 700 mm 的患者躺位仿真水平截面

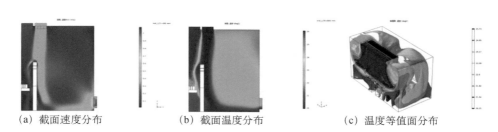

（a）截面速度分布　　　　　（b）截面温度分布　　　　　（c）温度等值面分布

图 4-75　主层流送风装置宽度为 800 mm 的仿真横截面

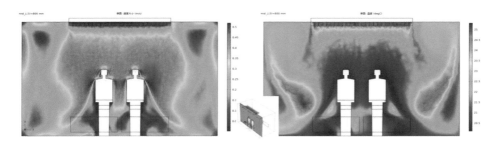

图 4-76 主层流送风装置宽度为 800 mm 的手术医生站位仿真纵截面

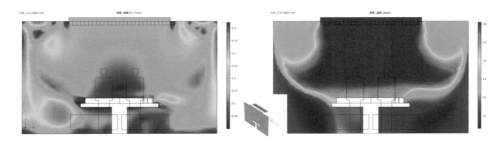

图 4-77 主层流送风装置宽度为 800 mm 的患者躺位仿真纵截面

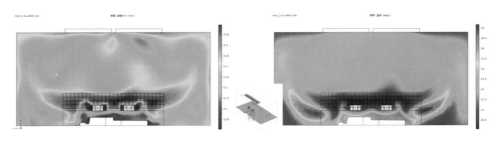

图 4-78 主层流送风装置宽度为 800 mm 的患者躺位仿真水平截面

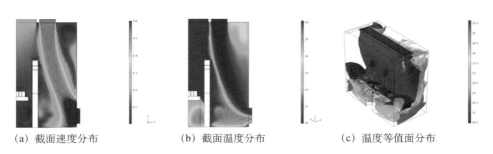

（a）截面速度分布　　　　（b）截面温度分布　　　　（c）温度等值面分布

图 4-79 主层流送风装置宽度为 1 000 mm 的仿真横截面

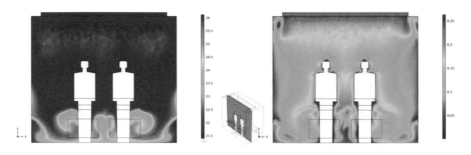

图 4-80    主层流送风装置宽度为 1 000 mm 的手术医生站位仿真纵截面

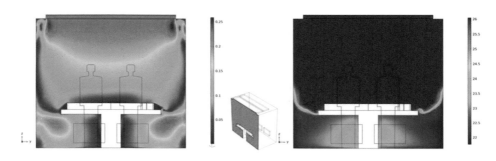

图 4-81    主层流送风装置宽度为 1 000 mm 的患者躺位仿真纵截面

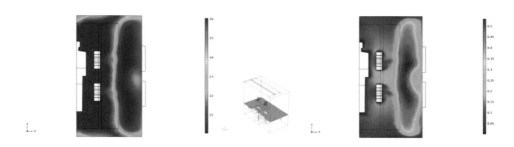

图 4-82    主层流送风装置宽度为 1 000 mm 的患者躺位仿真水平截面

从以上设定的 3 种不同宽度空气幕的送风装置的仿真结果分析来看,不同宽度两侧空气幕风口与中间主层流风口的布局对形成的温度场与速度场有很大的影响。对比 700 mm、800 mm 与 1 000 mm 这 3 种不同宽度的主层流送风装置,分析手术医生能被空气幕气流的笼罩程度,所处的温度场与速度场对手术医生的舒适度。而手术患者能够处在较为温暖的无菌无尘气流保护中,其受到空气幕气流

的影响程度以及所处的温度场与速度场能否避免出现低温症。不难发现,中间
700 mm 宽度主层流送风装置,两侧 850 mm 宽度空气幕送风对手术医生也许不
错,但影响到患者的舒适性;中间 1 000 mm 宽度主层流送风装置能保障患者的舒
适与无菌,但两侧 700 mm 宽度空气幕送风气流没有将手术医生完全笼罩,影响到
手术人员的舒适性。就兼顾手术医生与患者两者来说,两侧 800 mm 宽度空气幕
与中间 800 mm 宽度主送风口的配置是最佳的。

　　总之,本节提出的宽口低速空气幕异温异速送风装置,在手术室的手术台正上
方设置三个独立的送风箱体,使三个独立送风气流实现最佳风速配比,兼顾了医患
的需求与抗干扰性能。中间主层流送风装置送入洁净无菌、温度较高、风速较低的
室内的循环风,在患者的手术部位形成无菌无尘的局部环境,同时满足了麻醉师的
舒适度。两侧各配置宽口低速空气幕送风装置,送入温度与湿度较低、风速较高的
洁净无菌送风,保护了中心主层流送风气流,同时使手术人员笼罩在温湿度较低、
风速较高的洁净无菌的气流中,符合手术人员的手术需求,排除了在操作中的发尘
与发菌。由室内温湿度传感器控制空气幕的送风状态,消除手术室动态负荷。以
Ⅰ级洁净手术室为例,依据仿真结果,手术台正上方的送风装置面积 2.4 m×
2.6 m;主层流风口宽度 800 mm,送风速度为 0.22 m/s;空气幕风口宽度 800 mm,
送风速度为 0.5 m/s 的配置为最佳。这从根本上改变了手术室传统的同一箱体的
送风装置的结构与同温同速的送风方式。

　　手术室带宽口低速空气幕的异温异速送风系统增强了手术室洁净送风气流的
抗干扰力,保证了洁净无菌区域,同时满足医患的温湿度需求,优先保证了手术部
位无菌无尘的手术环境。提高手术人员与麻醉医生工作效率,便于实施围手术期
患者的体温管理,有利于手术实施,有助于有效地降低手术部位感染,是一项具有
自主知识产权的技术。

# 第七节
# 平疫结合手术室

　　新型冠状病毒疫情引发我们对医院负压手术室的思考。要正确解决这一问
题,而不是仅仅关注手术室正压与负压的转换,首先要区分"传染病"与"感染病"两
个概念。传染病是指由病原微生物通过一定的传播途径感染人体后产生的有传染

性、在一定条件下可造成流行的疾病。一般是指《传染病防治法》中的法定传染病，须收治在传染病医院及传染病定点医院。感染病这一概念涉及的面很广。如从感染生病这点来说，传染病是感染病的一种特殊类型。感染病比传染病包括的范围更广，涉及的病种更多。感染病不仅包含了我国的法定传染病，还包括许多非传染性的感染类疾病，如腹腔感染、呼吸机相关性肺炎、感染性心内膜炎等，而且还涵盖了那些平时不能找出明确传染源的条件致病菌和免疫低下人群所引起的感染，以及多重耐药菌引起的感染。非法定传染病外的感染类疾病可在综合医院与专科医院内治疗。

只有明确常规手术室、特殊感染类手术室和传染性疾病手术室的定位，以及相应的控制目标与技术措施，才能做到合规使用，规划时有机结合，在疫情中合理转换。

## 1. 医院手术室设置宗旨与标准

所谓手术室就是医院中提供无菌环境以实施手术的场所，而手术是手术小组用外科器械打开表皮，进入人体及其组织进行排除病变、改变构造或植入外来物的医疗操作过程。由于人体内部直接暴露在空气中，手术医生的手或器械进入人体，防止手术部位的感染成为手术成功的关键因素之一。

目前较为公认的手术环境工程控制措施，不外乎通过新风稀释、过滤除菌、气流控制、梯度压差与温湿度控制等技术来降低悬浮菌与表面沉降菌。重点是保护病患免受术中空气途径的感染，而不是保护医护人员和周围医疗科室与环境。一般来说，这类引起患者手术部位感染的病原体为大肠埃希菌、金黄色葡萄球菌、铜绿假单胞菌及表皮葡萄球菌等微生物，对健康人群（包括医务人员）和周围环境基本无害，手术室正压就是防控手术部位感染的标志之一。

## 2. 特殊感染类手术的负压手术室的宗旨与控制设施

2013版《规范》为什么要规定负压手术室或正负压转换手术室呢？因为在综合医院或专科医院有时需要进行特殊感染手术。特殊感染手术的定义为：病原菌感染力强，对周围环境可造成严重污染，但不会造成流行性疾病的手术，如绿脓感染伤口、气性坏疽和破伤风患者的手术等，以及患者危重且不能经过卫生处理的急诊手术。近年来，国外也有将携带多重耐药菌患者的手术在负压手术室内进行。

负压手术室或正负压转换手术室的控制措施十分成熟，2013版《规范》第

8.1.14条明确规定："负压手术室顶棚排风口入口处以及室内回风口入口处均必须设高效过滤器,并应在排风出口处设止回阀,回风入口处设密闭阀。正负压转换手术室,应在部分回风口上设高效过滤器,另一部分回风口上设中效过滤器;当供负压使用时,应关闭中效过滤器处密闭阀;当供正压使用时,应关闭高效过滤器处密闭阀。"特殊感染类手术才允许用带回风的负压手术室或正负压转换手术室。可见这类负压手术室不是全新风直排气流模式。

仅就该条文表述来看:①负压手术室或正负压转换手术室在负压运行工况下,均允许采用经高效过滤器过滤除菌后的回风。②负压手术室或正负压转换手术室并没有规定级别,也就是说,4个级别均可根据需要设置负压手术室或正负压转换手术室。③负压手术室应每间采用独立净化空调系统。④负压手术室或正负压转换手术室造成负压的主要措施是靠手术室顶棚排风口的排风,如允许采用经高效过滤器过滤除菌后的回风,此时排风量大于新风量。由"排风口吸风速度不应大于2 m/s"来考虑排风口的面积。对于Ⅰ级手术室可能不太合适。⑤如负压手术室关闭回风口的密闭阀,则负压完全靠手术室顶棚排风口的排风实现,这时排风量大于全部送风量(全新风),形成上送上回气流组织,不太合适。⑥正负压转换手术室的用意是扩大手术室的使用范围,不局限于特殊感染类手术,平时可按正常手术室使用。正负压转换依靠关闭高效过滤器处密闭阀或关闭中效过滤器处密闭阀实现,排风量如何调节要有转换工况预案,还需考虑手术室正负压变换引起相邻空间压力梯度的变化以及由此引发感染的风险。为此,国外不推荐或明文规定不得设置正负压转换手术室,是因担心转换工况时出错而引发交叉感染事件。但国内的医院很愿意设置正负压转换手术室。

由于负压手术室内进行的手术可能对周围环境造成严重污染,手术患者进出及术后污物或医疗废弃物的整个流程需要特别关注,如控制或处理不当,会成为医院感染源。直接接触引发交叉感染的比例远远高于空气途径感染,因此对负压手术室或正负压转换手术室的人流或物流及平面布局有特别要求。2013版《规范》第7.2.5条规定:"负压手术室和感染手术室在出入口处都应设准备室作为缓冲室。负压手术室应有独立出入口。"这两点是负压手术室的必要条件。或者说,没有合适的平面布局及相应的人流路径,随意将一个手术室变成负压进行特殊感染手术风险很大,是不合规的。

## 3. 传染病类手术的负压手术室的宗旨与控制设施

本节所阐述的传染病类手术的负压手术室是指设置在传染病医院或传染病定

点医院的、对患有法定传染病患者进行手术的受控空间。

既然是法定传染病患者,我国《传染病防治法》第五十二条规定:"……对传染病病人、疑似传染病病人,应当引导至相对隔离的分诊点进行初诊。医疗机构不具备相应救治能力的,应当将患者及其病历记录复印件一并转至具备相应救治能力的医疗机构"。这就是说,对确诊的法定传染病患者、疑似传染病患者必须立即转移到具备相应救治能力的医疗机构去治疗,不能擅自收治入院。传染病类手术的负压手术室必须设置在传染病医院或传染病定点医院。

传染病类手术的负压手术室应切实从隔离传染源、阻断传播途径、保护易感人群这三方面的每个环节、每个细节做好防控措施。

如果手术患者患有结核、麻疹、水痘等疾病,这些病原微生物会通过空气途径传播,难以有效隔离传染源。空气传播途径是医院感染控制的薄弱环节,传染途径有时难以捉摸,难以提防、阻断,尤其是流动空气动态杀菌效果的不确定性以及难于维持性,一直是感染控制的难点。

1) 传染病类手术对内防病原微生物传播

对空气传染疾病患者手术时,室内医护人员感染风险很大,特别是在手术过程中,医护人员与患者近距离直接接触,患者直接呼出飞沫,给患者作插管、心肺复苏、强制给氧及切气管都会直接发生病菌空气传播,甚至喷发。手术过程中患者的血液、体液及排泄物也可能发生气溶胶。因此,空气传染性疾病手术只能在全新风全排风的直流系统的负压手术室(或称为隔离手术室)内进行。

近年来陆续出现的冠状病毒(Coronavirus)是一种动物源性病毒。如2003年的SARS,2009年的甲型流感(H1N1),2012年的中东呼吸综合征(MERS),直至2019年的新型冠状病毒肺炎(COVID-19),都是冠状病毒发生抗原性变异产生的。因人群缺少对该变异病毒株的免疫力(即医务人员都是易感人群),每次都造成了不同范围、不同程度的疫情,甚至突发性公共卫生事件。经国务院批准,国家卫生健康委于2020年1月20日将新型冠状病毒肺炎纳入法定乙类传染病,采取甲类管理。尽管"新冠肺炎在无防护下主要通过飞沫和密切接触在感染者和被感染者之间发生传播。但在医疗机构中或可存在因医疗操作产生气溶胶而发生空气传播的可能"。对此,新型冠状病毒肺炎患者手术也应在全新风全排风的直流系统的负压手术室内进行。

只有在手术室内实施全新风全排风,才能最大程度将患者发出的病原微生物气溶胶与带菌粒子排出,有效地降低室内病原微生物浓度,这是降低室内传染的前提。

这仅仅是从工程控制措施方面提出的要求,避免医务人员在手术过程中被感染,必须全过程做好空气传播预防控制。最有效的是穿戴与患者传染病相匹配的个人防护用品,如护目镜、防护服、防溅型 N95 口罩及面屏等。

2)传染病类手术对外防病原微生物输出

对外要从两个方面防病原微生物输出。

(1)应防止手术室内空气(含有病原微生物)渗漏出去,危及室外人员与环境。这就要求室内维持负压,负压是必要条件。正因为这负压差才能将病菌控制在室内,消除经空气途径渗漏病菌的风险,所以至关重要。维持手术室围护结构的气密性十分重要,特别要注意手术室内顶棚的渗漏。还要有合理的平面布局,利用建筑设施、功能分区与物理隔离,实现合理的负压梯度,用数道屏障阻止渗漏。

(2)应遵循传染病控制思路,规划合理的人流与物流。特别要关注术后的医务人员、患者,以及术后污物和医疗废物的输出,这些污物具有全空间污染、急性传染和潜伏性污染等特征,其所含有的病原微生物的危害性更大,如处理不当,会造成医院内交叉感染和空气污染,会成为医院感染和社会环境的公害源,更严重的可能成为疾病流行的源头。

3)非空气传染病患者手术防控

法定传染病中还有些接触传染性疾病,如伴有 HY 阳性、B 型和 C 型肝炎、梅毒等血液传染病的患者进行手术时,允许手术室维持正压。但在手术过程中与患者直接接触的手术器械、辅料与各种医疗废物沾满了患者的血液、体液与排泄物,散发的病毒随气流漂移,一般也在负压手术室或正负压转换手术室内进行。尽管这些负压手术室或正负压转换手术室在 2013 版《规范》中已有明确规定,但这种负压手术室或正负压转换手术室应该设置在传染病医院或定点医院。

## 4. 规范传染病类手术室的思考

如上所述,法定传染病负压手术室的分级与相应控制措施不应是 2013 版《规范》所涉及的范畴,但是在《传染病医院建筑设计规范》(GB 50849—2014)和《传染病医院建设标准》(建标 173—2016)中又没有相关的条文。新型冠状病毒是一种新出现的病毒,传染性强、传播途径还没有完全了解,存在许多未知信息。新型冠状病毒感染的病例太多,不时出现急需手术的患者,疫情的冲击暴露出空气传染病类负压手术室中的许多问题。传染病类负压手术室又成为我们急需规范的新课题。

1）负压手术室控制目标

首先应该规范的是，设置在传染病医院或传染病定点医院的全新风全排风的直流系统的负压手术室。尽管常规的正压手术室与负压手术室的控制手段雷同，无非是新风稀释、过滤除菌、气流技术和压差控制技术等综合措施，但控制的目标完全不同。负压手术室的控制目标是有效防护室内医护人员与室外环境。前者患者是保护对象，后者将患者视作病原体。前者医护人员是污染源，后者医护人员是防护对象。前者关注送风无菌，后者更重视排风无害。无论什么情况，二者绝不能误用、混用。

2）负压手术室级别问题

可否将洁净手术室级别直接套用到负压手术室？一般来说，传染性疾病是短期内可以治愈的疾病。患有传染性疾病的患者不到万不得已不应在传染期中进行手术，如能推迟到传染病康复后再手术是上策。因此，国外相关指南中负压手术室是不分级的，送风量基本上为每小时换气 20 次，相当于 2013 版《规范》中的Ⅲ级洁净手术室。笔者认为负压手术室不宜分级别。

3）负压手术室的控制措施

负压手术室应独立设置全新风全排风的直流空调系统。可以参照Ⅲ级洁净手术室，采用集中送风装置送风，送风面积为 2.6 m×1.4 m，送风换气次数为每小时 20 次，允许根据患者的传染病性质与医疗操作需要适当增大送风量，在平行于手术台长边的双侧墙的下部排风，送排风末端均设置高效过滤器。排风量比送风量大 30%，维持不低于 5 Pa 的负压。在负压状态下，不会影响对手术区的控制效果。一般不需要再设置上排风口。目前手术大多采用静注麻醉，气体麻醉使用案例越来越少，即使采用气体麻醉，自带的排气装置的性能也越来越好，使得麻醉余气逸漏量很少。采用上送下回的全新风全排风气流组织能有效将手术过程产生的污染排出，可保持室内良好的空气质量。

4）负压手术室配套辅助设施

配套辅助设施重点是消除交叉感染风险，防止传染性病原微生物扩散到邻近区域。要从医院建筑整体着手，做好合适的平面布局。其配套设施应高于 2013 版《规范》的相应要求，除了有独立出入口外，在出口与入口处都设准备室作为缓冲室，还应有专门的污物通道。尽可能采用厢式密闭车回收、输送污物，防止外泄。负压手术室最好自成一区，便于隔离封闭。配套的辅助用房、走廊宜采用上送下回气流组织，使局部发生的气溶胶就地抑制，有利于沉降，缩短在空间的滞留时间，尽快排走。为便于分离无菌物品，内部宜配备专用的无菌物品与器械间，保持正压。

手术门自动关门装置在手术期间保持手术室的门关闭,特别是在插管时。配套的洗手间排风应直接排放到室外。与空气传染隔离病房(AII)交通便捷,术后患者复苏后应立即送入空气传染隔离病房内。

## 5. 疫情期间应急转换负压手术室

如上所述,新型冠状病毒肺炎患者手术应在配置全新风直流空调系统的负压手术室内进行,才能有效消除手术室内的气溶胶和带菌粒子,以维持稳定的空气质量与压力控制。我国在传染病医院及传染病定点医院设置全新风直流空调系统的负压手术室不多。在疫情暴发期间,为了抢救患者生命,启用了在综合医院内的负压手术室和正负压转换手术室,并应急改造了临时负压手术室,采取了一些仓促的应对措施。也有些因认识有误或设置不当的临时设施,可能是不合规的,但在疫情中也许是"合适"的,因那时拯救生命、降低病亡率更重要。

如转入常态管理,这些应急改造的负压手术室可能成为今后医疗的负担,成为潜在感染源,应该按照相关的标准、规范或指南进行复原、整改甚至废除。

这次新型冠状病毒肺炎疫情给我们提出了一个新的课题。对于平疫结合的手术室,必须突破"以疫为主,适用平时"的传统设计思路。只有以"以平为主,适用疫情"才可能以合理成本、最佳能效实现"平疫结合"。手术室设置前述的恒压差可变新风量空调机组就是一个最佳践行案例。可变新风空调机组主要由双风机和与压力无关风量调节阀组成,平时能以节能模式运行,在疫情期间可转换为抗疫模式。只要按动控制键就能实现两种模式转换,完全自控。机组按预先的设定开启全新风运行模式,使手术室内维持恒定的负压值。采用"全解耦式集成式空调系统"也是简便、有效、按需实施手术室平疫结合的一种好方式。如在疫情期间,于手术室内原预留的位置设置带高效过滤器的下排风装置,直接排风至室外,既能保障手术环控品质,又确保全寿命周期的合理成本与最佳能效,凸显"思至简、行至效、增无形、拆无迹"的特点。

《综合医院"平疫结合"可转换病区建筑技术导则(试行)》中第 6.5.1 条要求:"平疫结合"区手术部,平时手术室按正压设计。手术部根据需要应当至少设置一间可转化为负压的全新风直流手术室,供疫情时使用,疫情时的排风管及排风机平时宜安装到位。疫情时负压手术室顶棚排风入口以及室内回风口处均安装高效过滤器,并在排风出口处设止回阀,关断回风管,打开排风管,启动排风机。"见图4-83。必须要牢记,转换是一个系统工程。将手术部内某手术室由正压转换成负压的技术措施并不难,也不是本节阐述的重点,本节强调的是要妥善做好"平疫转换"时相应配套辅助用房、人流与物流路径的转换以及手术部内各空间的有序压力梯度分布的再平衡,就不是一件容易的事。没有完善的紧急预案,风险很大,很可能会出现交叉感染。

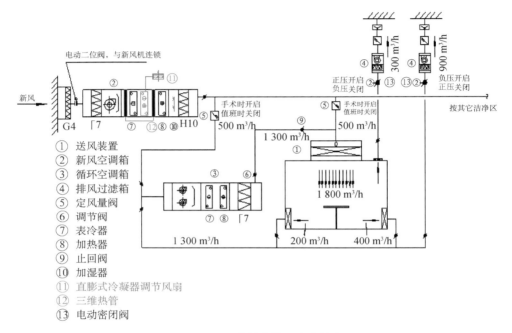

① 送风装置
② 新风空调箱
③ 循环空调箱
④ 排风过滤箱
⑤ 定风量阀
⑥ 调节阀
⑦ 表冷器
⑧ 加热器
⑨ 止回阀
⑩ 加湿器
⑪ 直膨式冷凝器调节风扇
⑫ 三维热管
⑬ 电动密闭阀

**图 4-83 平疫结合的手术室模式**

今后城市医疗体系布局中,可预设几家综合医院为疫情救治定点医院,设计时妥善考虑在疫情中的应急预案,在疫情期间转换为临时收治患者定点医院的综合医院。建议不要将负压手术室或正负压转换手术室设置在洁净手术部内,而是独自成区,相对独立,配套相应辅助用房及合适的人流、物流路径,特别是术后更衣、污物打包与装车。这样,才能做好整个手术区域在疫情中转换后维持合理的负压梯度与定向气流。这些负压手术室或正负压转换手术室的设计不应拘泥于2013版《规范》中的规定,一般不设置上排风口,将手术室原回风通路中另设计一条设置高效过滤器与风机的旁通管路。疫情时只要关闭通向空调机组回风阀、开启旁通风阀就可直接转换成排风管道,直接排到室外。这在技术上不难,也便于实现自控。这样才有可能在疫情期间,将负压手术室或正负压转换手术室有效地转换成全新风直流系统,安全收治被感染的患者。

## 第八节

# 基于 5G 手术室数字化的创新

　　手术是临床实践重要的组成部分,手术室是为患者提供手术及抢救的场所,是医院的重要技术部门。由于外科手术具有侵袭性、复杂性、个体化及高度依赖操作者技能等特点,对手术环境控制提出了很高的要求。另外,手术技术的进步、高科技诊疗设备的发展,微创与无创手术系统、电外科器械进入手术室也完全改变了传统手术与手术环境控制的需求。在手术过程需要调用更多的相关信息,手术室内众多的诊疗设备不断上传实时信息,这就需要一个高效率、高安全性、超大容量的交融平台,在这基础上便诞生了数字化手术室。

　　数字化技术为手术室赋能,促进了当今手术的发展。数字化手术室已成为近期手术室发展的一个方向,也是市场的一个热点。本节将以通俗化的语言,阐述基于 5G 手术室数字化的变革与进展,说明我们在推进"5G＋医疗健康应用"的一些成果。

　　数字化手术室通常是以计算机、物联网、移动互联网、智能楼宇等信息技术为基础,建立满足手术相关活动信息收集处理、整合、存储、传输及应用的全维度、全过程、全数字化手术支撑环境。手术室的医疗设备及周边设备通过所提供的数字化输入和输出接口,实现与其他系统的数据共享,并允许集中控制,且可将输出信息显示在指定的显示器上。同时可分屏显示本手术室患者信息、手术信息、温湿度环境控制等信息。如患者信息可通过与医院信息系统 HIS、EMR、PACS 等医院信息系统对接,那么可由此来提取并显示患者的临床资料。

## 1. 数字化手术部

　　由于数字化手术室比洁净手术室的造价高得多,甚至高达几千万元,相对利润空间也大,各类相关的工程公司纷纷涌入。为了市场竞争,各大手术室工程公司不断推出新一代数字化手术室,为了凸显数字化手术室的技术含量,导致数字化手术室系统配置越来越复杂,功能越搞越多,涉及的信息越搞越广,系统越搞越大,价格也越来越高。现在的数字化手术室不仅满足手术相关活动信息的收集处理、整合、存储、传输及应用的全维度、全过程、全数手术部,甚至囊括了众多的医院运营与管理信息(图 4-84)。

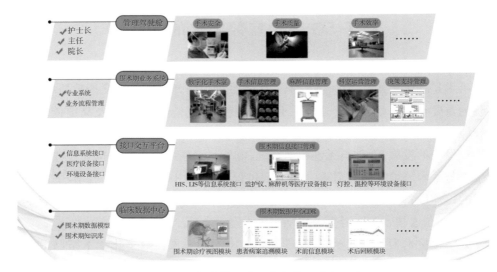

图 4-84  数字化医院运营与管理信息平台

这种价格昂贵、大而全的数字化手术室也许只适用于高级、复杂的手术,如多功能复合手术室。其实绝大多数手术过程真正需要的信息并不多,没必要搞那么复杂,信息量那么多。这种大而全的数字化既不需要也不利于我国推进手术室的数字化建设。加上一间数字化手术室包罗万象,甚至绑架了整个手术部,使得一个手术部难以搞多间数字化手术室。

另外,手术技术进步,手术装备不断更新换代,新的装备的融入,须不时对手术室改扩建,这种复杂庞大的数字化体系需配置大量桥架和众多线束总长量惊人的设备。端口固定又使得数字设备接入数量、部署、更改和升级都成为极大的瓶颈,加大了改扩建的难度。这就是说,数字化手术室不仅要满足手术过程所需信息与手术部管理运营要求,还要随时更新适应不断涌现出的手术室新系统与新措施,真是勉为其难了。可见,推广单间大而全的数字化手术室是不合适的,不符合手术室数字化的发展。而且容易误导市场,只有适用才是"金"。

我们分析一下,数字化手术室的管理与运营系统相对来说是比较稳定的,而手术过程需用的数字化会受手术技术与装备更新融入而不时更新。我们不妨将手术室实时需用的数字化与运营管理的数字化解耦,推出"手术数字化体系"概念,将管理与运营数字化功能赋予手术部,使手术部成为相对稳定的管理运营数字化平台,成为医院影像归档与传输系统 PACS、医院信息系统 HIS 和实验室信息系统 LIS 等共享信息中转平台。将运行与管理系统从数字化手术室中剥离,使数字化手术室成为手术部的嵌入模块,解除了手术部与单间手术室之间的耦合。提高手术室数字化的灵活性与适应性,以最快速度适应不时的变化与更新。同时,又将数字化手术室与数字化手术部两者有机结合。整个手术部只要一套数字化运营与管理系统,手术部内每个手术室作为嵌入模块可以按照需求配置程度不同实现数字化,不需要将每间都搞成"高、大、上"的数字化手术室。

目前,数字化手术室大多通过线路及其接口的输入或输出,传统有线数字化手术室的布线工程由于大量的桥架和众多的设备导致了线束总长量惊人。而线束敷设造成施工时间长、维护管理成本大,端口固定又使得手术室内的数字设备接入数量、部署、更改和升级成为极大瓶颈,因此造成手术室的建设、更新与改造周期长,无法满足医疗对手术的迫切需求

无线连接至少可以在建造施工时避免大量线束的布线、穿线、连线,十分方便,而且升级改造时,无线连接的优势使设备更新无须大费周折而重新布线连线,省时又省力。基于 5G 技术用无线将两者有机结合起来,大大缩短了改扩建的周期。

"数字化手术部"与"数字化手术室"之间的医疗信息传输与控制需要实现无缝对接。传统的做法是有线,要突破这一瓶颈,无线连接是一条途径。

在 4G 时代,多家利用 4G 移动通信网络推出健康云(图 4-85),但是运行模式都很单一,即一张网运行所有业务。从接入层面上讲,要满足大型手术室现场大量、多种传输并存储要求,现有 Wi-Fi,4G,NBIoT,RFID,ZigBee 等窄带物联网均无法达标。就覆盖能力来说,手术部多间数字化手术室现有 Wi-Fi,4G,NBIoT 等技术面对众多装备无法满足无缝地在手术室内切换使用。另外,共用私网频段容易相互干扰,4G 无线也只能安全地做到信息的传输与存储,难以安全有效实施远程控制。

4G 核心网位于网络数据交换的中央,主要负责终端用户的移动性管理、会话管理和数据传输。4G 所有业务都要通过核心网,因此无法实现端到端之间的业务编排,也无法满足不同端的特殊要求,这是产生时延的原因之一。

总之,现有数据接入方式,如有线光缆/电缆和 Wi-Fi,4G,窄带物联网等无线接入方式都存在大量缺陷,比如有线接入存在布线困难、施工周期长、更新困难和维护成本高等问题;而无线接入存在组网频段单一、抗干扰性能差,单一接入方式不能同时满足高频率、大量、几乎同时发送的小数据传输、大带宽数据传输和低时延的数据传输的需求等问题。

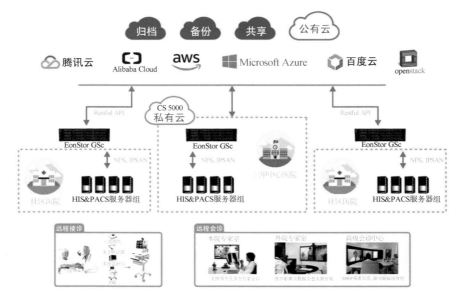

图 4-85　基于 4G 移动通信网络技术的健康云平台

　　特别是物联网的出现,海量的设备接入网络,这些设备分属不同的工业领域,具有不同的特点和需求。对于网络的移动性、安全性、时延性及可靠性,甚至是计费方式的需求是不同的。主要是服务于智能移动手机的 4G 网络已经不能胜任了,5G 网络因此应运而生。

## 2. 基于 5G 的无线数字化手术室

　　5G 时代到来,5G 网络的高带宽、低时延、广连接的优势凸显。但不应将 5G 视作比 4G 具有更高带宽、更低时延、更广连接,更应该看到 5G 是一场革命。正因为 5G 的关键技术突破,其优异特性已经成为数字经济时代的关键使能技术和基础设施,从 4G 单纯的移动通信扩展为无处不在的连接和场景应用。

　　1) 5G 的关键技术

　　5G 网络为了满足面向不同的应用领域,如移动宽带、物联网、关键任务型物联网等需求不同的网络类型,这种多应用场景的巨大差异化促使 5G 产生了网络切片技术。

　　网络切片是 5G 的关键技术之一。通俗地讲,网络如同道路,用户像路上的车辆。如上所述,4G 是单一网络架构,用户一多就像车辆使网络变得拥堵不堪,流量下降、时延甚至堵塞(图 4-86)。不同交通工具(如大型汽车、小型汽车、摩托车等)有不同要求,如果交通采用分流管理,交通状态就会变得井井有条(图 4-87)。

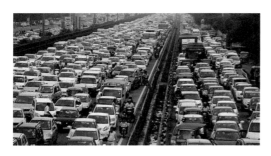
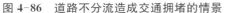

图 4-86　道路不分流造成交通拥堵的情景

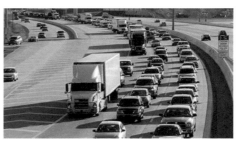

图 4-87　道路分流后交通井井有条

　　5G 网络切片就像道路分流管理一样,是通过网络切片技术在一个独立的实体网络上切分出多个虚拟的网络,每一个虚拟网络根据不同的服务需求,如时延、带宽、安全性和可靠性等来划分。每个虚拟网络之间,包括网络内的设备、接入、传输和核心网,是逻辑独立的,互不干扰,具备不同的功能特点,面向不同的需求和服务。这分流做法是非常节省成本的,又是绝对安全的,充分发挥了 5G 网络作用。

　　边缘计算是 5G 的又一关键技术。由于 4G 网架构的所有信息是由核心网决定去调度和处理,就在同一个基站下面,还得上传到核心网去处理再回来。能不能将处理能力直接下沉呢?5G 的移动边缘计算(MEC)就是用来解决控制面和用户面分离以实现直接下沉。将终端的业务需求,就近调用计算能力解决,而不是层层往上报到核心计算中心,再下发处理。

　　MEC 边缘云平台通过与运营商网络结合(结合点是用户数据面功能)提供一种新的网络架构,用无线接入网络(CT)就近提供电信用户所需 IT 服务和云端计算功能(IT)是一个 ICT 技术融合的最佳结合点。位于网络边缘、基于云的 IT 计算和存储环境,使数据存储和计算能力部署于更靠近用户的边缘,从而降低了网络时延,可更好地提供低时延、高宽带应用。或者说 MEC 实现了多种接入+本地分流+能力(资源、网络、业务)。

　　网关的控制与转发分离也是 5G 的关键技术。由于 4G 移动核心网网关设备既包含路由转发功能,也包含控制功能(信令处理和业务处理),控制功能和转发功能之间是紧耦合关系。

　　5G 网络将移动核心网网关设备的控制功能和转发功能进一步分离,网络向控制功能集中化和转发功能分布化的趋势发展。控制和转发功能分离,转发面将专注于业务数据的路由转发,具有简单、稳定和高性能等特性,以满足未来海量移动流量的转发需求。控制面采用逻辑集中的方式实现统一的策略控制,保证灵活的移动流量调度和连接管理。集中部署的控制面通过移动流控制接口实现对转发面的可编程控制。

总之,"控制面和转发面分离"使得网络架构更加扁平化。网关设备可采用分布式的部署方式,从而有效地降低业务的传输时延。控制面功能和转发面功能能够分别独立演进,提升网络整体系统的灵活性和效率。

5G关键技术的突破,获得运营商级别的运维保障,充分享受到5G高可靠、高安全的特性。这对医疗卫生机构来说特别重要,拓宽了5G+医疗健康领域应用的场景,推动运用5G技术改造来提升卫生健康网络的基础设施建设。

2)基于5G开发无线数字化手术室

由于5G采用切片、MEC边缘技术和网关,从5G的客户侧网元中切出独立的专网,并就近直接接入医院专网,实现局域网化;获得了独立安全的专网组网,充分保障非医院设备不能接入,满足数据不出医院的要求。数字化后使信息容错率提高,数据采集更完整。这都为手术室无线数字信号传输奠定了技术基础,消除了发展数字化手术部的关键技术障碍。

为此我们开发了一种适用于手术室无线数字信号传输的5G切片专网,包括用户平面功能单元(UPF)与外部5G核心网连接,并通过5G边缘计算接口连接院内信息化系统;可编程逻辑控制器(PLC)连接所述用户平面功能单元;基带处理单元(BBU)连接用户功能平面单元和外部5G核心网,并将网络信号转换成基带数字信号;集线器单元连接所述基带处理单元,对于电磁屏蔽的手术室可通过有线连接穿过手术室屏蔽层接入,手术室内设置射频拉远单元(RRU)与集线器单元连接,并在该手术室内提供5G移动网络覆盖(图4-88)。

也可将5G数据传输单元(DTU)设置在手术室内,通过有线连接医疗设备并通过5G移动网络连接射频拉远单元。基于用户功能平面单元、基带处理单元、集线器单元和射频拉远单元部署5G移动网络设置有第一切片网络和第二切片网络,其中第一切片网络用于外部5G移动网络通信,第二切片网络用于手术部或院内数据通信。

需要说明的是,5G数据传输单元是通过第二切片网络连接射频拉远单元,并通过MQTT/MODBUS协议、RS-232串口、RS-485串口和双向并口连接医疗设备和手术环境控制设备。

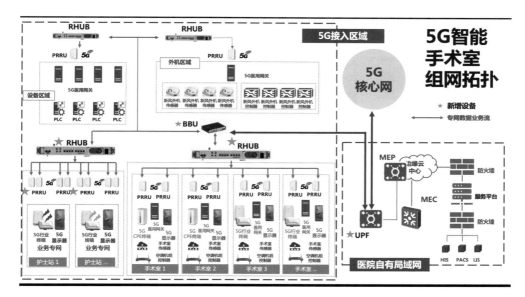

图 4-88　5G 手术室组网拓扑图

另一问题是涉及控制手术环境的净化空调系统，包括各类传感器、手术室内的控制面板，以及管控净化空调系统（新风机组与循环机组）的 PLC 控制器的医疗网关方式的问题。目前大多医院都采用洁净手术部，将手术室集中布置在手术部，也有的将手术室分块布置。这就需要不同的 5G 医疗网关方式

对于在洁净手术部内集中布置的手术室的 5G 医疗网关方式如图 4-89 所示。

将每间手术室内的所有传感器和控制器就近接入专用网关（sGW），专用网关通过 5G 通信模块接入 5G 专网（切片），通过 5G 与 PLC 侧的专用网关对接。其特点为专用网关负责就近收敛传感器和控制器的信号交互，从而取代这些分布于医院各处装备之间繁杂的物理布线。专用网关布置在各自手术室的弱电隔板中，分部网关（pGW）部署于设备层的集成一体化 PLC 箱中。

对于分散布设的手术室，我们采用数据传输单元（DTU）连接方案（图 4-90）。将在手术室内所有的传感器和控制器后端连接 DTU，不同传感器和控制器使用的接口和协议不同，可开发不同的 DTU 适配。通过 DTU 转换成数字信号，DTU 另一端通过 5G 模块接入 5G 医用专网（专用切片）。在 PLC 侧采用 5G 网关与各DTU 通过 5G 网互联，完成传感器、控制器和 PLC 之间的信号交互，如此简单、有效，传感器、控制器与 PLC 之间无须物理连线，也不要额外设置，但众多的 DTU 可能投资稍大。

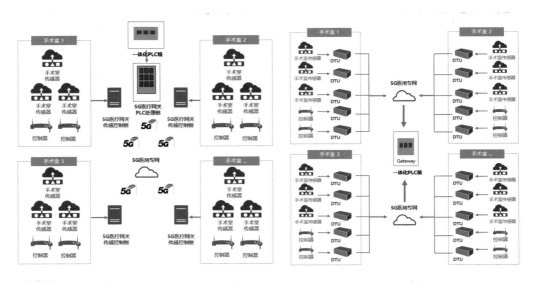

图 4-89　手术室集中布置的网关方式　　　　图 4-90　手术室分散布置的网关方式

综上所述,使用 5G 切片技术建立院内专网,保证了数据安全,并通过 5G 边缘计算接口实现了院内数据的共享。采用 5G 数据传输单元让手术室原有医疗装备接入 5G 无线网络,在保证原有装备性能的基础上不仅省去了手术室与手术部或医院之间的布线工程,实现"数字化手术部"与"数字化手术室"之间的医疗信息传输与控制的无线无缝对接。降低了施工与维护成本,便于后续更换。而且也便于手术室设备的更新,或融入新的数字化设备。此举有力地推动了数字化手术部的建设,有利于数字化手术室的应用推广,降低了每间手术室的数字化成本。

## 3. 基于 5G 的全过程、全方位与所有数据监控与追溯装置

手术发展到如今的阶段,手术器械与辅料的消毒灭菌、医护人员个人的消毒卫生处理、手术环境的无尘无菌控制等已经日趋完美,由于手术具有侵袭性、复杂性、个体化和高度依赖手术者操作技能与行为等特点,那么如今手术质量与手术部位感染控制,甚至出现手术不良事件越来越取决于手术人员与麻醉师在手术全过程的操作,以及医护人员在手术室内的行为。

手术部位感染在前面的章节已经谈了不少。所谓医疗不良事件(Adverse Events)是由临床管理而非疾病过程造成的无意伤害,严重到足以导致患者在该出

院时却长时间住院、或暂时或永久残疾（或两者兼而有之）。众所周知，"是人总会犯错误（To Err Is Human）"，尤其是一些习惯性动作、无意识的行为产生的不良后果，但需要"知错才能改"。国外医院常常通过摄像机监控并记录手术全过程的影像，特别是人的不安全行为、物的不安全状态，以及管理上的缺陷，如手术体位、术中医护配合以及员工的出入手术室次数与时间。当事人与感控人员以第三者视角通过影像资料的追溯，分析因手术人员与麻醉师在手术全过程的不良操作，以及医护人员在手术室内的错误行为而引发的手术感染事件或不良事件，找出原因，提出改进措施，以规范操作与行为。

但是真正要找出原因仅仅凭影像资料是不够的，还需要手术类型与目标信息、内窥镜的视频流、医院信息系统、音频资料以及室内环境参数如室温、湿度、空气质量、压差值及室内照明的状态，还有各种报警信息，如电气报警、气体报警、空调系统报警信息等。但这些来自各方面的信息不是在同一时间轴、在同一台设备上展示出来、记录下来。

人工智能为手术监控与记录提供了新的赋能技术。所谓人工智能（Artificial Intelligence）就是研究、开发用于模拟、延伸和扩展人的智能的理论、方法、技术及应用系统的一门新的技术科学。讲到人工智能，人们往往会联想起虚拟现实（VR）与增强现实（AR）。虚拟现实是用户完全沉浸在计算机生成的现实中；而增强现实不失去与现实联系下，尽快地将信息用计算机生成的图像叠加在视野之内。采用人工智能对工艺及其环境的监控与记录是一项很有前途的赋能技术。

由于依托 5G 通信技术，人工智能可以更加精细地处理海量的数据，提高其自身传输数据的准确性和自动化水平。我们在手术室采用了基于 5G 的网关技术，其强大功能还表现在与人工智能优势结合上。将视频、音频设备、内窥镜的视频、医院信息系统以及手术环境控制设备等均可一起接入网关。不仅可监控与记录整个手术的全过程、全方位、所有的数据，还可快速处理与储存采集到大量数据。这样，我们利用 5G 网关开发了以人工智能为核心技术的手术室监控与追溯装置，将自各方面的信息在同一时间轴、同一台设备上展示出来、记录下来，可追溯、可分析处理，可推理的判断以及进行结果的预判等，为规范手术人员与麻醉师在手术全过程的操作，以及规范医护人员在手术室内的行为提供了强大数据支撑。

5G 网关以人工智能为核心技术的手术室监控与追溯装置支持设备实时状态的图像传输、视频流传输、声音传输、设备日志、设备故障告警和文件传输等类型数据的存储，并具备接口输出能力。如以医护人员在手术室行为为例，网关不仅仅是录像，更重要可以根据影像得到的信息，结合各种传感器的数据，按照时间轴展开，所有的手术室内的行为轨迹是明确且清晰的,从中挑出需要的维度进行数据分析或者深度学习,或用于训练和实时检测的图像和视频,根据结果反馈到使用,这样用行为数据反哺行为管理,形成一个闭环的基于人工智能的行为优化应用。

由于网关的所有医疗信息＋手术环境＋行为的数据是根据时间轴存储,所有数据方便回溯,根据院方要求可以进行回溯和归集、分析、BI 呈现,等等。这些均反映了 5G 网关以人工智能为核心技术的手术室监控与追溯装置的强大功能,已经远远不是我们常规所理解的"黑匣子"的功能。

对于 5G 网关的手术监控与追溯装置,相关各方应理性认识它以下的积极效应。

(1) 手术室相关人员了解或认识实时的操作与行为,为操作与行为分析、纠偏进行综合判断提供依据,以优化与规范操作与行为,是提高手术质量的有力保证。

(2) 手术监控与记录也可以成为所有手术室工作人员的重要培训工具。

(3) 院方可以将手术监控与记录作为法律依据,更重要的是由此提高手术质量、降低感染,以及尽可能避免产生不良事件的潜在的法律纠纷。

总之,5G 通信技术与人工智能的结合,可以实现二者的互相推动和发展。5G可以助推人工智能发挥更加强大的功能,5G 网关以人工智能为核心技术的手术室监控与追溯装置是很有发展前途的赋能工具,它将会日益显现出其重要性。

# 参考文献

［1］ 沈晋明，许钟麟，刘燕敏.手术室控制新思路、新方法与新要求.www.chinaacac.cn/chinaacac2/newsList.asp? typeStr ＝ refer＆refType ＝ theme＆refContent ＝％CA％D6％CA％F5％CA％D2％BF％D8％D6％C6％D0％C2％CB％BC％C2％B7,2020-08-29.

［2］ 刘燕敏，沈晋明.我国医院医疗环境控制技术的 70 年发展历程［J］.中国医院建筑与装备，2019(10):32-35.

［3］ 沈晋明，沈盼，马晓琼.我国手术部环境控制思路与发展［J］.医用工程，2008(1):28-29.

［4］ 沈晋明.手术室环境控制与最新相关标准进展［J］.中国医院建筑与装备，2010(3):60-66.

［5］ 沈晋明，俞卫刚.手术室建设发展趋势与对策［J］.中国医院建筑与装备，2012(10):30-33.

［6］ 许钟麟.洁净手术室国内外标准比较及对国标修订的思考［J］.建筑科学，2010,26(10):64-75.

［7］ 沈晋明，俞卫刚.国外医院建设标准发展对我国医院手术部建设的启发与思考［J］.中国医院建筑与装备，2013(2):62-66.

［8］ 沈晋明.绿色医院建筑与医院感染控制［C］//2010 医院建筑设计及装备国际研讨会暨展示会论文集，2010:169-175.

［9］ 赵纯，译，沈晋明，校.德国赛普博士致许钟麟研究员的复信［J］.暖通空调，2010,40(9):49-50.

［10］ 沈晋明，刘洋.评议德国手术感染控制措施的讨论［J］.暖通空调，2010,40(12):13-19

［11］ 沈晋明，刘燕敏.评述《预防外科手术部位感染的全球指南》第 4.23 节［J］.暖通空调，2017,47(11):61-67.

［12］ 沈晋明.日本的医院标准和手术室设计［J］.洁净与空调技术，1999(4):2-8.

［13］ 沈晋明.英国的医院标准和手术室设计［J］.洁净与空调技术，2000(1):2-8.

［14］ 沈晋明.联邦德国的医院标准和手术室设计［J］.暖通空调，2000,30(2):33-37.

［15］ 沈晋明.美国的医院标准和手术室设计［J］.暖通空调，2000,30(3):21-24.

［16］ F Memarzadeh，J Zheng. Effect of Operation Room Geometry and Ventilation System Parameter Variations on the Protection of the Surgical Site［P］. IAQ 2004：Conference

Proceedings:1-6.

[17] 沈晋明,马晓琼.美国医院设计和建造的最新动态[J].暖通空调,2006,36(11):33-38.

[18] 沈晋明,孙甜甜,席晓振.再议 ASHRAE170—2008《医疗设施的通风标准》[J].暖通空调,2010,40(6):56-60.

[19] 沈晋明,刘洋.美国退伍军人事务部《外科设施设计导则》简介[J].暖通空调,2011,41(5):16-21.

[20] 沈晋明,保罗尼诺穆拉,刘燕敏.简介美国 ASHRAE 标准 170—2013[J].暖通空调,2014,44(10):1-7.

[21] 刘燕敏,沈晋明.美国医院设计和建设新指南及主要修订内容[J].中国医院建筑与装备,2019(6):36-40.

[22] 沈晋明,刘燕敏,等.简介最新颁布的美国 ASHRAE 标准 170—2021《医疗护理设施通风》www.chinaacac.cn/chinaacac2/news/?983.html,2021.6.5.

[23] 沈晋明,黄建倩.德国医院新标准新概念[J].中国医院建筑与装备,2008(9):20-25.

[24] 沈晋明.简介新版德国医院空调标准 DIN 1946/4[J].暖通空调,2010,40(2):13-17.

[25] 沈晋明,朱青青,张成.欧洲医院标准评述[J].暖通空调,2009,39(4):51-55.

[26] 沈晋明,刘燕敏.德国医疗建筑手术部通风与空调系统的应用研究[J].中国医院建筑与装备,2017(3):33-37.

[27] 沈晋明,许钟麟.德国标准 DIN 1946-4—2018 解读[J].暖通空调,2020,50(4):40-46.

[28] 沈晋明,刘燕敏.日本 HEAS-02—2013《医院设备设计指南(空调设备篇)》简介[J].暖通空调,2015,45(5):1-6.

[29] 许钟麟,沈晋明.中国手术室集中送风方式的应用[J].暖通空调,2018,48(7):21-26.

[30] 沈晋明,许钟麟,等.空气净化系统末端分布装置的新概念[J].建筑科学,1998(2):3-7.

[31] 许钟麟,沈晋明,梅自力,等.主流区理论——我国医院洁净手术部要求集中布置送风口的理论基础[J].暖通空调,2001,31(5):2-6.

[32] 沈晋明.医院洁净手术部的净化空调系统设计理念与方法[J].暖通空调,2001,31(5):7-12.

[33] 沈晋明.一般手术部环境控制依据[J].洁净与空调技术,2005(4):1-4.

[34] 沈晋明.浅谈我国手术部规范的思路与制定[J].洁净与空调技术,2006(增刊):1-6.

[35] 沈晋明,聂一新.洁净手术室控制新技术:"湿度优先控制"[J].洁净与空调技术,2007(3):17-20.

[36] 沈晋明.喜"变"[J].中国医院建筑与装备,2021(4):10.

[37] 沈晋明,刘燕敏,俞卫刚.级别与风量可变洁净手术室的建造与应用——新版《医院洁净手术部建筑技术规范》简析[J].中国医院建筑与装备,2014(3):52-54.

[38] 刘燕敏,沈晋明.医疗环境控制思路与措施——《日间手术中心设施建设标准》内容解读[J].中国医院建筑与装备,2021(4):26-30.

[39] 刘燕敏,李晓颖,杨咏梅,等.通仓交融手术室的沿革与拓展[J].中国医院建筑与装备,

2018(6):39-43.

[40] 刘燕敏,李晓颖,严建敏,等.通仓交融手术室实体模型评价与优化[J].中国医院建筑与装备,2018(10):39-44.

[41] 刘燕敏,李晓颖.欧洲骨科通仓手术室气流组织评价与优选[J].建筑科学,2019(10):92-101.

[42] 刘燕敏,沈晋明,陈琳玮,等.多联手术室的研发与实施.www.chinaacac.cn/chinaacac2/news/?980.html.

[43] 刘燕敏、徐超.多联手术室布局优化与气流控制[J].中国医院建筑与装备,2021(4):21-25.

[44] 刘燕敏,刘先荣.一种新型的洁净手术室温控送风系统[J].中国医院建筑与装备,2021(4):35-38.

[45] 刘燕敏,沈晋明.手术室带宽口低速空气幕的异温异速送风系统.www.chinaacac.cn/chinaacac2/news/?979.html.

[46] 沈晋明.气幕洁净棚特性研究[J].洁净技术,1983(1):8-12.

[47] 沈晋明,刘燕敏.基于5G技术的无线数字化手术室.www.chinaacac.cn/chinaacac2/news/?981.html,2021.5.16.

[48] 沈晋明,刘燕敏.由新型冠状病毒疫情思考医院负压手术室[J].暖通空调,2021,51(7):12-17.